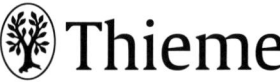

Strahlenschutzkurs für Mediziner

Uwe G. Schröder
Beate S. Schröder

125 Abbildungen
44 Tabellen

Georg Thieme Verlag
Stuttgart • New York

Dr. rer. nat. Uwe Gunther Schröder
Lehrbeauftragter für
Medizinische Physik der
Universität Bochum

Beate Susanne Schröder
MTRA, GF der B. S. Schröder
Beratung und Logistik im Strahlenschutz –
Weiterbildung
Wickingstraße 17
45657 Recklinghausen

*Bibliographische Information Der Deutschen
Bibliothek*

Die Deutsche Bibliothek verzeichnet diese
Publikation in der Deutschen National-
bibliographie; detaillierte bibliographische
Daten sind im Internet über
http://dnb.ddb.de abrufbar

Wichtiger Hinweis: Wie jede Wissenschaft ist die Medizin ständigen Entwicklungen unterworfen. Forschung und klinische Erfahrung erweitern unsere Erkenntnisse, insbesondere was Behandlung und medikamentöse Therapie anbelangt. Soweit in diesem Werk eine Dosierung oder eine Applikation erwähnt wird, darf der Leser zwar darauf vertrauen, dass Autoren, Herausgeber und Verlag große Sorgfalt darauf verwandt haben, dass diese Angabe **dem Wissensstand bei Fertigstellung des Werkes** entspricht.

Für Angaben über Dosierungsanweisungen und Applikationsformen kann vom Verlag jedoch keine Gewähr übernommen werden. **Jeder Benutzer ist angehalten**, durch sorgfältige Prüfung der Beipackzettel der verwendeten Präparate und gegebenenfalls nach Konsultation eines Spezialisten festzustellen, ob die dort gegebene Empfehlung für Dosierungen oder die Beachtung von Kontraindikationen gegenüber der Angabe in diesem Buch abweicht. Eine solche Prüfung ist besonders wichtig bei selten verwendeten Präparaten oder solchen, die neu auf den Markt gebracht worden sind. **Jede Dosierung oder Applikation erfolgt auf eigene Gefahr des Benutzers.** Autoren und Verlag appellieren an jeden Benutzer, ihm etwa auffallende Ungenauigkeiten dem Verlag mitzuteilen.

© 2005 Georg Thieme Verlag KG
Rüdigerstraße 14
D- 70469 Stuttgart
Telefon: + 49/ 0711/ 8931-0
Unsere Homepage: http://www.thieme.de

Printed in Germany

Zeichnungen: Heike Hahn, Berlin
Umschlaggestaltung: Thieme Verlagsgruppe
Umschlagfotos: photodisc und digital vision
Satz: Satzpunkt Ewert GmbH, Bayreuth,
    gesetzt auf FrameMaker der Firma Adobe
Druck: Westermann Druck GmbH, Zwickau

ISBN 3-13-139111-1   2 3 4 5 6

Vorwort

„Die Physik ist das Herz der Naturwissenschaft" – diese Formulierung des Physiologen *Emil Du Bois-Reymond*, welche dessen Wertschätzung der Physik deutlich macht, stellen wir gerne an den Anfang dieses Lehrbuches. Denn sie erinnert daran, dass Physik und Medizin eine gemeinsame Wurzel haben, die man als die Lehre von der Natur im weitesten Sinne bezeichnen kann.

Noch bis zum Beginn des 20. Jahrhunderts nannte man in vielen deutschen Ländern den staatlich beamteten Arzt „Physikus" und bezeichnenderweise waren es ausschließlich Mediziner (*Emil Du Bois-Reymond, Ernst Wilhelm von Brücke und Herrmann vom Helmholtz*), die im vorletzten Jahrhundert (1845) die „Gesellschaft für Physik in Berlin" gründeten, welche später als „Gesellschaft für Physik" die Elite deutscher Physiker zu ihren Mitgliedern zählen konnte.

Und dennoch sind für die Mediziner die Weiterbildungsmaßnahmen, die auch nur etwas nach Physik riechen, ebenso unbeliebt wie notwendig! Die vom Gesetzgeber vorgeschriebenen Strahlenschutzkurse zum Erwerb der Fachkunde und deren Aktualisierung werden von vielen „zum Teufel gewünscht"!

Weil es nun aber für ebenso viele sein muss, haben wir uns vorgenommen, ein allgemeingültiges Buch zur Begleitung solcher Kurse zu schreiben, welches aus der langjährigen Erfahrung bei der Durchführung solcher Veranstaltungen entstanden ist und daher – so hoffen wir – den Vorstellungen der Mehrheit entspricht. Jedenfalls haben wir oft von den Teilnehmern unserer Kurse die Bemerkung gehört: „Wenn ich gewusst hätte, was mir da geboten wird, hätte ich auch ohne Zwang teilgenommen!"

Wir wünschen uns, hiermit einen weiteren Beitrag zum Verständnis und zur Einsicht der Notwendigkeit der physikalischen Hintergründe im medizinischen Strahlenschutzalltag zu leisten.

„Nihil est sine ratione – omne ens habet rationem"

Recklinghausen, im Dezember 2004

Beate S. und Uwe G. Schröder

Erwerb von Kenntnissen und Fachkunden im Strahlenschutz und deren Aktualisierung

1. **Fachkunde nach der Röntgenverordnung**
   Grundkurs mit integrierter Unterweisung (26-stündig) und Spezialkurs (24-stündig) nach der Röntgenverordnung. Betrifft alle Ärzte, selbst diejenigen, die auch nur Röntgenuntersuchungen anordnen möchten !!!
2. **Fachkunde nach der Strahlenschutzverordnung**
   Grundkurs mit integrierter Unterweisung (26-stündig) und Spezialkurs (24-stündig) nach der Strahlenschutzverordnung. Betrifft alle Ärzte, die selbstständig in der Nuklearmedizin oder in der Strahlentherapie tätig sein möchten.
3. **Kenntnisse in der Nuklearmedizin und in der Strahlentherapie**
   Kurs zum Erwerb von Kenntnissen in der Nuklearmedizin und in der Strahlentherapie (24-stündig). Betrifft alle Ärzte ohne Fachkunde nach der Strahlenschutzverordnung und ArzthelferInnen (auch wenn sie den 120-stündigen Kurs zum Erwerb von Kenntnissen nach der Röntgenverordnung haben). Der Erwerb dieser Kenntnisse berechtigt die beiden Personengruppen, unter Anleitung eines Arztes mit Fachkunde nach der Strahlenschutzverordnung in diesen Bereichen tätig zu sein. Ohne diese Kenntnisse darf niemand in der Nuklearmedizin oder in der Strahlentherapie arbeiten (auch nicht eingearbeitet werden).
4. **Kenntnisse im Strahlenschutz für OP- und Funktionspersonal**
   Kurs zum Erwerb von Kenntnissen im Strahlenschutz nach der Röntgenverordnung für OP- und Funktionspersonal (24-stündig). Betrifft OP- und Funktionspersonal, welches in Kontrollbereichen tätig ist und/oder Umgang mit dem C-Bogen hat.
5. **Kenntnisse im Strahlenschutz für ArzthelferInnen, MTAs und sonstiges Personal mit einer medizinischen Ausbildung**
   Kurs zum Erwerb von Kenntnissen im Strahlenschutz nach der Röntgenverordnung für ArzthelferInnen, MTAs und sonstiges Personal mit einer medizinischen Ausbildung (120-stündig). Betrifft oben genanntes Personal, welches unter Anleitung eines Arztes mit Fachkunde (und nur unter Anleitung) Röntgenaufnahmen anfertigen darf.

Alle erworbenen Kenntnisse oder Fachkunden müssen regelmäßig alle 5 Jahre aktualisiert werden, sonst verfallen sie und müssen neu erworben werden !!!

MTRAs besitzen qua Ausbildung beide Fachkunden (Fachkunde nach der Röntgenverordnung und Fachkunde nach der Strahlenschutzverordnung) und müssen diese auch alle 5 Jahre aktualisieren.

Ärzte mit Examen und Approbation bis 1987 und einem Sachkundenachweis bis zum 01.01.1988 (sie müssen unter Anleitung Röntgenaufnahmen angefertigt haben), fallen unter die Übergangsregelung und haben ihre Fachkunde im Strahlenschutz nach der Röntgenverordnung qua Studium erworben. Auch sie müssen ihre Fachkunde alle 5 Jahre aktualisieren.

Inhaltsverzeichnis

5 Dosimetrie

6 Qualitätskontrolle

7 Natürliche und zivilisatorische Strahlenexpositionen

1 Einführung

Bereits wenige Jahre nach der Entdeckung der Röntgenstrahlung (*W. C. Röntgen,* 1895) und ein Jahr später der natürlichen Radioaktivität (*Henri Antoine Becquerel,* 1896) kam es zu den kühnsten und teilweise auch absurdesten Anwendungsvorschlägen. So wurden der „ionisierenden Strahlung" heilende Kräfte zugeschrieben. Angesichts unserer heutigen Erkenntnisse ist diese damalige Euphorie ein mahnendes Beispiel für die Notwendigkeit der intensiven und vor allem kritischen Prüfung jeglicher so genannter Fortschritte, bevor man sie zum Einsatz bringt!

Die erste in Deutschland verbindliche *Verordnung zum Schutze gegen Schäden durch Röntgenstrahlung und radioaktive Stoffe* wurde 1941 in Kraft gesetzt, damals aus bekannten Gründen sehr einseitig artikuliert und beschränkt auf „nicht medizinische" Betriebe. Erst sehr lange nach dem 2. Weltkrieg (1960) resultierte daraus wegen der Verpflichtung der BRD aus dem *EURATOM-Vertrag* die *Erste Strahlenschutzverordnung,* welche dann in innerdeutsches Recht umgesetzt wurde. Allerdings waren in dieser Verordnung noch einige nicht berücksichtigte Anwendungsbereiche (z. B. alle Anwendungen in Schulen, Universitäten und sonstigen Ausbildungsstätten). Ihr folgte daher vier Jahre später (1964) die *Zweite Strahlenschutzverordnung,* welche die bestehenden Lücken der ersten Verordnung füllte und beide wurden dann in innerdeutsches Recht umgesetzt.

Die Ende der 60-Jahre zunehmende Weiterentwicklung der Röntgentechnik bis hin zur Computertomographie (*Hounsfield,* 1972) machte die Einführung einer weiteren Verordnung notwendig, und diese wurde als *Röntgenverordnung* 1973 erlassen. Durch sie wurden sämtliche Röntgeneinrichtungen unterhalb eines bestimmten Energiebereiches erfasst, so dass die Strahlenschutzverordnung seitdem zwar weiterhin für sämtliche „ionisierende Strahlen" zuständig war, nicht jedoch für Röntgenstrahlen unterhalb des festgesetzten Energiebereiches.

In der Folgezeit wurden die Verordnungen in dem Bestreben nach Konzentration und Harmonisierung mehrfach modifiziert und den aktuellen wissenschaftlichen und politischen Entwicklungen angepasst.

Die *EURATOM-Grundlagen-Richtlinien* (1996 und 1997) machten durch deren Umsetzung in innerdeutsches Recht grundlegende Änderungen in beiden Verordnungen notwendig, und so kam es letztlich zu einer völligen *Neufassung der Strahlenschutzverordnung* (in Kraft getreten am 1. August 2001) und einer *Novellierung der Röntgenverordnung* (in Kraft getreten am 1. Juli 2002).

In beiden Verordnungen wird vorausgesetzt, dass die zur Anwendung von ionisierender Strahlung berechtigten Personen eine für den jeweiligen Anwendungsbereich klar definierte *Fachkunde im Strahlenschutz* besitzen müssen, welche praktische Erfahrung und die erfolgreiche Teilnahme an anerkannten Strahlenschutzkursen voraussetzt. Der Erwerb der Fachkunde wird von der zuständigen Behörde geprüft und gegebenenfalls bescheinigt.

Das vorliegende Buch soll Ihnen beim Erwerb der Kenntnisse im Strahlenschutz behilflich sein und Sie bei der Teilnahme an den jeweiligen Kursen begleiten. Es handelt sich im Einzelnen um:

1. **Unterweisungskurs:** 8 Stunden,
2. **Grundkurs:** 24 Stunden,
3. **Spezialkurse:** jeweils 24 Stunden,
4. **Kurs zum Erwerb von Kenntnissen in der Nuklearmedizin und Strahlentherapie:** 24 Stunden.

Der 8-stündige Unterweisungskurs ist Voraussetzung für

- den Erwerb der Sachkunde (Tätigkeiten werden nur danach anerkannt!),
- die Teilnahme an dem Grundkurs.

Die erfolgreiche Absolvierung des Grundkurses (Multiple-Choice-Prüfung) ist dann die Voraussetzung zur Teilnahme an einem Spezialkurs für ein spezifisches Fachgebiet, der ebenfalls mit einer Multiple-Choice-Prüfung abschließt.

Die Bescheinigungen der erfolgreichen Absolvierung aller genannten Kurse ermöglicht dann die Beantragung der *Fachkundebescheinigung,* wenn ausreichende Tätigkeitszeiten für die *Sachkunde* nachgewiesen werden. Die Erfordernisse für die

Sachkunde richten sich nach Art und Umfang der Untersuchungen, mindestens jedoch benötigt man den Nachweis über eine einjährige Tätigkeit.

Doch auch Personen ohne die erforderliche Fachkunde können unter Aufsicht und Verantwortung eines Arztes mit entsprechender Fachkunde die genannten Tätigkeiten durchführen oder dabei technisch mitwirken, wenn sie erfolgreich an einem Strahlenschutzkurs teilgenommen haben, wie er von diesem Buch ebenfalls begleitet wird.

Dazu gehören:

- alle Ärzte, die die erforderliche Fachkunde nicht besitzen,
- Personen mit einer sonstigen abgeschlossenen medizinischen Ausbildung, die nicht Ärzte oder Medizinisch-Technische RadiologieassistentInnen sind und „technisch mitwirken" (MTA, ArzthelferInnen) sowie
- Personen, die sich in einer Ausbildung befinden, welche die Voraussetzungen zur „technischen Mitwirkung" vermittelt.

2 Physikalische Grundlagen

Der zentrale Begriff in der Radiologie ist eine physikalische Größe, welche als Ursache aller Wirkungen angesehen werden kann: die *Energie*. Sie ist definiert als die Fähigkeit eines Körpers *Arbeit* zu verrichten. Dieser Begriff Arbeit stammt aus der Physik der Mechanik, wo man sie als das *Produkt* aus einer zu verrichtenden *Kraft* und dem *Weg*, längs dessen diese Kraft wirkt, definiert (Abb. 2.1). Als Symbole verwendet man den ersten Buchstaben des Begriffes in englischer Sprache. Für die *Arbeit* somit *W* (work), für die *Kraft F* (force), und für den *Weg s* (space). In Tabelle 2.1 sind sämtliche physikalischen Größen zusammengestellt, welche für dieses Buch Bedeutung haben, zusammen mit den jeweiligen Symbolen und Einheiten. Für die Einheit der Arbeit erhält man aus der Definitionsgleichung

$W = F \cdot s$
$[W] = [F] \cdot [s], N \cdot m, m = J \text{ (Joule)}$

Als Beispiel betrachten wir eine Kugel mit bekanntem Gewicht G, welche vom Erdboden auf eine gewisse Höhe h angehoben wird. Die Kraft F wäre somit F = G und die Strecke s wäre s = h. Die zu verrichtende Arbeit somit W = F · s = G · h.

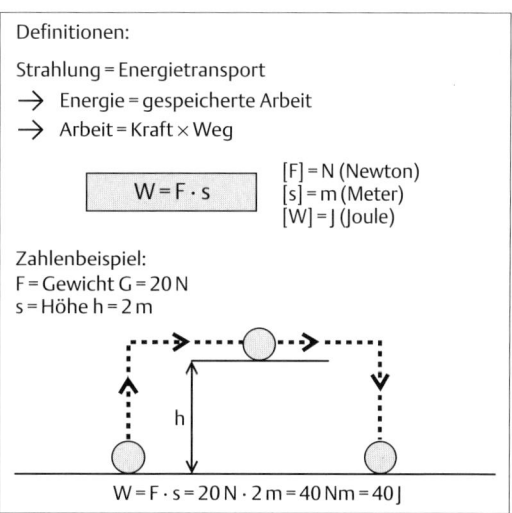

Definitionen:

Strahlung = Energietransport
→ Energie = gespeicherte Arbeit
→ Arbeit = Kraft × Weg

$$W = F \cdot s$$

[F] = N (Newton)
[s] = m (Meter)
[W] = J (Joule)

Zahlenbeispiel:
F = Gewicht G = 20 N
s = Höhe h = 2 m

W = F · s = 20 N · 2 m = 40 Nm = 40 J

Abb. 2.1 Energie ist definiert als die Fähigkeit eines Körpers Arbeit zu verrichten.

In ihrer neuen Position ist diese Arbeit dann in der Kugel als Energie gespeichert, welche wieder in Arbeit umgewandelt werden kann, indem man ihr einen kleinen Stoß gibt. Dann wird sie sich wieder

Tabelle 2.1 Einheiten und Symbole physikalischer Größen

Physikalische Größe	Symbol	Einheit	Symbol
Länge	s	Meter	m
Masse	m	Kilogramm	kg
Zeit	t	Sekunde	s
elektrische Stromstärke	I	Ampere	A
elektrische Ladung	Q	Coulomb	C
Kraft	F	Newton	N (mkg/s²)
Arbeit bzw. Energie	W	Joule	J (Nm)
Ionendosis	J	Coulomb pro Kilogramm	C/kg
Energiedosis	D	Gray	Gy (J/kg)
Äquivalentdosis	H	Sievert	Sv (J/kg)
Frequenz	v	Hertz	(1/s)
Spannung	U	Volt	V (J/C)
Energie (atomar)	W	Elektronenvolt	eV (1,6 × 10⁻¹⁹ J)
Aktivität	A	Becquerel	Bq (1/s)

in Bewegung setzen und auf der anderen Seite wieder herunterrollen. Die „ruhende" Energie (potenzielle Energie) wurde also in Bewegungsenergie umgewandelt.

Dieses einfache Beispiel ist ein anschauliches Bild für die Energieumwandlungsvorgänge bei der Wirkung von Strahlung.

Der Begriff „Strahlung"

Unter *Strahlung* versteht man allgemein die *räumliche Ausbreitung von Energie.* Die Untersuchung der Frage, auf welche Weise diese Energie transportiert wird und wie sie mit der Materie des Raumes wechselwirkt, erfordert zunächst eine Betrachtung des Aufbaus der Materie selbst.

Schon mindestens 500 Jahre vor Beginn der neuen Zeitrechnung ging man davon aus, dass die Materie aus einer Vielzahl von immer gleichen Urteilchen besteht und ihre Eigenschaften sich lediglich durch die unterschiedliche Anordnung dieser Teilchen untereinander unterscheiden. Die Teilchen selbst wurden als unteilbar angesehen und *Atome* genannt (gr. atomos = unteilbar).

Heute wissen wir, dass auch diese Teilchen selbst eine innere Struktur aufweisen, und die Beschäftigung mit dem inneren Aufbau dieser Atome nennen wir *Atomphysik.*

Immer dann, wenn man es mit Problemen zu tun hat, welche die Größenordnungen der alltäglichen Anschauung stark über- oder unterschreiten, helfen wir uns mit dem Bild von Modellen. Nach den Untersuchungen von *Ernest Lord Rutherford* (1871–1937, Nobelpreis für Physik 1908) muss man sich ein Atom vorstellen als ein Gebilde, bei dem nahezu die gesamte Masse in einem kleinen Kern vereinigt ist, der positiv geladen ist. Um diesen Kern herum befindet sich eine lockere Wolke aus negativen Ladungsträgern. *Niels Bohr* (1885–1962, Nobelpreis für Physik 1922) hat dieses Atommodell quantitativ interpretiert, indem er für den Aufenthaltsort dieser negativen Ladungsträger (*Elektronen*) nur diskrete Umlaufbahnen erlaubte, in welchen sie sich mit unterschiedlichen Energien bewegen (Abb. 2.2).

Die Energien der Elektronen in den Umlaufbahnen nehmen von innen nach außen zu. Ein Aufenthalt der Elektronen zwischen den vorgeschriebenen Bahnen ist energetisch nicht möglich. Beim Übergang von einer inneren zu einer äußeren Umlaufbahn ist die Aufnahme von Energie notwendig, und umgekehrt wird beim Übergang von einer äußeren zu einer inneren Umlaufbahn Energie frei. Die Elektronen selbst haben also in ihren Umlauf-

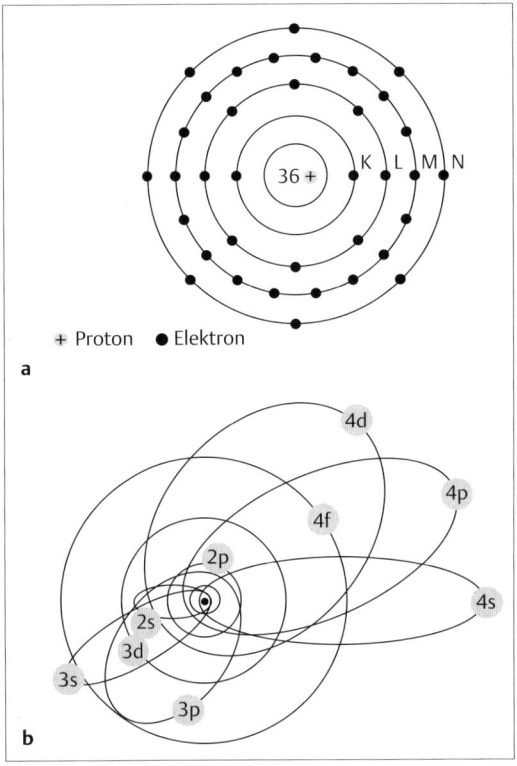

+ Proton   ● Elektron

a

b

Abb. 2.**2**   Atommodelle.
a Das Element Krypton (Ordnungszahl 36), dargestellt im vereinfachten Atommodell.
b Atommodell nach Bohr und Sommerfeld. Hier werden die Elektronen des einfachen Bohr-Modells in „Unterschalen" unterteilt, die in ebener Projektion kreuz- oder ellipsenförmig sind. Die Quantenzahlen 1, 2, 3, 4 usw. entsprechen den Schalen K, L, M, N usw. Die Buchstaben s, p, d und f kennzeichnen als Bahndrehimpuls die „Unterschalen", von denen jede bis zu zwei Elektronen aufnehmen kann.

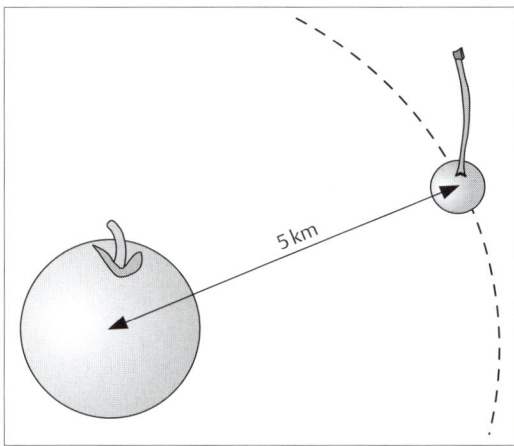

Abb. 2.**3** Maßstabsgetreue Projektion des Atommodells auf gewohnte Dimensionen.

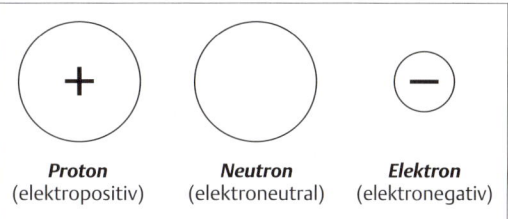

Proton	**Neutron**	**Elektron**
(elektropositiv)	(elektroneutral)	(elektronegativ)

Abb. 2.**4** Die wichtigsten Elementarteilchen.

bahnen, vergleichbar mit der eingangs erwähnten Kugel auf dem Hügel, eine diskrete Energie zur Verrichtung von Arbeit gespeichert. Um einen Übergang von einer Bahn zu einer anderen zu provozieren, muss also entweder dem Atom Energie zugeführt werden oder von dem Atom abgestrahlt werden, und dies ist die Grundlage der Wechselwirkung von Strahlung mit Materie.

Bei *Modellen* sind wir im Allgemeinen maßstabsgetreue Bilder gewohnt (Landkarten usw.). Ein *Atommodell* kann aber auf keine Weise in einem Lehrbuch maßstabsgetreu abgebildet werden, denn die Größenordnungen der Bausteine selbst und der zugehörigen Umlaufbahnen unterscheiden sich um den Faktor 100.000. Hat beispielsweise der Atomkern den Durchmesser einer Apfelsine, dann haben die Elektronen in etwa die Größe von Kirschen und würden sich im Abstand von 5 km um diese Apfelsine herumbewegen (Abb. 2.3).

Aber auch der Atomkern selbst ist kein homogenes Gebilde. Er besteht seinerseits aus elementaren Bausteinen (*Nukleonen*), bei welchen man die positiv geladenen *Protonen* von neutralen, ungeladenen *Neutronen* unterscheidet (Abb. 2.4).

Die Zahl der Protonen bestimmt die chemischen Eigenschaften eines Atoms und somit seine Anordnung im Periodensystem der Elemente (*Ordnungszahl*).

Die Größenordnungen der Elementarteilchen sind:
- Nukleonendurchmesser ca. 10^{-15} m,
- Atomdurchmesser ca. 10^{-10} m,
- Nukleonenmasse ca. 10^{-27} kg,
- Elektronenmasse ca. 10^{-30} kg.

Bei der Ausbreitung von Energie (Strahlung) können diese Elementarteilchen die Aufgabe des Energietransportes übernehmen. Wir sprechen dann von der sog. Korpuskularstrahlung. Die Energie steckt dann in der Bewegung der transportierten Masse (Elektronenstrahlen, Protonenstrahlen, Neutronenstrahlen usw.). Es gibt aber auch einen Energietransport ohne korpuskulare Teilchen. Dann trägt sich die Energie sozusagen selbst in Form von Energiepaketen, welche man allgemein *Photonen* nennt. Diese massenlosen Photonen sind die Energieträger jeglicher Art von elektromagnetischer Strahlung, wozu auch das Licht und die Röntgenstrahlen gehören.

Die mathematische Beschreibung des Energietransportes durch korpuskulare Teilchen oder Photonen kann auch in einem anderen Bild geschehen, dem sog. *Wellenbild* (Abb. 2.5 u. 2.6). Als *Welle* bezeichnet man allgemein die *räumlich und zeitlich periodische Veränderung der Zustände im Raum*. Das einfachste Beispiel sind die Oberflächenwellen von Wasser. Hierbei bewegen sich die Wasserteilchen periodisch auf und ab und erwecken so den Eindruck einer sich fortpflanzenden Welle. Aber auch nicht direkt sichtbare Zustände oder Eigenschaften des Raumes (z.B. elektrische oder magnetische Felder) können sich periodisch verändern und somit eine entsprechende Welle erzeugen (*elektromagnetische Wellen*).

Man kann eine Welle auch als die räumliche Ausbreitung einer *Schwingung* interpretieren, wie man eine *rein zeitlich periodische Zustandsänderung* allgemein bezeichnet.

Die Anzahl der Zustandsänderungen, die hierbei pro Zeiteinheit stattfinden, nennt man die *Frequenz* der Welle mit dem Symbol ν; und den kleinsten räumlichen Abstand gleicher Schwingungszustände die *Wellenlänge* λ; (Abb. 2.5).

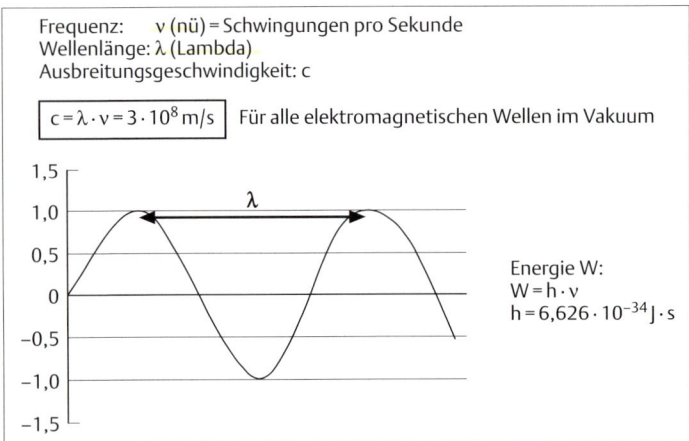

Abb. 2.**5**   Charakteristische Größen einer Welle.

Die Ausbreitungsgeschwindigkeit v jeder Welle ist immer das Produkt aus ihrer Wellenlänge und ihrer Frequenz. In Symbolen:

$v = \lambda \cdot \nu$ (Abb. 2.**6**).

Eine besondere Rolle in der Physik spielen die elektromagnetischen Wellen, da sie keine materiellen Teilchen (Korpuskeln) als Energieträger haben, sondern die massenlosen Photonen. Sie haben eine Ausbreitungsgeschwindigkeit, die für alle Photonen unabhängig von ihrer Energie immer gleich ist (Symbol c für c = const.) und überhaupt die größte Geschwindigkeit ist, welche wir in der Natur beim Transport von Energie oder Materie beobachten können. Sie beträgt $c = 3 \cdot 10^8$ m/s.

$\lambda \cdot \nu = c = 3 \cdot 10^8$ m/s

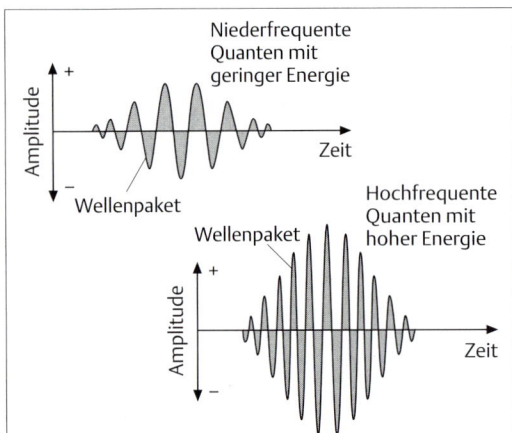

Abb. 2.**6**   Hoch- und niederfrequente Quanten im Vergleich.

Dies ist die fundamentale Erkenntnis Albert Einsteins (1879–1955, Nobelpreis für Physik 1921) in seiner *Relativitätstheorie*, aus welcher sich auch gleichzeitig die Äquivalenz von Masse und Energie herleiten lässt. Jede beliebige Masse repräsentiert durch ihre bloße Existenz einen Energiebetrag, welcher sich als Produkt aus der Masse und dem Quadrat der Ausbreitungsgeschwindigkeit elektromagnetischer Wellen ergibt.

$W = m \cdot c^2$ (Energie-Massen-Äquivalenz)

Der gesamte Raum ist erfüllt von elektrischen und magnetischen Feldern, insbesondere von elektromagnetischen Wellen. Zu ihnen zählen die *Radiowellen*, die *Mikrowellen*, das *sichtbare Licht* und natürlich auch die Strahlung, die uns in diesem Buch besonders beschäftigt, die *Röntgenstrahlung*. Sie liegt zusammen mit der *Gammastrahlung* an der kurzwelligen Seite des elektromagnetischen Spektrums (Abb. 2.**7**).

Der Zusammenhang zwischen dem mathematischen Bild der Welle für den Transport von Energie mit dem Bild der Photonen als *Energiepakete* ist dadurch gegeben, dass die von der Welle transportierte Energie W zur Frequenz ν proportional ist. Dies führt für die korrespondierenden Photonen zu deren Energie

$W = h \cdot \nu$.

Der Proportionalitätsfaktor h ist das sog. *Plancksche Wirkungsquantum* (Max Planck, 1858–1947, Nobelpreis für Chemie 1918).

Als *Ion* bezeichnet man ein Atom, bei welchem die Zahl der negativen Elektronen nicht mit der positiven Kernladungszahl übereinstimmt, das

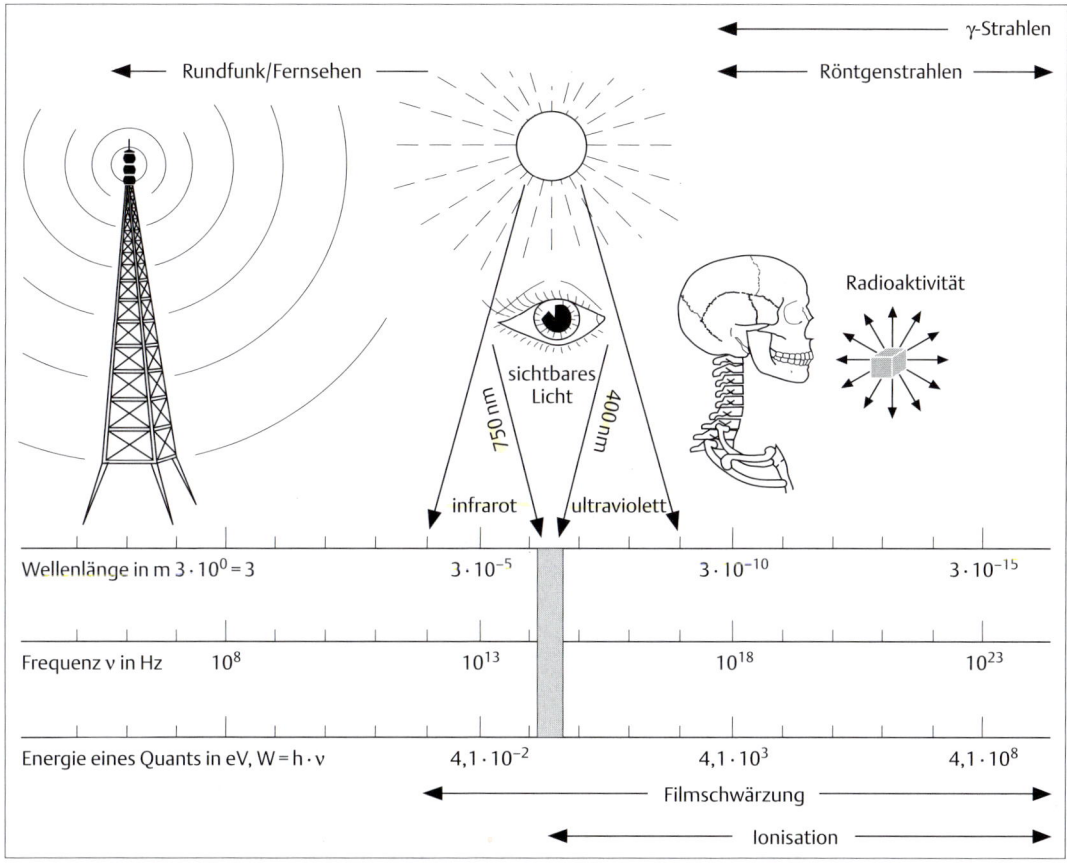

Abb. 2.7 Elektromagnetisches Spektrum mit Angabe von Wellenlänge und Frequenz und der technischen und biologischen Bedeutung der jeweiligen Strahlung.

Atom also insgesamt als geladenes Teilchen erscheint (von Ionos; gr. der Wanderer). Ein Atom wird also zu einem positiven Ion, wenn man ein oder mehrere Elektronen aus der Atomhülle entfernt. Dieser Prozess erfordert Energie (*Ionisationsenergie*) und kann somit durch Strahlung bewirkt werden. Jede Strahlung, deren Energie ausreicht, um Atome zu ionisieren, nennt man *ionisierende Strahlung.*

Kernphysikalische Grundlagen und Stabilität der Atomkerne, Radioaktivität

Der Aufbau eines Atomkerns aus Protonen und Neutronen ist nur für bestimmte *Nukleonenkonfigurationen* stabil. Die Funktion der Neutronen besteht im Wesentlichen in dem Zusammenhalten der durch ihre positive elektrischen Ladungen sich gegenseitig abstoßenden Protonen. Eine bestimmte Anzahl von Protonen benötigt hierbei eine spezifische Neutronenzahl, welche für niedere Ord-

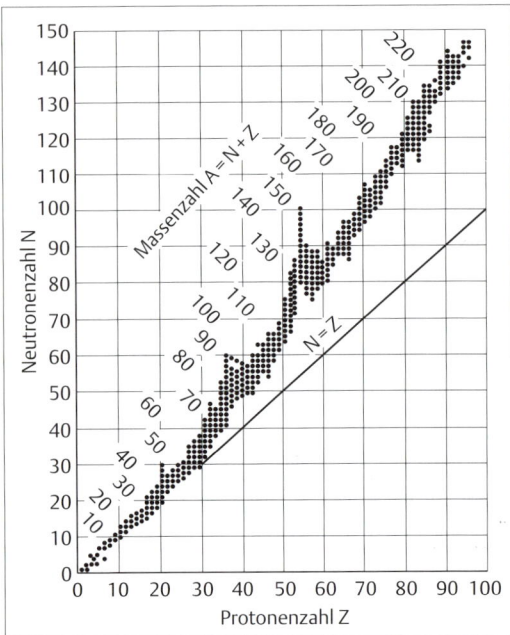

Abb. 2.**8**   Neutronenzahl in Abhängigkeit von der Protonenzahl.

Nukleonen

Proton p	Neutron n

⊕ stabil   ○ instabil
                   $T_{1/2} = 11,8$ min

$m_p = 1,673 \cdot 10^{-27}$ kg
$m_n = 1,675 \cdot 10^{-27}$ kg
$\Delta m = 0,002 \cdot 10^{-27}$ kg   das entspricht 1,3 MeV
                                      $(\approx 2 \cdot 10^{-13}$ J$)$

$n \rightarrow p + e^- + \overline{v}$ exotherm β^--Strahlung
$p \rightarrow n + e^+ + v$ endotherm β^+-Strahlung

Abb. 2.**9**   Eigenschaften von Protonen und Neutronen.

nungszahlen gleich oder nur wenig größer als die Protonenzahl ist, für höhere Ordnungszahlen jedoch die Protonenzahl zunehmend übersteigen muss (Abb. 2.**8**).

Zur Kennzeichnung der Atomkerne wird neben der Ordnungszahl (Z), die durch die Angabe des Elementsymbols gegeben ist, die Gesamtzahl der Nukleonen angegeben, die sog. *Massenzahl M* als Summe von Protonen und Neutronen.

Symbolisierung: ^{M}S(Z)

> ❝ Alle Atomkerne mit der gleichen Protonenzahl bezeichnet man als *Isotope* (gr. iso = gleich). Kerne mit der gleichen Massenzahl M nennt man *Isobare*. ❞

💡 Beispiel: Kobalt mit dem Symbol Co hat die Ordnungszahl Z = 27. Zur Stabilisierung benötigen die 27 Protonen genau 32 Neutronen.

Symbol: ^{59}Co

Wenn diese spezifischen Voraussetzungen nicht erfüllt sind, befindet sich der Atomkern nicht in einem energetischen Grundzustand (Zustand geringster potenzieller Energie), hat also eine be-

stimmte Überschussenergie, die er durch eigene Aktivität abgibt, also strahlt. Diese *Aktivität* nennt man daher Strahlenaktivität oder *Radioaktivität*.

Eine weitere wesentliche Quelle dieser Instabilität liegt in der Masse der Neutronen. Diese haben nämlich im Vergleich zu einem Proton eine geringfügig größere Masse ($\Delta m \approx 0,002 \cdot 10^{-27}$ kg). Dieser Massenunterschied erscheint uns zwar extrem gering, er liefert aber bei der Umsetzung in Energie nach der *Energie-Massen-Äquivalenz* eine Strahlung, deren Energietransport etwa einer Röntgenstrahlung entspricht, die mit einer Spannung von etwa 1,3 Millionen Volt erzeugt wird (Abb. 2.**9**)!

Betrachtet man Protonen und Neutronen als unterschiedliche Zustände eines Nukleons, so besitzt das Neutron eine etwas höhere Energie als das Proton, befindet sich somit nicht im Grundzustand und möchte seine Überschussenergie in Form von Strahlung abgeben.

> ❝ Ein freies Neutron ist daher immer radioaktiv! ❞

Es wandelt sich mit einer Halbwertzeit von etwa 12 Minuten um in ein Proton unter Aussendung eines negativen Elektrons, welches einen Teil der Energieabgabe übernimmt. Der restliche Teil wird von einem so genannten *Antineutrino* abgeführt, einem nahezu massenlosen Teilchen.

Erfüllen jedoch die Neutronen innerhalb eines Atomkernes die stabilisierende Funktion des Ausgleiches der elektrostatischen Abstoßungskraft der Protonen, „vergessen" sie gewissermaßen ihre eigene Radioaktivität in einer stabilen Nukleonenkonfiguration. Wird diese allerdings gestört, z.B. durch eine künstliche Erhöhung der Neutronenzahl, „erinnert sich" ein Neutron wieder an seine Instabilität und zerfällt so, als ob es frei wäre. Dies führt zu der sog. *Betaminus-Strahlung* (*β^--Strahlung*), deren Energietransport somit durch negative Elektronen (*Negatronen*) erfolgt. Das Ergebnis ist natürlich eine Umwandlung des Atoms in das Element mit der nächst höheren Ordnungszahl, da aus dem Neutron ein zusätzliches Proton entstanden ist.

β^--Strahlung besteht aus *negativen Elektronen* (*Negatronen*), die bei der Umwandlung von Neutronen in Protonen emittiert werden. Dabei bleibt die *Massenzahl M* des Kerns *gleich* (*isobare Umwandlung*), und die *Ordnungszahl Z steigt um 1*:

$$(M, Z) \rightarrow (M, Z + 1)$$

> Beispiel: Das stabile ^{59}Co kann durch das Hinzufügen eines Neutrons in den Kern in radioaktives ^{60}Co umgewandelt werden. Als β^--Strahler wird sich dann ^{60}Co in ^{60}Ni* umwandeln, denn Nickel ist das Element mit der nächst höheren Ordnungszahl 28.
>
> $$^{60}\text{Co} \rightarrow {}^{60}\text{Ni}^* + e^- + \nu$$

In der Regel ist nach einem solchen Prozess ein Atomkern nicht „in Ruhe", das heißt die neue Nukleonenanordnung ist noch nicht im energetischen Grundzustand (gekennzeichnet durch den Stern Ni*). Dieser wird dann durch Aussendung der Überschussenergie in Form von Photonen erreicht als sog. *Gammastrahlung* (*γ-Strahlung*).

γ-Strahlung besteht aus *Photonen* $h \times \nu$, die beim Übergang von angeregten Kernzuständen in niederenergetische Zustände emittiert werden. Dabei ändert sich weder die Massenzahl M noch die Ordnungszahl Z:

$$(M, Z) \rightarrow (M, Z)$$

> Beispiel: Das ^{60}Co unterliegt einem β-Zerfall und ist durch die Aussendung der Überschussenergie der entstehenden Ni-Kerne ein γ-Strahler.
>
> $$^{60}\text{Ni}^* \rightarrow {}^{60}\text{Ni} + \gamma$$

Wird die stabile Nukleonenkonfiguration durch eine Verringerung der Neutronenzahl bewirkt, hat der Kern ebenfalls eine Überschussenergie. In diesem Fall kann diese dazu verwendet werden, ein ansonsten extrem stabiles Proton zur Umwandlung in ein Neutron zu veranlassen. Dies geschieht dann unter Aussendung eines positiven Elektrons (*Positron*) und einem sog. Neutrino, also das Gegenteil des β^--Zerfalls. Es handelt sich dann um die „*Betaplus-Strahlung*" (*β^+-Strahlung*) oder *Positronenstrahlung*.

β^+-Strahlung besteht aus *positiven Elektronen* (*Positronen*), welche bei der Umwandlung von Protonen in Neutronen emittiert werden. Dabei bleibt die *Massenzahl M* des Kerns *gleich* (*isobare Umwandlung*), und die *Ordnungszahl Z wird um 1 erniedrigt*:

$$(M, Z) \rightarrow (M, Z - 1)$$

> Beispiel: Das stabile ^{14}N kann durch das Entfernen eines Neutrons aus dem Kern in radioaktives ^{13}N umgewandelt werden. Als β^+-Strahler wird sich dann ^{13}N in ^{13}C umwandeln, denn Kohlenstoff ist das Element mit der nächst geringeren Ordnungszahl 6.
>
> $$^{13}\text{N} \rightarrow {}^{13}\text{C} + e^+ + \nu$$

Die *Positronen* sind im Grunde genommen die gleichen Teilchen wie die *Negatronen*, tragen jedoch im Gegensatz zu den β^--Teilchen eine positive Ladung. Ihre Existenz wurde schon 1928 von *Paul Adrien Dirac* (1902–1984, Nobelpreis für Physik 1933 gemeinsam mit *E. Schrödinger*) vorausgesagt. Nach seiner Theorie existieren zu allen Elementarteilchen so genannte *Antiteilchen*, die sich bei geladenen Teilchen im Vorzeichen ihrer Ladung unterscheiden.

> 66 Neben der „normalen Welt" existiert demnach eine „Antiwelt", die nur deswegen nicht direkt beobachtbar ist, weil jede Antimaterie beim Zusammentreffen mit der ihr gleichartigen „gewöhnlichen" Materie eine starke Wechselwirkung eingeht, die zur Vernichtung beider Materiearten unter Umwandlung ihrer Massen in Energie (Paarvernichtung) führt. 99

Die dabei abgegebene Energie wird daher auch *Vernichtungsstrahlung* genannt. Bis heute sind für alle bekannten Elementarteilchen ihre *Antiteilchen* gefunden worden. 1970 wurde sogar erstmals ein *Anti-Wasserstoffatom* erzeugt und damit Diracs Theorie beeindruckend bestätigt.

Für die Medizin haben die Positronen, also die Antiteilchen der negativen Elektronen, praktische Bedeutung erlangt. Die *Zerstrahlungsenergie eines Elektronenpaares aus Positron und Negatron (zwei 511 keV-Quanten)* spielt zum Beispiel bei der *Positronen-Emissions-Tomographie (PET)* eine bedeutsame Rolle spielt (s. S. 73).

Ein Konkurrenzeffekt zum β$^+$-Zerfall ist der *Elektroneneinfang (Electroncapture, EC)*, bei welchem ebenfalls isobar ein Proton in ein Neutron umgewandelt wird, indem ein Hüllenelektron von dem Proton eingefangen wird:

$$p + e^- \rightarrow n + W + \nu$$

Da hierbei kein Elektron emittiert wird, erhält das *Neutrino ν* die gesamte frei werdende Energie W. Neutrinos haben eine extrem geringe Wechselwirkungswahrscheinlichkeit, so dass sie praktisch keine Strahlenwirkung machen. Dennoch kommt es hierbei zur Emission einer Photonenstrahlung, da das eingefangene Elektron (meist ein K-Elektron) eine „*Elektronenlücke*" hinterlässt, was durch den Einsprung eines äußeren Hüllenelektrons zu der damit verbundenen *charakteristischen Strahlung* führt (s. S. 22).

Es kann aber auch die durch einen solchen Elektronensprung frei werdende Energie direkt auf ein anderes Hüllenelektron übertragen werden. Diese Energieübertragung wird nach ihrem Entdecker, dem französischen Physiker *Pierre Victor Auger* (1899–1993), als *Auger-Effekt* bezeichnet, das emittierte Elektron entsprechend als *Auger-Elektron*. Im Gegensatz zu den Elektronen der β-Strahlung sind die Auger-Elektronen *monoenergetisch*, da sie die diskreten Energien der charakteristischen Strahlung (abzüglich der *Bindungsenergien*) besitzen. Auf diesem Effekt basiert z.B. die *Auger-Elektronenspektroskopie (AES)* zur Untersuchung von Festkörperoberflächen. Die relativen Häufigkeiten, mit welchen die konkurrierenden Prozesse zur Umwandlung eines überschüssigen Protons auftreten, werden nach dem Prinzip der *Energieminimierung* bestimmt.

Ab einer Protonenzahl von 83 kann eine stabile Konfiguration der Nukleonen nicht mehr erzielt werden.

> **66** Alle Elemente mit höheren Ordnungszahlen als 83 sind somit immer radioaktiv. **99**

Wegen der großen Bindungskräfte der Nukleonen untereinander erreichen diese Kerne ihre stabileren Konfigurationen bevorzugt durch Emission eines *Zusammenschlusses von vier Nukleonen (zwei Protonen und zwei Neutronen)* gemeinsam. Die damit verbundene Energieabstrahlung bezeichnet man als *Alphastrahlung (α-Strahlung).*

α-Strahlung besteht aus *Kernen des Elementes Helium*. Dabei *verringert* sich die *Massenzahl M des Kerns* um 4 und die *Ordnungszahl Z um 2*:

$$(M, Z) \rightarrow (M - 4, Z - 2)$$

Beispiele: In der Uran-Radium-Reihe des natürlichen Zerfalls ist die Umwandlung von Radium in Radon und die anschließende Umwandlung von Radon in Polonium jeweils unter α-Strahlung ein wesentlicher Teil der natürlichen Strahlenexposition (s. S. 87).

^{226}Ra $\rightarrow$ ^{222}Rn + α, ^{222}Rn $\rightarrow$ ^{218}Po + α

Die Bezeichnungen der jeweiligen Strahlarten geht auf die Entdeckung der Radioaktivität durch *Antoine Henri Becquerel* (1852–1908, Nobelpreis für Physik 1903 gemeinsam mit dem Ehepaar *Curie*) zurück. Er beobachtete das Leuchten von Mineralien nach der vorangegangenen Bestrahlung mit Sonnenlicht und fand, dass ein Uranmineral auch ohne diese Sonnenbestrahlung eine photographische Platte schwärzen konnte. Er untersuchte die magnetische Ablenkbarkeit der offenbar emittierten Strahlung und fand dabei *drei verschiedene Strahlenarten, die er willkürlich als α-, β- und γ-Strahlung bezeichnete*, die sog. *Becquerel-Strahlen* (Abb. 2.10). Die β-Strahlen wurden von Becquerel als negativ geladene Elektronen erkannt. Die α-Strahlen konnte er auf Grund der Ablenkergebnisse als zweifach positiv geladene Teilchen mit einer etwa 7000mal größeren Masse als die der Elektronen interpretieren, die γ-Strahlen hingegen wurden überhaupt nicht abgelenkt. Später wurden die α-Teilchen als Helium-Atomkerne und die γ-Strahlen als Photonen erkannt.

Durch diese unterschiedlichen Zerfallsmöglichkeiten ergaben sich die so genannten *natürlichen Zerfallsreihen*. Da die Änderungen der

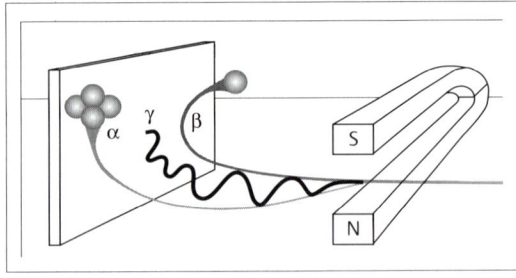

Abb. 2.**10**   Becquerelstrahlen.

Massenzahlen M bei den möglichen Zerfällen entweder Null (β- und γ-Strahlung) oder vier (α-Strahlung) betragen, gibt es genau vier verschiedene natürliche Zerfallsreihen (Abb. 2.11).

Uran-Radium-Reihe	Thorium-Reihe	Uran-Actinium-Reihe	Neptunium-Reihe
^{238}U	^{232}Th	^{235}U	^{241}Pu
↓ α	↓ α	↓ α	↓ β
^{234}Th	^{228}Ra	^{231}Th	^{241}Am
↓ β	↓ β	↓ β	↓ α
^{234}Pa	^{228}Ac	^{231}Pa	^{237}Np
↓ β	↓ β	↓ α	↓ α
^{234}U	^{228}Th	^{227}Ac	^{233}Pa
↓ α	↓ α	β ↙ ↘ α	↓ β
^{230}Th	^{224}Ra	^{227}Th ^{223}Fr	^{233}U
↓ α	↓ α	α ↘ ↙ β	↓ α
^{226}**Ra**	^{220}Rn	^{223}Ra	^{229}Th
↓ α	↓ α	↓ α	↓ α
^{222}**Rn**	^{216}Po	^{219}Rn	^{225}Ra
↓ α	α ↙ ↘ β	↓ α	↓ β
^{218}**Po**	^{212}Pb ^{216}At	^{215}Po	^{225}Ac
α ↙ ↘ β	β ↘ ↙ α	α ↙ ↘ β	↓ α
^{214}**Pb** ^{218}At	^{212}Bi	^{211}Pb ^{215}At	^{221}Fr
β ↘ ↙ α	β ↙ ↘ α	β ↘ ↙ α	↓ α
^{214}**Bi**	^{212}Po ^{208}Ti	^{211}Bi	^{217}At
β ↙ ↘ α	α ↘ ↙ β	β ↙ ↘ α	↓ α
^{214}**Po** ^{210}Ti	^{208}Pb	^{211}Po ^{207}Ti	^{213}Bi
α ↘ ↙ β		α ↘ ↙ β	β ↙ ↘ α
^{210}**Pb**		^{207}Pb	^{213}Po ^{209}Ti
↓ β			α ↘ ↙ β
^{210}**Bi**			^{209}Pb
β ↙ ↘ α			↓ β
^{210}**Po** ^{206}Ti			^{209}Bi
α ↘ ↙ β			
^{206}**Pb**			

Abb. 2.**11** Die natürlichen Zerfallsreihen.

Das Zerfallsgesetz

Die Gesetze des radioaktiven Zerfalls entsprechen der in der Natur verbreiteten Regel, nach welcher die Anzahl der pro Zeiteinheit sich verändernden oder neu entstehenden Objekte der Anzahl der vorhandenen Objekte *proportional* ist:

$$-\frac{\Delta N}{\Delta t} \sim N$$

$$-\frac{\Delta N}{\Delta t} = \lambda \cdot N$$

mit dem Proportionalitätsfaktor λ.

Das bekannteste Beispiel ist die Zellteilung. Dabei ist die Zunahme der neuen Zellen proportional zu den vorhandenen Zellen. Bei der Radioaktivität ist die Zahl der zerfallenden Kerne und somit die Abnahme der Zahl der Kerne der Zahl der vorhandenen Kerne proportional. Man nennt den Ausdruck $\Delta N/\Delta t$ hierbei die *Aktivität A* der vorhandenen Stoffmenge. In differentieller Schreibweise ergibt sich:

$$A = \frac{\Delta N}{\Delta t} = -\lambda \cdot N$$

Den *Proportionalitätsfaktor λ* nennt man die *Zerfallskonstante*. Sie gibt demnach an, welcher Anteil der Substanz pro Zeiteinheit zerfällt und hat somit die *Einheit 1/s*. Auch die *Einheit der Aktivität ist 1/s* und man benennt sie nach dem Entdecker der natürlichen Radioaktivität *Becquerel* mit dem *Kurzzeichen Bq*.

Die Integration der Differentialgleichung führt zu dem bekannten *Exponentialgesetz*, welches alle derartigen natürlichen Prozesse beschreibt:

$N = N_0 \cdot e^{-\lambda \cdot \times t}$ oder
$A = A_0 \cdot e^{-\lambda \cdot \times t}$.

Die Frage, nach welcher Zeit die Hälfte der ursprünglich vorhandenen Kerne N_0 zerfallen sind, führt nach einer einfachen Rechnung zu der Halbwertzeit $T_{1/2}$:

$$T_{1/2} = \frac{\ln 2}{\lambda} \text{ (physikalische Halbwertzeit } T_{phys})$$

$$T_{1/2} = \frac{0{,}693}{\lambda}$$

Zur Bestimmung der Verweildauer eines Radionuklids im Körper eines Patienten wird zusätzlich eine *biologische Halbwertzeit* T_{biol} definiert (s. S. 92).

Die Abb. 2.**12** beschreibt die exponentielle Abnahme der Aktivität A in Abhängigkeit von der Zeit t. Die allgemeine Exponentialfunktion $e^{-\lambda \times t}$ zeigt wie die Funktion λ/t ein asymptotisches Verhalten mit $t \rightarrow \infty$, beide nähern sich ständig der Abszisse (streben also stetig gegen 0), werden sie aber nie erreichen (gr. asymptotos = nicht zusammenfallend). Die Kurven sind somit beide „unendlich lang" und man kann kaum einen Unterschied erkennen. Dennoch unterscheiden sie sich gravierend: Die Fläche unter der Kurve λ/t ist, wie ihre Länge, unendlich groß. Die unendlich lange Fläche unter der Kurve $e^{-\lambda \cdot t}$ besitzt hingegen einen endli-

chen Flächeninhalt, denn man durch die einfache Integration zwischen den Grenzen 0–∞ erhält:

$$\int_0^\infty e^{-\lambda t} dt = \frac{1}{\lambda}$$

(Bemerkung: Diese hoch interessante Antinomie ist ein aktuelles Thema in der modernen Mathematik und in der Philosophie!)

Das Integral I_∞ der Aktivitätskurve

$$A = A_0 \cdot e^{-\lambda \cdot t}$$

zwischen den Grenzen 0–∞ liefert somit den Wert

$$I_\infty = \frac{A_0}{\lambda}.$$

Die rechteckige Fläche in Abb. 2.**12** ist also mit der Fläche unterhalb der Absorptionskurve identisch, was die physikalische Bedeutung der Fläche anschaulich verdeutlicht:

❝ Die Fläche unter der Zerfallskurve ist die Summe aller Nuklide einer radioaktiven Substanz! Der Wert $1/\lambda$ der Flanke des flächengleichen Rechtecks entspricht daher der Zeitdauer, welche die Substanz mit gleicher Aktivität A_0 strahlen würde, bis sämtliche Nuklide zerfallen wären.

Der Wert $1/\lambda$ wird daher als „mittlere Lebensdauer" τ eines Nuklids bezeichnet. ❞

$$\tau = \frac{1}{\lambda}$$

Sie spielt für die praktischen Kalkulationen in der Nuklearmedizin eine wichtige Rolle.

Den Zusammenhang mit der Halbwertszeit $T_{1/2}$ des Nuklids erhält man über

$$\lambda = \frac{\ln 2}{T_{1/2}}$$

$$\tau = 1{,}44 \cdot T_{1/2}$$

❝ Die Halbwertzeit beträgt somit immer etwa 70 % der mittleren Lebensdauer! ❞

$$T_{1/2} \approx 0{,}7\,\tau$$

Beispiel: Wenn eine *Ausgangsaktivität* A_0 eine *Dosisleistung* D_{L0} in einem bestimmten Abstand bewirkt, so kann die *maximale Dosis* D_{max} dort den Wert von $D_{max} = D_{L0} \cdot \tau$ nie übersteigen (s. S. 91)!

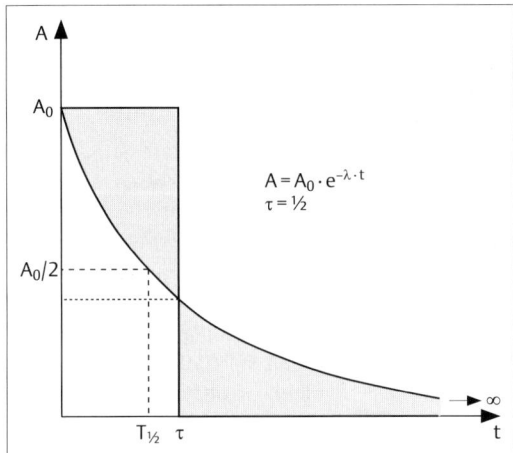

Abb. 2.**12**   Exponentialfunktion, Zerfallskurve.

Spezifische Aktivität

Die *spezifische Aktivität* A^* eines Nuklids, definiert als die Aktivität pro Masse, wird durch seine *Halbwertzeit* $T_{1/2}$ und *molare Masse M* bestimmt, denn die Zahl der pro mol vorhandenen Kerne entspricht der *Avogadro-Zahl* N_A:

$$A^* = \lambda \cdot \frac{N_A}{M}$$

Mit $\lambda = \frac{\ln 2}{T_{1/2}}$ folgt:

$$A^* = \frac{\ln 2 \cdot N_A}{T_{1/2} \cdot M}$$

Die Aktivität von 1 g Radium war lange Zeit als Einheit für die Aktivität verwendet worden mit dem Namen der Radioaktivitäts-Forscherin *Marie Curie* (1852–1924, Nobelpreis für Physik 1903 gemeinsam mit *Henri Becquerel* und Ehemann *Pierre*; Nobelpreis für Chemie 1911 für die Entdeckung der Elemente Polonium und Radium). Mit den Werten für die Halbwertzeit von Radium $T_{1/2} = 1600$ a $= (3{,}15 \cdot 10^7$ s$)$ und der molaren Masse von $M = 226$ g erhält man für die spezifische Aktivität:

$$A^* = \frac{(\ln 2) \cdot 6{,}02 \cdot 10^{23}}{3{,}15 \cdot 10^7 \cdot 226 \text{ g}} = 3{,}7 \cdot 10^{10} \text{ Bq/g}$$

und damit für die alte Einheit der Aktivität:

1 Ci (Curie) $= 3{,}7 \cdot 10^{10}$ Bq.

Grundlagen der Nuklearmedizin

Unter dem Fachgebiet *Nuklearmedizin* versteht man die Anwendung von Radionukliden in der medizinischen Diagnostik und Therapie. Die Grundlage ist dabei das biologisch gleichartige Verhalten von Isotopen, seien sie nun stabil oder radioaktiv.

Für die Diagnostik bringt man geeignete radioaktiv markierte Substanzen (*Radiopharmaka*) in den Kreislauf, wodurch sich die Stoffwechselvorgänge durch deren „Signale" von außerhalb des Körpers beobachten lassen. Voraussetzung ist hierbei, dass die jeweiligen Aktivitäten so klein sind, dass sie die Stoffwechselvorgänge selbst nicht merklich beeinflussen. Mit Hilfe von Messgeräten mit höchsten Nachweisempfindlichkeiten lassen sich so die physiologischen und pathologischen Vorgänge quantitativ erfassen und unter bestimmten Voraussetzungen auch lokalisieren (*in-vivo-Lokalisations- und Funktions-Diagnostik*).

Die wesentliche Rolle spielen hierbei γ-strahlende Nuklide, die mit Hilfe der *Kameraszintigraphie (γ-Kamera)* und Computerauswertung der erfassten Daten in Bildern dargestellt werden können (z. B. Emission-**C**omputed-**T**omography [**ECT**] und die **S**ingle-**P**hoton-**E**mission-**C**omputed-**T**omography [**SPECT**]) (s. S. 72).

Einen erheblichen Fortschritt stellt der Einsatz von Positronenstrahlern dar (z. B. [11]C, ^{13}N und ^{15}O). Die **P**ositron-**E**mission-**T**omography (**PET**) ermöglicht es, anhand von Schnittbildern quantitativ regionale Stoffwechselparameter von natürlichen Metaboliten und Substraten oder deren Analoga (z. B. ^{11}C-Glucose oder ^{13}N-Methionin) zu bestimmen (s. S. 73).

Bei den nuklearmedizinischen Laboratoriumsmethoden (*in-vitro-Diagnostik*) werden Untersuchungen nach dem Prinzip der Sättigungsanalyse durchgeführt. Dazu gehören die Bestimmung von Umsatzraten und Umsatzgeschwindigkeiten sowie die Messung von Resorptions- und Exkretionsvorgängen (z. B. *Probenwechsler*).

Andererseits kann man die Energieabgabe der Nuklide an das Gewebe therapeutisch nutzen, indem man gezielt Nuklide entsprechend hoher Aktivitäten in den Kreislauf bringt und so maligne Bereiche abtöten kann. Voraussetzung hierfür ist die Speicherfähigkeit der malignen Zellen in Bezug auf das entsprechende *Radiopharmakum*.

Wechselwirkung ionisierender Strahlung mit Materie

Photonen

Speziell für den Bereich der ionisierenden Photonenstrahlung lassen sich deren Wechselwirkungen mit Materie im wesentlichen mit drei grundlegenden Effekten beschreiben, bei welchen im Ergebnis immer freie Elektronen erzeugt werden, die sog. Sekundärelektronen. Trifft Photonenstrahlung auf Materie, so kann die gesamte Energie eines Photons auf ein Hüllenelektron eines Atoms übertragen werden und dieses entweder in eine Umlaufbahn höherer Energie gehoben *(Anregung)* oder ganz aus dem Atomverband entfernt werden *(Ionisation)*.

Diesen Prozess, der vornehmlich bei niederenergetischer ionisierender Strahlung eintritt, nennt man den *Photo-Effekt*, das freiwerdende *Sekundärelektron,* das sog. *Photoelektron.* Das Photoelektron besitzt die gesamte Energie des primären Photons abzüglich des Energiebetrages, welcher zur Auslösung des Elektrons aus dem Atomverbands nötig war.

Als niederenergetisch bezeichnet man ionisierende Strahlung bis hin zu einem Energiebereich von einigen Hundert Kilo-Elektronenvolt (100 keV), wozu somit auch die Röntgenstrahlung im diagnostischen Bereich zählt.

Die durch Photoeffekt *angeregten* Elektronen können ihre Energie wieder abgeben, indem sie in ihre ursprüngliche Umlaufbahn zurückspringen. Die hierbei emittierte Photonenstrahlung hat die gleiche Energie und damit auch Frequenz wie die Ausgangsstrahlung und wird als *Resonanzstreustrahlung* bezeichnet *(Klassische Streuung oder Resonanzstreuung)*. Liegen die Frequenzen im Bereich des sichtbaren Lichtes, so spricht man bei dieser Strahlung von *Lumineszenz*.

Im mittleren Energiebereich (200–2000 keV) geben die Photonen vornehmlich nur einen Teil ihrer Energie an ein Hüllenelektron zur Ionisation ab, während die Restenergie als niederenergetisches (und damit langwelligeres) Photon emittiert wird. Diesen Prozess nennt man den *Compton-Effekt*, das Sekundärelektron somit das *Compton-Elektron* und die Photonenstrahlung die *Compton-Streustrahlung*.

Eigentlich ist es prinzipiell unmöglich, dass ein Photon seine gesamte Energie auf ein freies Elektron übertragen kann. Dies verbietet die gleichzeitige Gültigkeit von *Impuls- und Energiesatz*. Die von *Arthur Holly Compton* (1892–1962, Nobelpreis für Physik 1927) entwickelte theoretische Erklärung des Phänomens zeigt jedoch, dass dies für sehr stark an einen Atomkern gebundene Elektronen (innere Elektronen) durch die damit verbundene Impulsübertragung auf den Atomkern möglich ist. Wenig an den Kern gebundene äußere Elektronen hingegen können dies nicht, es kommt zu einer zwangsläufigen teilweisen Energieübertragung, wobei ein langwelligeres Streuphoton die vom Energiesatz geforderte Restenergie übernimmt. Die Energieabgabe ΔW (Vergrößerung der Wellenlänge) ist dabei eindeutig mit dem *Streuwinkel* φ des Photons korreliert und das gestreute Photon erhält dabei die Restenergie W':

$$W' = h \cdot \nu' = \frac{h \cdot \nu_0}{\left(1 + \left(\frac{h \cdot \nu_0}{m\,c^2}\right) \cdot (1 - \cos\varphi)\right)}.$$

Dabei ist $h \cdot \nu_0$ die primäre Photonenenergie, $h \cdot \nu'$ die Energie des gestreuten Photons, φ der Streuwinkel und $m c^2$ die Ruheenergie eines Elektrons. Die größte Energieabgabe findet hierbei somit dann statt, wenn das gestreute Photon exakt entgegengesetzt zum primären Photon emittiert wird (Streuwinkel $\varphi = 180°$).

Die Wellenlängenänderung $\Delta\lambda = \lambda' - \Delta_0$ ergibt sich daraus zu

$$\Delta\lambda = \lambda' - \lambda_0 = \frac{c}{\nu'} - \frac{c}{\nu_0} = \frac{h}{mc} \cdot (1 - \cos\varphi)$$

Die Naturkonstante *h/mc* wird als *Comptonwellenlänge* λ_c bezeichnet und man schreibt damit kurz:

$$\Delta\lambda = \lambda_c \cdot (1 - \cos\varphi)$$

λ_c entspricht der Wellenlänge einer elektromagnetischen Welle mit der Energie W_{mo}, also der Ruheenergie eines Elektrons (≈ 511 keV):

$$\Delta\lambda = \frac{1{,}24}{511} \text{ nm (nach S. 21).}$$

Die maximale Energieabgabe (und damit Wellenlängenvergrößerung) erfährt ein Photon also bei Rückstreuung (Streuwinkel $\varphi = 180°$) mit der doppelten Comptonwellenlänge (Abb. 2.13).

e⁻
h · ν
φ
h · ν′

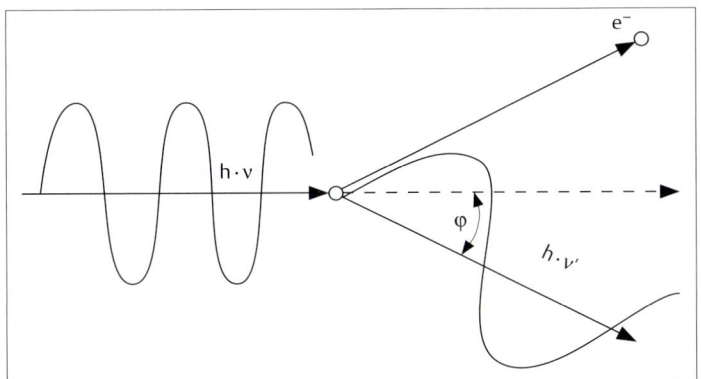

Abb. 2.**13** Richtungsverteilung beim Compton-Effekt.

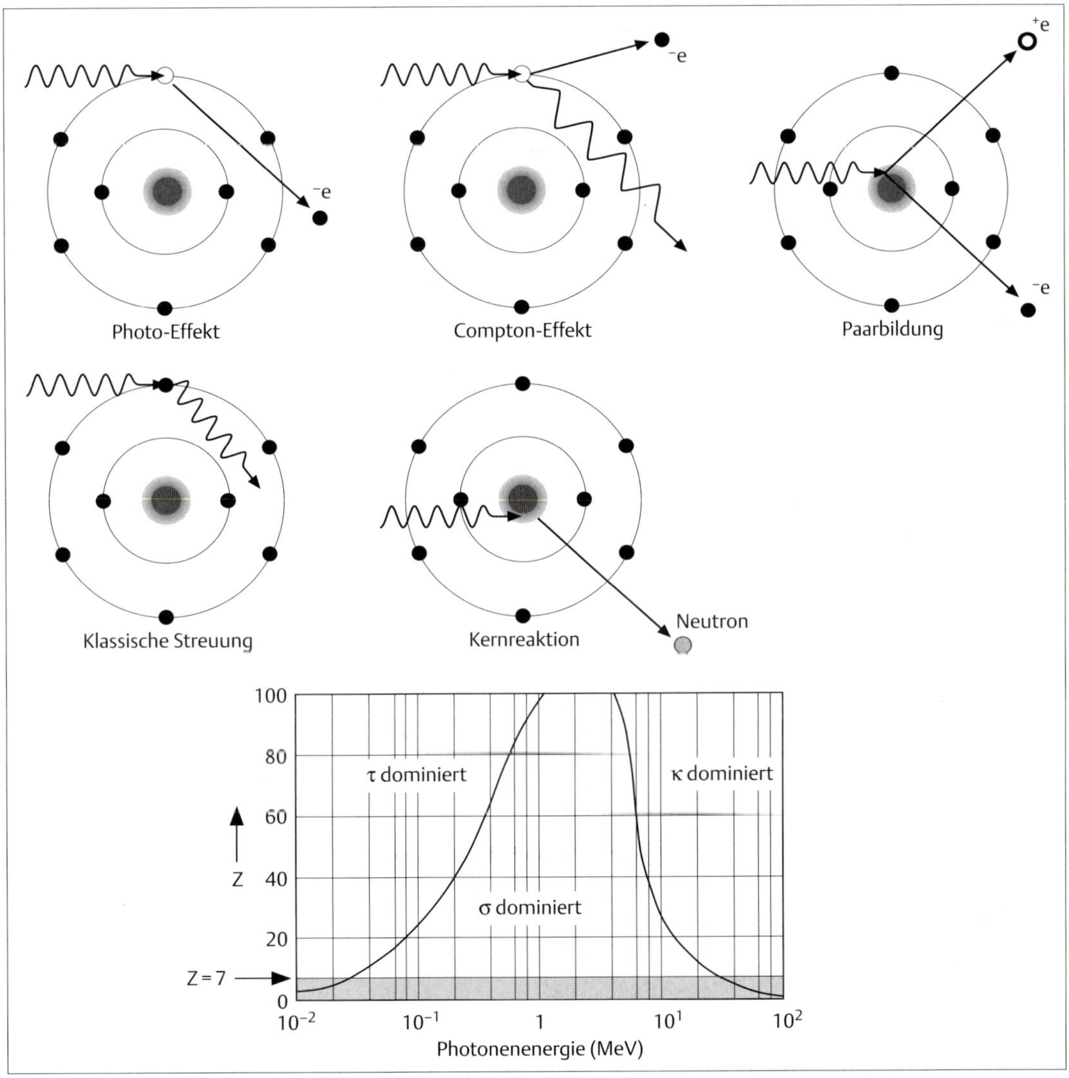

⁻e
Photo-Effekt
⁻e
Compton-Effekt
⁺e
⁻e
Paarbildung
Klassische Streuung
Kernreaktion
Neutron
100
80
60
40
20
0
Z
Z = 7
τ dominiert
κ dominiert
σ dominiert
10⁻²
10⁻¹
1
10¹
10²
Photonenenergie (MeV)

Abb. 2.**14** Energieabhängigkeit der Wechselwirkungsprozesse. Photo-Effekt (τ), Compton-Effekt (σ) und Paarbildung (κ).

Bei sehr hohen Photonenenergien (ab 1,02 MeV) kommt es schließlich zusätzlich zu dem sog. *Paarbildungseffekt*. Bei ihm spielt die Elektronenhülle des Atoms keine Rolle mehr. Die Wechselwirkung erfolgt in dem starken elektrischen Feld des Atomkerns. In Kernnähe kann dabei aus einem Photon gemäß der Energiemassenäquivalenz reine Masse entstehen und zwar in Form von zwei Elektronen unterschiedlicher Ladung *(Negatron und Positron als Elektronenpaar)* (Abb. 2.**14**).

Dieser *Paarbildungseffekt ist die Umkehrung der Paarvernichtung* (s. S. 9), die Teilchen werden gewissermaßen „aus der Antiwelt entführt". Da dieser Effekt jedoch erst bei höheren Energien auftritt, spielt er für die Anwendung der Röntgenstrahlen im diagnostischen Bereich keine Rolle.

> 66 In der Strahlentherapie mit ultraharten Photonen hingegen ist dies sogar der wesentliche Effekt der Energieabgabe. 99

Erläuterungen

1 Elektronenvolt (eV) ist die Bewegungsenergie, welche ein Elektron bei der Beschleunigung im Spannungsgefälle von 1 Volt erhält.

> 1 Kilo-Elektronenvolt sind 1000 Elektronenvolt; die Abkürzung für Kilo-Elektronenvolt ist keV (1 keV = 1000 eV).
>
> 1 Mega-Elektronenvolt sind 1 Million Elektronenvolt; Die Abkürzung für Mega-Elektronenvolt ist MeV (1 MeV = 1000 keV = 1.000.000 eV).

Schwächung von Photonenstrahlung

Mit den genannten Effekten ist grundsätzlich eine Energieabgabe an das Material verbunden. Die *Intensität* wird daher beim Durchgang durch Materie abnehmen (als Intensität einer Strahlung bezeichnet man die gesamte Energie, die pro Zeiteinheit durch einen Flächenquerschnitt hindurch tritt). Diese Energieabgabe an die Materie nennt man *Absorption*. Die Effekte selbst sind *Zufallsprozesse*, deren Wahrscheinlichkeiten sowohl von den Eigenschaften des Materials als auch von denen der Strahlung abhängen. Bei gleich bleibenden Strahleigenschaften *(homogener Strahlung)* wird daher von gleichen Materieschichten grundsätzlich der gleiche Energiebetrag absorbiert und dies führt dann rein mathematisch zu dem *exponentiellen Absorptionsgesetz* (s. Abb. 2.**26**, S. 25).

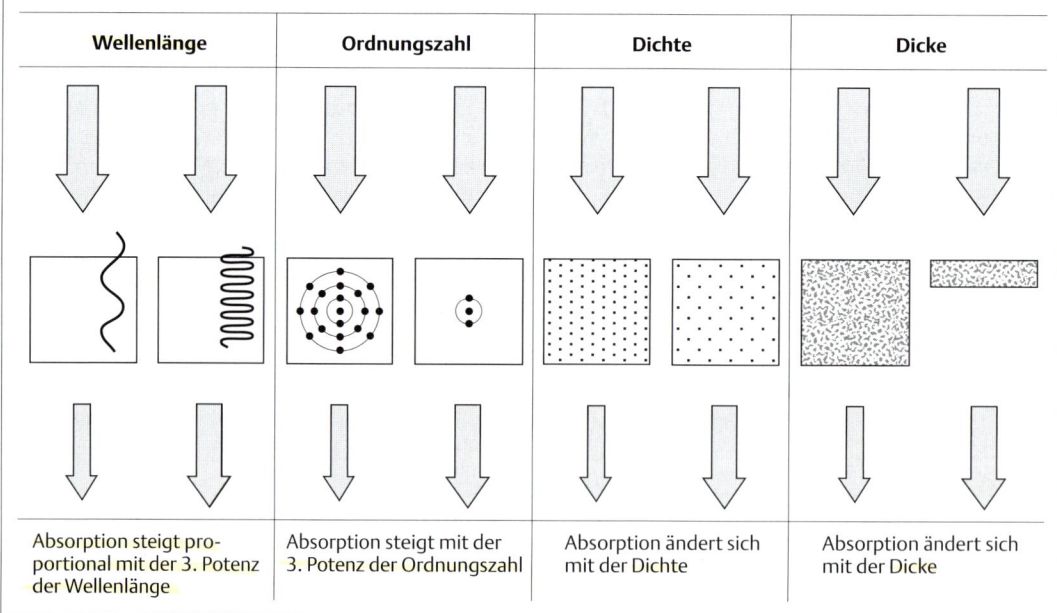

Wellenlänge	Ordnungszahl	Dichte	Dicke
Absorption steigt proportional mit der 3. Potenz der Wellenlänge	Absorption steigt mit der 3. Potenz der Ordnungszahl	Absorption ändert sich mit der Dichte	Absorption ändert sich mit der Dicke

Abb. 2.**15** Zusammenfassendes schematisches Modell der Absorptionsfaktoren. Die Breite der Pfeile entspricht der Strahlendosis.

$$I = I_0 \cdot e^{-\mu \cdot x}$$

wenn I_0 die Intensität der Strahlung *vor* Eintritt in die Materie bedeutet. μ ist der sog. *Schwächungskoeffizient* der Materie in Bezug auf die betreffende Strahlenqualität.

Es ist selbstverständlich, dass die genannten Wechselwirkungsprozesse mit der Zahl der zur Verfügung stehenden Atome ansteigen und somit von der Dichte der Materie abhängen.

Zweitens werden umso mehr Effekte eintreten, je größer die durchdrungene Schichtdicke ist. Drittens hängt die Wahrscheinlichkeit des Photoeffekts von der Anzahl der Elektronen in der *Atomhülle* ab und somit von der Ordnungszahl des in *Frage* stehenden Atoms. Hinzu kommt, dass die Wahrscheinlichkeit des Photoeffekts mit zunehmender Photonenenergie rapide abnimmt und somit hochenergetische Strahlung weit weniger stark durch Photoeffekt absorbiert wird als niederenergetische. Insgesamt wird also die Absorption ionisierender Strahlung von den Materialeigenschaften *Dichte, Dicke, Ordnungszahl* und der *Strahlenenergie* bestimmt (Abb. 2.**15**).

Korpuskeln

Als Korpuskeln bezeichnet man alle Teilchen mit einer „nicht verschwindenden Ruhemasse". Diese etwas ungewöhnliche Bezeichnung hängt mit der Äquivalenz von Masse und Energie zusammen. Aus der Einsteinschen Relativitätstheorie folgt die Erkenntnis, dass die Bewegungsenergie einer Masse auch als Teil der Masse selbst angesehen werden muss. Die Gesamtmasse eines bewegten Körpers setzt sich danach zusammen aus seiner so genannten „*Ruhemasse*" m_0 (d. h. die Masse, welche der Körper in Ruhe „wägbar" besitzt), und der Masse, welche seiner Bewegungsenergie W entspricht:

$$m = m_0 + \frac{W}{c^2}.$$

Beispiele hierfür sind bei der Behandlung der Möglichkeiten der Energieausbreitung diskutiert worden (s. S. 5).

Wechselwirkungen und Schwächung von Korpuskeln

Die Wechselwirkungen der Korpuskeln werden von der jeweiligen Masse der Korpuskeln und ihrer elektrischen Ladung bestimmt. Die Masse wiederum ist von der jeweiligen Ruhemasse m_0 der Elementarteilchen und von deren Geschwindigkeit und damit von ihrer kinetischen Energie W abhängig. Für die Anwendung im medizinischen Bereich sind insbesondere die Elektronen (Negatronen und Positronen), die Nukleonen (Protonen und Neutronen) sowie die Nukleonenkombinationen (Atomkerne, Ionen) von Bedeutung.

Als einfach elektrisch negativ geladene Teilchen haben *negative Elektronen* hauptsächlich drei Möglichkeiten der Energieabgabe an Materie: *Anregung, Ionisation und Bremsstrahlerzeugung.* Insgesamt führen diese Prozesse zu einer dichte-proportionalen, kontinuierlichen Energieabgabe und einer „*endlichen Reichweite R_e*" in Materie im Gegensatz zu den Photonen. In guter Näherung erhält man für gewebeäquivalente Materie (Wasser) für die Reichweite R_e:

$$R_e \approx \frac{0{,}5\,\text{cm} \cdot W}{\text{MeV}}.$$

In Abb. 2.**16b** sind die so genannten Tiefendosisverläufe in Wasser von Elektronen mit unterschiedlichen Energien dargestellt. Die Reichweitenregel findet man dort bestens bestätigt.

Diese besondere Art der Energieabgabe ist für die Strahlentherapie sehr interessant. Der Tiefendosisverlauf ist nämlich für die Therapie oberflächennaher maligner Tumoren ideal. Je nach Ausdehnung kann man das Gewebe mit der Elektronenenergie nahezu homogen bis zu einer wählbaren Eindringtiefe mit Dosis belegen und das danach kommende Gewebe optimal schonen. Eine

Tabelle 2.**2**   Reichweiten von negativen Elektronen und α-Strahlung in Wasser

Energie [MeV]	e^--Reichweite [mm]	α-Reichweite [mm]
0,1	0,15	0,0014
0,5	1,8	0,0039
1,0	4,5	0,0061
2,0	9,5	0,012
5,0	25,0	0,039
10,0	50,0	0,12

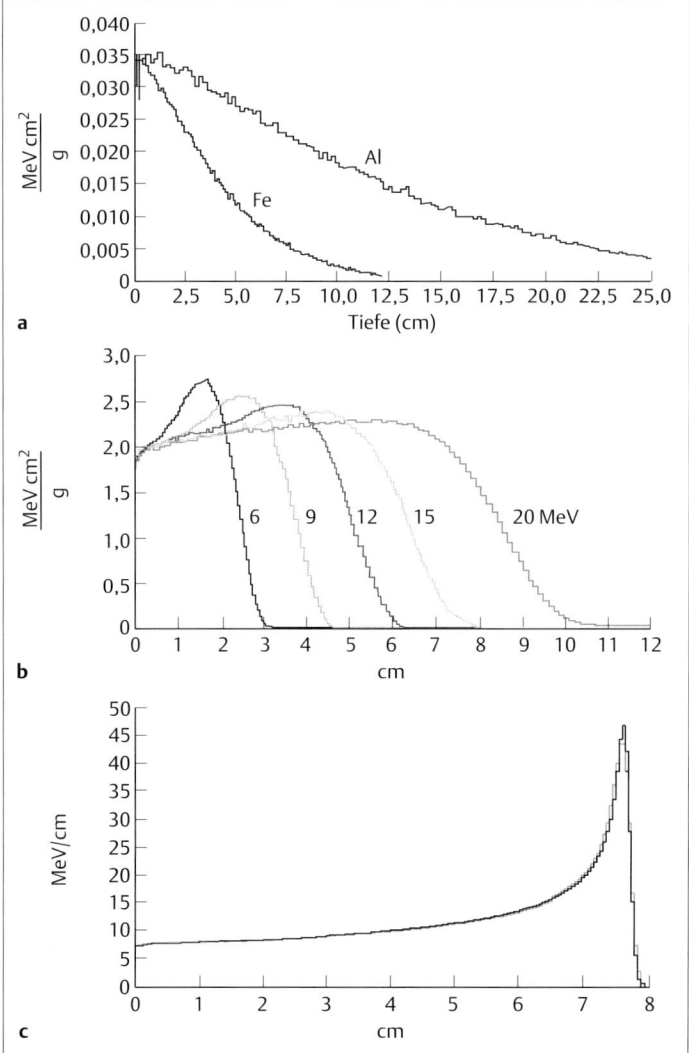

Abb. 2.**16** Tiefendosisverläufe.
a Tiefendosisverlauf von ^{60}Co-Photonen in Aluminium (Al) und Eisen (Fe).
b Tiefendosisverlauf von Elektronen in Wasser mit unterschiedlichen Energien.
c Tiefendosisverlauf von 100 MeV-Protonen in Wasser mit der Resonanzstelle bei etwa 7,5 cm.

Tumorausdehnung z. B. bis zu 2,5 cm Tiefe würde mit 6 MeV-Elektronen nahezu vollständig erfasst!

Die *Reichweite von* α-*Teilchen* ist dagegen wegen der doppelten Ladung und wesentlich größeren Masse je nach Energie etwa um den Faktor 100–500 geringer (Tab. 2.**2**).

Besonders interessant für die Strahlentherapie ist die Energieabgabe von Nukleonen. Bei ihnen gibt es materialspezifische *Resonanzenergien*, bei welchen sie ihre Energie bevorzugt abgeben. Appliziert man sie daher mit Energien, die entsprechend über der Resonanzenergie liegen, so geben sie nach dem Eindringen in das Gewebe anfänglich relativ wenig Energie pro Weglänge ab und nähern

sich so mit zunehmender Eindringtiefe der Resonanzstelle. Die Auswahl einer passenden Anfangsenergie ermöglicht damit eine gute Konzentration der Energieabgabe auf tiefer gelegenes Tumorgewebe. Durch Kombination verschiedener Anfangsenergien lassen sich unterschiedliche Tumorausdehnungen erfassen.

In Abb. 2.**16 c** ist ein Beispiel für den *Tiefendosisverlauf von 100 MeV-Protonen* dargestellt und man kann die Resonanzstelle bei etwa 7,5 cm gut erkennen.

Leider sind die Bestrahlungsgeräte sehr aufwändig und ihre benutzerfreundliche Entwicklung befindet sich nicht zuletzt aus diesem Grund noch in den Anfängen. *Eine Beschleunigungsstrecke für Protonen liegt in der Größenordnung von ca. 100 m und die Kosten im Bereich vom 100 Millionen €!*

Ihr Einsatz beschränkt sich daher auf nur wenige Therapiezentren, deren Zahl jedoch ständig zunimmt.

Das Abstandsquadratgesetz

Die von einer *punktförmigen* Quelle ausgehende Strahlung breitet sich nach allen Seiten gleichmäßig aus (kugelsymmetrisch). Die pro Raumwinkeleinheit durchstrahlte Fläche wird somit mit zunehmendem Abstand von der Quelle immer größer und im selben Maße wird die Gesamtenergie, die auf ein gleichbleibendes Flächenelement trifft, mit zunehmendem Abstand immer kleiner. Quantitativ ergibt sich, dass die Intensität einer Strahlung proportional zum Quadrat des Abstandes zur Quelle abnimmt (Abb. 2.17). Bei Verdoppelung des Abstandes wird sie sich also auf den vierten Teil reduzieren, bei Verdreifachung des Abstandes auf den neunten usw. Diese Tatsache ist für den Strahlenschutz von erheblicher Bedeutung.

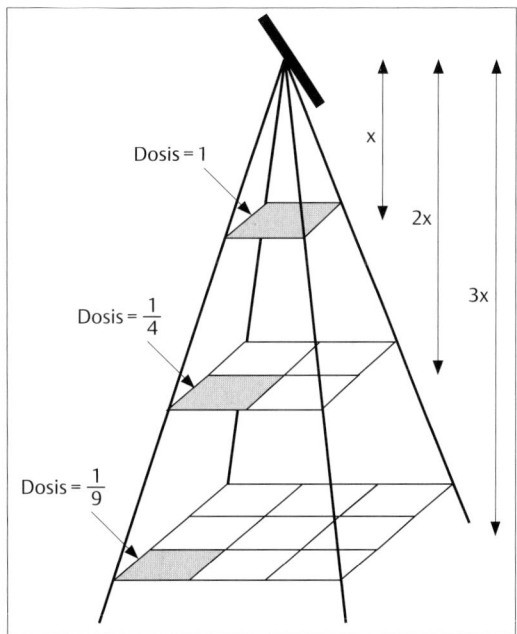

Abb. 2.**17**   Die Intensität einer Strahlung nimmt proportional zum Quadrat des Abstandes zur Quelle ab.

Erzeugung von Röntgenstrahlen

Das Prinzip zur Erzeugung elektromagnetischer Strahlung allgemein ist die *Beschleunigung von geladenen Teilchen*. Das *Bremsen* ist im physikalischen Sinne eine negative Beschleunigung, und so entstehen durch das Abbremsen von schnell bewegten geladenen Teilchen elektromagnetische Strahlen (*Bremsstrahlung*). Sie wurde 1895 von *Wilhelm Conrad Röntgen* bei Experimenten mit *Katodenstrahlröhren* zufällig entdeckt und in der Folge als Röntgenstrahlung bezeichnet. Röntgen hat

dieses bis dahin völlig unbekannte Phänomen *x-Strahlung* genannt (x als die mysteriöse Unbekannte) und in seiner bewundernswerten Akribie analysiert. Für seine revolutionierende Leistung hat er *1901* den *Nobelpreis für Physik* erhalten, den ersten Nobelpreis, der überhaupt nach Gründung der Nobel-Stiftung vergeben wurde!

Die Entstehung elektromagnetischer Wellen durch die beschleunigte Bewegung elektrisch geladener Korpuskeln hat allerdings bereits der ge-

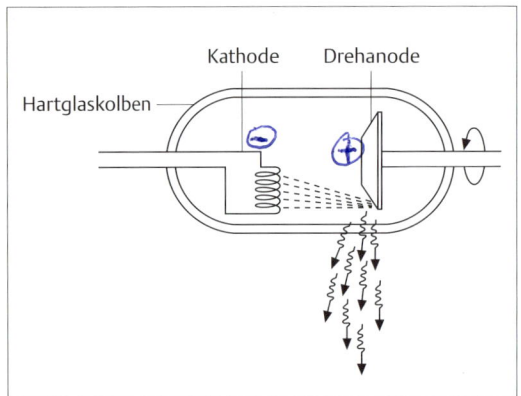

Abb. 2.**18** Prinzipieller Aufbau einer Röntgenröhre (mit Drehanode).

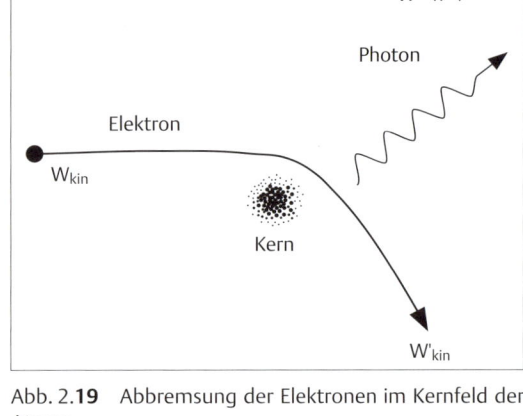

Abb. 2.**19** Abbremsung der Elektronen im Kernfeld der Atome.

niale theoretische Physiker *James Clerk Maxwell* in seiner fundamentalen Theorie der elektromagnetischen Erscheinungen beschrieben (*Maxwellsche Gleichungen*, entwickelt 1861–1864 in Cambridge). Die Lösungen dieser Gleichungen (so genannte Differentialgleichungen) werden durch *elektromagnetische Wellen* beschrieben, deren Existenz erst etwa 25 Jahre später von dem deutschen Physiker *Heinrich Hertz* nachgewiesen wurde.

Zu ihrer Erzeugung benötigt man somit im Prinzip eine Elektronenquelle, ein elektrisches Feld, um die Elektronen auf hohe Geschwindigkeiten zu bringen und ein Hindernis um die Elektronen schlagartig abzubremsen (*Target*). Das ganze System ist in ein evakuiertes Gefäß eingebettet, die so genannte *Röntgenröhre* (Abb. 2.**18**).

Röntgenröhre

Das elektrische Feld in einer Röntgenröhre wird durch zwei gegenüberliegende Elektroden (*Kathode und Anode*) erzeugt. Die Kathode ist eine Glühwendel aus Metall, ähnlich einer Glühwendel in einer Glühlampe. Der Glühfaden wird auf sehr hohe Temperaturen erhitzt, so dass Elektronen in größerer Zahl aus der Materie austreten. Damit die Elektronen zur Anode gelangen, legt man eine Hochspannung zwischen Kathode und Anode an. Dadurch werden die negativen Elektronen von der positiven Anode angezogen und nehmen auf ihrem Weg ständig an Energie und Geschwindigkeit zu.

Die Elektronen erreichen die Anode und treten mit den einzelnen Atomen in Wechselwirkung (*Abbremsung im Kernfeld der Atome*). Sie werden dort abgebremst und von ihrer Bahn abgelenkt und bewegen sich anschließend mit geringerer Energie in einer anderen Richtung weiter (Abb. 2.**19**). Dieser Vorgang wiederholt sich viele Male, bis das Elektron seine gesamte Energie abgegeben hat. Dabei wird die abgegebene Energie in Bremsstrahlphotonen umgewandelt.

Je nachdem wie nahe die Elektronen einem Atomkern kommen, verlieren sie nur einen Teil oder ihre gesamte Bewegungsenergie. So entstehen Röntgenphotonen ganz unterschiedlicher Energien, es entsteht ein kontinuierliches Spektrum der Röntgenbremsstrahlung (Abb. 2.**20 a**). Der größte Teil der Bewegungsenergie wird allerdings nicht in Röntgenstrahlen umgewandelt, sondern an die Hüllenelektronen abgegeben, wodurch die Atome entweder angeregt oder ionisiert werden. Die Wechselwirkungen der resultierenden Sekundärelektronen führen zu einer erheblichen Erwärmung der Anode, deren Ausmaß an dem sog. Wirkungsgrad η der Anode erkannt werden kann. Als solchen bezeichnet man das Verhältnis aller erzeugten Photonenenergien $\Sigma (h \times \nu)$ zur insgesamt in die Anode eintretenden Elektronenenergie $\Sigma (U \cdot e)$:

$$\eta = \frac{\Sigma (h \cdot \nu)}{\Sigma (U \cdot e)} \text{ Wirkungsgrad.}$$

Dieser Wirkungsgrad ist stark abhängig von der Zusammensetzung des Anodenmaterials. Sein Zusammenhang mit der Ordnungszahl Z und der

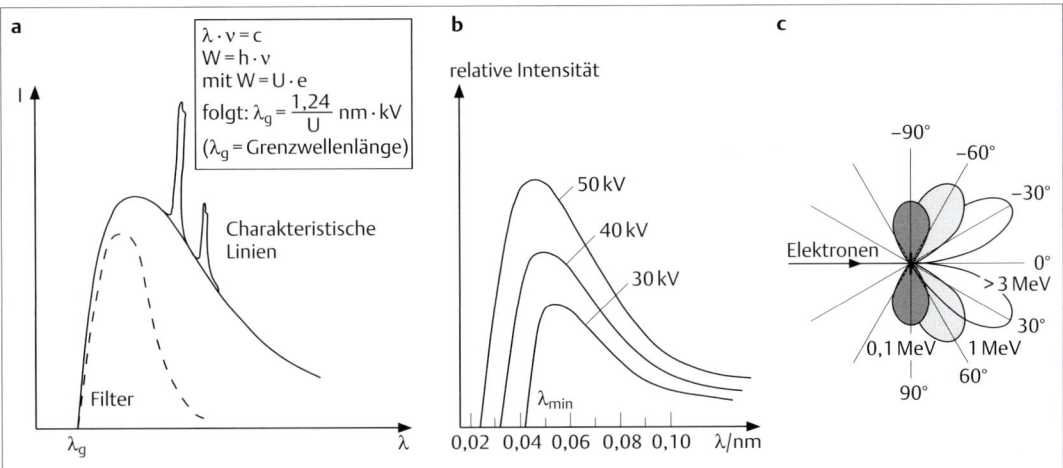

Abb. 2.20   a Relative Intensitätsverteilung im Röntgenspektrum einer Röntgenröhre. **b** Relative Intensitätsverteilung bei unterschiedlichen Spannungen. **c** Richtungsverteilung bei der Emission der Bremsstrahlung aus der Röntgenröhrenanode.

Spannung U ist für nicht zu hohe Röhrenspannungen (U < 1000 kV) nahezu linear:

$$\eta = 10^{-4} \cdot U \cdot kV^{-1} \%.$$

Die maximale Photonenenergie hat ein Röntgenphoton dann, wenn das einfallende Elektron seine gesamte Bewegungsenergie abgegeben hat. Sie ist somit immer von der eingestellten Hochspannung abhängig. Aus dem Zusammenhang zwischen der Photonenenergie und der Frequenz zum einen $(W = h \times v)$ und dem Zusammenhang zwischen Frequenz und Wellenlänge zum anderen $(\lambda \times v = c)$ lassen sich die jeweiligen Grenzwellenlängen λ_g aus der angelegten Röhrenspannung U berechnen. Man erhält die einfache Merkformel

$$\lambda_g = \frac{1,24}{U} \, nm \cdot kV.$$

Bei einer Spannung von 100 kV erhält man z.B. $\lambda_g = 0,0124 \, nm$.

Einflüsse auf das Röntgenspektrum

Die *Intensität* und die *Maximalenergie* der Röntgenbremsstrahlen sind von verschiedenen Parametern abhängig:

- Ordnungszahl Z des Bremskörpermaterials,
- Röhrenspannung U,
- Form der Röhrenspannung und
- Filterung der Röntgenstrahlung.

Röhrenspannung

In Abb. 2.**20 b** sind die Veränderungen der Verläufe der Intensitätsverteilungen dargestellt. Man erkennt sowohl die *Zunahme der Gesamtintensität* (durch die *Erhöhung des Wirkungsgrades*) als auch die *Abnahme der Grenzwellenlänge mit zunehmender Spannung U*.

Auch *die Emissionsrichtung ist eine Funktion der angelegten Röhrenspannung*. Im Weichstrahlbereich ist die Richtungsverteilung keulenförmig in vornehmlich senkrechter Richtung zur Bewegungsrichtung der Elektronen. Mit zunehmender Energie neigen sich Emissionsrichtungen immer mehr in Richtung der primären Elektronenstrahlung, sodass z.B. bei einem Linearbeschleuniger bei mehr als 10 MeV die Photonenkeulen in dieser Richtung zusammenfallen (Abb. 2.**20 c**).

Filterung

Bringt man in den Strahlengang ein Material, das einen Teil der Röntgenstrahlen absorbiert, spricht man von einem Filter. In einem solchen Filter (beispielsweise Aluminium) wird ein Teil der Photonen absorbiert und zwar die energieärmeren stärker als die energiereicheren. Das Spektrum der Strahlung *hinter einem Filter* enthält also eine *geringere Intensität* und ist *homogener*, da der Anteil an sehr energiearmen Photonen fehlt. Das *Intensitätsmaximum ist zu höheren Energien verschoben* (Abb. 2.**21**).

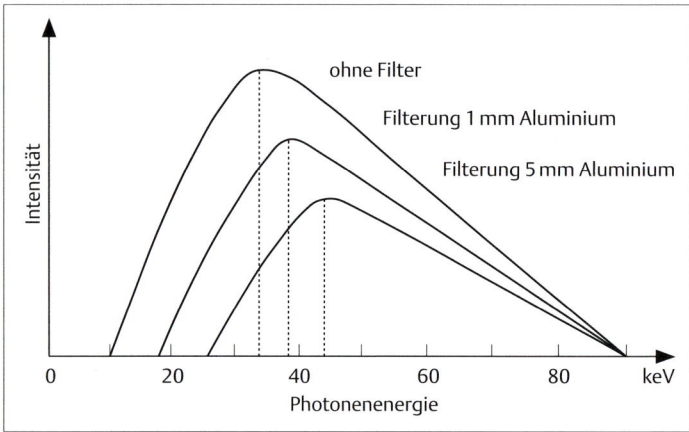

Abb. 2.**21**   Beeinflussung des Bremsstrahlspektrums durch Filterung.

Ordnungszahl

Je größer die Ordnungszahl des Anodenmaterials ist, desto größer wird die Wahrscheinlichkeit der Wechselwirkung. *Mit steigender Ordnungszahl Z nimmt also die Zahl der entstehenden Photonen und der Wirkungsgrad zu.* Ihre maximale Energie bleibt dabei unverändert.

Charakteristische Röntgenstrahlung

Zusätzlich zur Röntgenbremsstrahlung entsteht auch die so genannte *charakteristische Röntgenstrahlung.* Sie entspricht der bereits erwähnten *Lumineszenzstrahlung* und entsteht, wenn schnelle

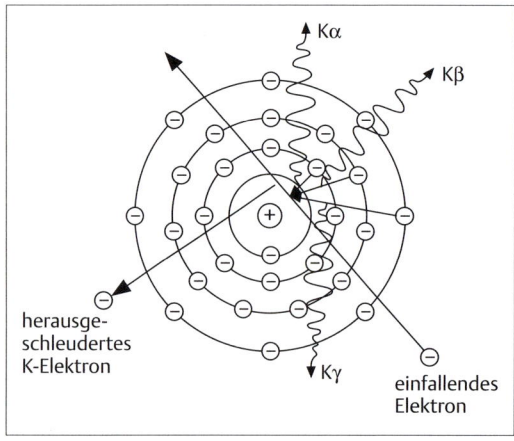

Abb. 2.**22**   Charakteristische Röntgenstrahlung nach Ionisation der K-Schale.

Elektronen innere Hüllenelektronen auf energiereichere Umlaufbahnen bringen und die aufgenommene Energie beim Rücksprung auf die Ausgangsbahn in Form von Photonen aussendet. Da diese Energien für das in Frage stehende Anodenmaterial charakteristisch sind, nennt man diese Strahlung charakteristische Strahlung oder Eigenlinien (Abb. 2.**22**).

Erzeugung der Hochspannung (Röntgengenerator)

Der Röntgengenerator umfasst alle dem Betrieb der Röntgenröhre dienenden elektrischen Teile (Transformator, Hochspannungsteil und Schaltpult). Wesentliche Bestandteile eines Röntgengenerators sind: Hochspannungstransformator, Hochspannungsgleichrichter, Schalteinrichtung, Netzteile, Heiztransformator und anderes. Moderne Generatoren erzeugen eine weitgehend glatte Hochspannung. Dies wird z.B. durch Hoch- oder Mittelfrequenztechnik erreicht. Bei den konventionellen Generatoren unterscheidet man zwischen Einpuls-, Zweipuls-, Sechspuls- und Zwölfpulsgeneratoren (Abb. 2.**23**).

Transformator

Er dient der Hochspannungserzeugung für den Röhrenstromkreis und der Niederspannungserzeugung für den Heizstrom. Für den Röhrenstromkreis muss die Wechselspannung aus dem Netz (220 V oder 380 V) geglättet und bis auf mehrere 100 Kilovolt hoch transformiert werden.

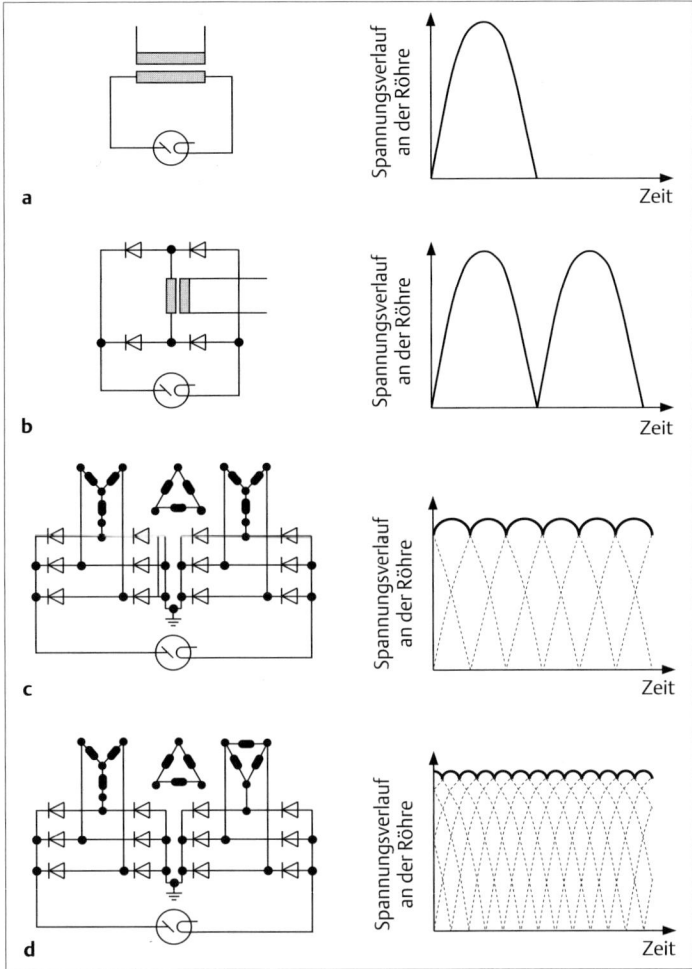

Abb. 2.**23** Verschiedene Röntgengeneratoren.

a Einpulsgeneratoren. Gleichrichtung durch die Röntgenröhre selbst.

b Zweipulsgeneratoren. Gleichrichtung früher durch Glühventilröhren, heute durch Trockengleichrichter (Selen oder Silizium) in Zweipulsbrückenschaltung. Ausnutzung beider Halbwellen, dadurch höhere Dosis.

c Sechspulsgeneratoren. Gleichrichtung durch Trockengleichrichter in Parallelschaltung (zweimal Sternschaltung). Es wird eine Welligkeit der Spannung von 13 % erzielt, dadurch größere Dosisausbeute als bei Zweipulsgeneratoren.

d Zwölfpulsgeneratoren. Doppelgleichrichtung in Stern- und Dreieckschaltung mit Trockengleichrichtern. Die Welligkeit der Spannung beträgt nur 3 %, dadurch sehr hohe Dosisausbeute.

Im Idealfall würde man die Elektronen von der Kathode zur Anode mit Gleichspannung beschleunigen. Dann wäre die Beschleunigung der Elektronen und die Entstehung von Röntgenstrahlen pro Zeiteinheit gleichmäßig. In der Praxis steht aber nur Wechselspannung zur Verfügung, d. h. die Spannungswerte wechseln ständig zwischen positiven und negativen Werten. Aber nur durch positive Spannungen können negative Elektronen beschleunigt werden. Damit die Elektronen trotzdem annähernd gleichmäßig beschleunigt werden, verwendet man Schaltungen mit speziellen Bauelementen (*Gleichrichtern*), die aus der *Wechselspannung* näherungsweise eine *Gleichspannung* machen.

Je aufwändiger solche Schaltungen sind, desto ähnlicher wird der Spannungsverlauf einer Gleichspannung, desto besser wird also die Wechselspannung *gleichgerichtet* (Abb. 2.23 **d**).

Schwankt der Spannungswert nur wenig, wird die Expositionszeit kurz und die Strahlenexposition gering. Bei den Schaltungen unterscheidet man Einpuls-, Zweipuls-, Sechspuls- und Zwölfpulsgeneratoren und Hochfrequenzgeneratoren. Die Einpuls- und Zweipulsgeneratoren bewirken einen ungleichmäßigen Elektronenfluss und damit pulsierende Röntgenstrahlerzeugung. Die Sechspuls- und Zwölfpulsgeneratoren hingegen bewirken einen beinahe gleichmäßigen Elektronenfluss und damit beinahe kontinuierliche Röntgenstrahlerzeugung.

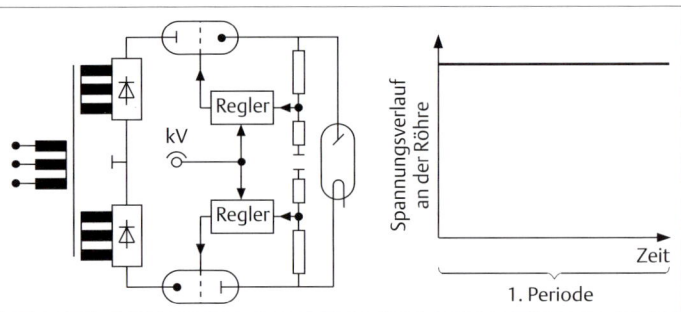

Abb. 2.24 Gleichspannungsgenerator. Bei diesem Generator werden durch Regeltrioden jegliche Spannungsschwankungen ausgeglichen. Es liegt eine reine Gleichspannung an der Röntgenröhre, dadurch höchstmögliche Ausbeute der Dosis.

Bei einem Gleichspannungsgenerator hingegen wird ein absolut gleich bleibender Spannungsverlauf erreicht (Abb. 2.24).

Anodenbrennfleck

Wie bei der Behandlung Röntgenbilderzeugung noch gezeigt wird, müssen zur Erzielung möglichst guter Abbildungseigenschaften an die Röntgenröhre gewisse Forderungen gestellt werden. Zwei Hauptforderungen sind dabei:

- Der Ort der Entstehung von Röntgenstrahlung (*Fokus*) soll möglichst punktförmig sein, damit die *geometrische Unschärfe* klein ist,
- die *Dosisleistung* (applizierte Dosis pro Zeit) soll möglichst groß sein, damit die Belichtungszeiten und somit die Bewegungsunschärfen möglichst klein werden.

In Bezug auf beide Forderungen ist der hohe Prozentsatz an Wärmeentstehung sehr störend. Ein kleiner Fokus läuft Gefahr, sich bei großen Dosisleistungen zu überhitzen und zerstört zu werden. Als Fokus bezeichnet man allgemein den Fleck auf der Anode, auf welchen die Elektronen auftreffen. Dabei unterscheidet man den *elektronischen* oder *thermischen Brennfleck* als gesamte Fläche, die von Elektronen getroffen wird, und den *optischen Brennfleck*, welcher geometrisch als Ausgangsfläche aus der Sicht des Patienten (*from patient view*) wirksam wird.

Da die beiden Hauptforderungen an die Röntgenröhre gegenläufig sind, ist ihre Erfüllung grundsätzlich ein Kompromiss. Man kann allerdings den thermischen Brennfleck bei gleich bleibendem optischem Brennfleck dadurch erhöhen, indem man einen möglichst kleinen Anodenneigungswinkel zum Elektronenstrahl wählt. Je klei-

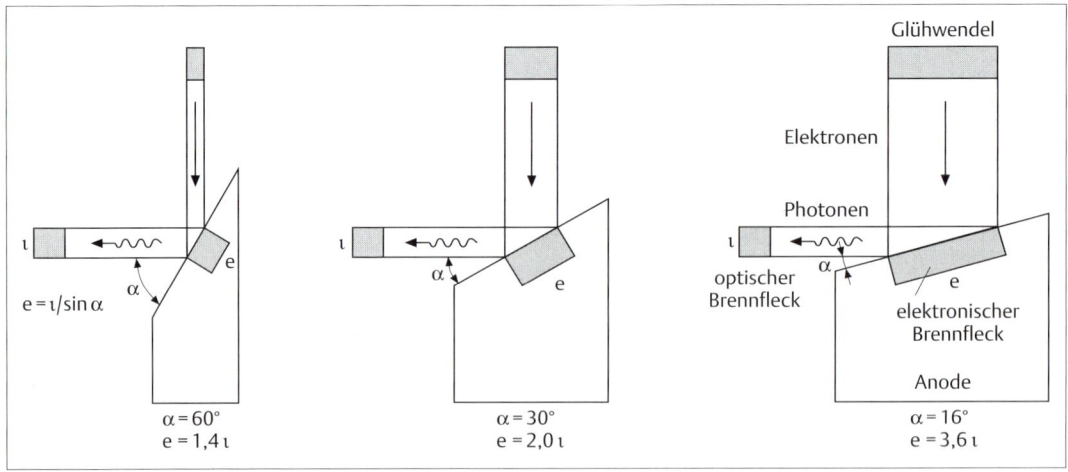

Abb. 2.25 Abhängigkeit der elektronischen Brennfleckgröße e vom Anodenwinkel α bei konstanter optischer Brennfleckgröße o.

ner dieser Winkel gemacht wird, umso größer wird die Fläche auf der Anode, die von Elektronen getroffen werden kann, ohne dass dabei der optische Brennfleck größer wird (Abb. 2.25). Zusätzlich kann man die Anode als sog. Anodenteller gestalten, welcher während der Röntgenstrahlentstehung rotiert. Dadurch wird der Brennfleck zu einer Brennfleckbahn, und somit eine bessere Verteilung der Wärme gewährleistet (Drehanode). Das Anodenmaterial muss zur möglichst großen Strahlenausbeute eine hohe Ordnungszahl haben und eine hohe Schmelztemperatur, damit keine Zerstörung durch Hitze auftreten kann. Zusätzlich muss das Material eine hohe Wärmeleitfähigkeit haben, was bei modernen Röhren durch so genannte *Verbundanoden* erzielt wird. Sie sind aus verschiedenen Materialien mit den geforderten Eigenschaften in Schichten zusammengesetzt.

Um den gewünschten Brennfleck auf der Anode kleiner zu machen als die Elektronenquelle, wird der Elektronenstrahl durch den sog. *Kathodenbecher* auf die Anode konzentriert. Darunter versteht man einen Metallbecher, der auf dem gleichen negativen Potential wie die Kathode liegt. Die ebenfalls negativen Elektronen werden dabei abgestoßen und dadurch auf die Anode fokussiert.

Homogenitätsgrad

Das *exponentielle Schwächungsgesetz* gilt, wie ausführlich dargestellt, für ionisierende Strahlung mit ein- und derselben Wellenlänge (*monochromatische Strahlung*). Sie wird dabei von gleichen Schichten des gleichen Materials immer um den gleichen Prozentsatz geschwächt. Die Schichtdicke, welche die Intensität auf die Hälfte reduziert, nennt man die Halbwertsschicht HWS. Bei monochromatischer Strahlung wird also deren Intensität durch die Halbwertsschicht eines Materials auf die Hälfte, durch eine danach folgende weitere Halbwertsschicht auf $1/4$ usw. geschwächt. Alle aufeinander folgenden Halbwertsschichten sind somit identisch.

Röntgenstrahlung hingegen ist nicht monochromatisch, sie besitzt ja das Bremsspektrum. Die Intensität einer solchen *heterogenen* Strahlung kann nur durch zunehmende Schichtdicken des gleichen Materials immer um den gleichen Prozentsatz geschwächt werden, denn durch jede neue Schicht wird die Strahlung in ihrem Spektrum verändert (niedrige Energien werden stärker absorbiert als höhere, man sagt die Strahlung wird „*aufgehärtet*"), so dass die nächste Schicht, welche die nun relativ energiereichere Strahlung um den gleichen Prozentsatz schwächen soll, dicker sein muss. Die erste Halbwertsschicht ist also dünner

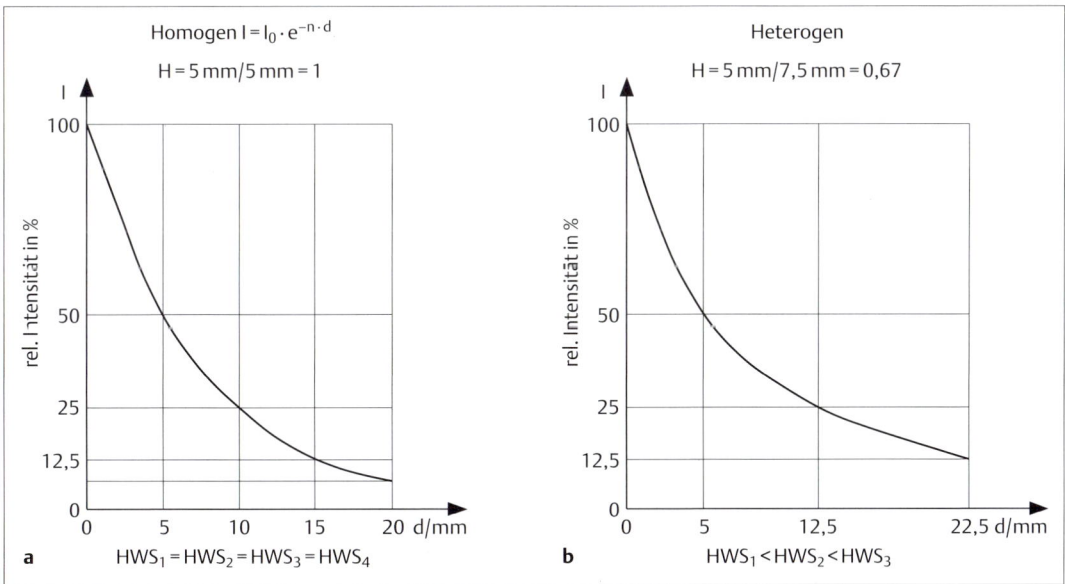

Abb. 2.26 Halbwertsschichtdicken bei heterogener (**a**) und homogener (**b**) Strahlung.

als die zweite usw. Die Halbwertsschichtdicken sind somit ein Maß für die Strahlenqualität der Röntgenstrahlung. Sie ist *völlig homogen, wenn alle Halbwertsschichten übereinstimmen*, sie ist heterogen, wenn dies nicht der Fall ist. Der sog. *Homogenitätsgrad* wird definiert als der *Quotient aus erster und zweiter Halbwertsschicht*. Er ist somit bei *homogener Strahlung* (für Röntgenstrahlung unmöglich!) gleich eins *(H = 1)* und bei *heterogener Röntgenstrahlung* grundsätzlich kleiner als eins (*H* < 1; Abb. 2.26).

$$\text{Homogenitätsgrad} = \frac{\text{HWS}_1}{\text{HWS}_2}$$

Einstellparameter einer Röntgenröhre

Die Eigenschaften der Röntgenstrahlung, die man für die verschiedenen Aufgaben verwenden möchte, werden prinzipiell eingeteilt in die Strahlenqualität und die Strahlenquantität:

Qualität. *Die Strahlenqualität wird durch die angelegte Röhrenspannung bestimmt* (Abb. 2.27). Die Auswahl richtet sich nach der *Struktur* des zu untersuchenden Gewebes.

Die unterschiedlichen physikalischen Eigenschaften der Strukturen führen zu unterschied-

licher Absorption der Röntgenstrahlung; diese Unterschiede bei den jeweiligen Organen bezeichnet man als den *Organkontrast* des Gewebes. Die verschiedenen Spannungen der Röhre führen zu den daraus resultierenden unterschiedlichen Strahlenqualitäten, die sich durch den jeweiligen *Homogenitätsgrad* und die jeweilige *kleinste Wellenlänge* λ_g charakterisieren lassen (s. S. 21). Die damit verbundene unterschiedliche Absorption der Röntgenstrahlung (Abb. 2.15, s. S. 16) bezeichnet man als den *Strahlenkontrast*. Dieser nimmt mit zunehmender Wellenlänge exponentiell zu und kann somit bei geringem Organkontrast durch die Wahl geringer Spannungen zur Kompensierung verwendet werden. Allerdings steigt dabei die damit verbundene Strahlenexposition erheblich, worauf im Abschnitt *„Strahlenexpositionen der Patienten"* (s. S. 90) eingegangen wird.

Nach der *DIN* teilt man die Röntgenstrahlung in folgende drei Gruppen ein: *„Weich"* sind alle Röntgenstrahlen, die mit Spannungen erzeugt werden, die nicht größer als 100 kV sind, *„hart"* sind sie, wenn die Spannungen größer als 100 kV sind, und bei über 1 MV hinaus gehenden Spannungen nennt man die Röntgenstrahlung *„ultrahart"*.

Quantität. Der quantitative Parameter ist die *Strahlenintensität* einer Strahlung (Abb. 2.28). Bei

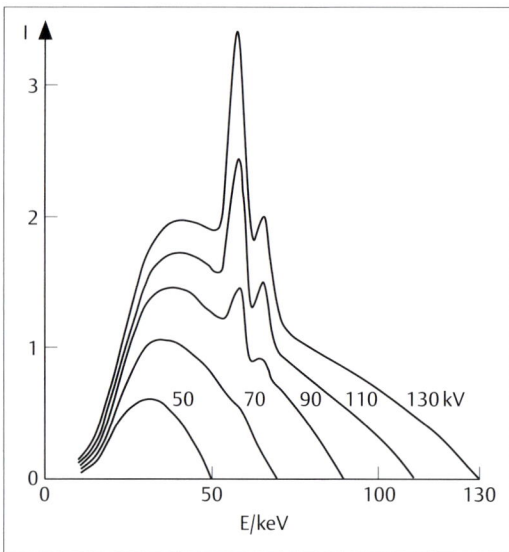

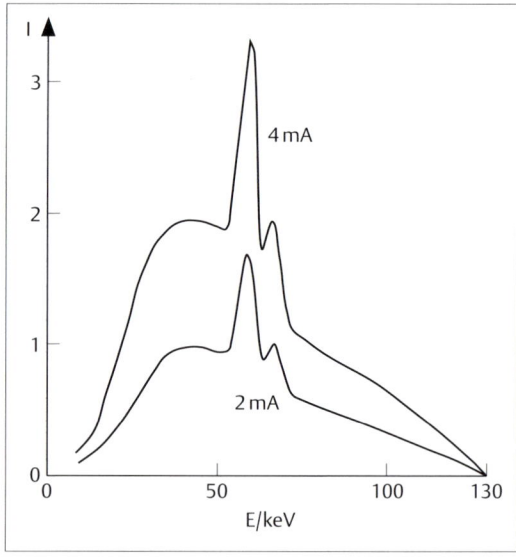

Abb. 2.**27** Spektren einer Diagnostik Röhre mit Wolframanode bei verschiedenen Spannungen und Vorfilterung von 2 mm Al. Bei Spannungsänderung ändert sich die Strahlenqualität und -menge.

Abb. 2.**28** Röntgenspektren bei unterschiedlicher Röhrenstromstärke (Spannung 130 kV). Bei Stromänderung ändert sich nur die Strahlenmenge.

der Röntgenröhre wird sie durch die Röhrenstromstärke I *(in mA)* zum einen und die Einschaltzeit *t (meist in ms)* zum anderen bestimmt.

Freie Einstellung

Bei der freien Einstellung werden die Schaltparameter *Röhrenspannung U in kV* (Kilovolt), *Röhrenstromstärke I in mA* (Milliampère) und *Einschaltzeit t in ms* (Millisekunden) mit drei separaten „Knöpfen" (Schaltern) eingestellt. Die Auswahl der Parameter erfordert Erfahrung und umfangreiche Kenntnisse über die zu untersuchende Gewebestruktur sowie über die technischen Voraussetzungen des Gerätes.

Zweiknopf-Automatik

Eine erste Erleichterung bei der Einstellung ermöglicht die Tatsache, dass die beiden quantitativen Parameter Stromstärke und Zeit der „Strahlenmenge" direkt proportional sind. Man kann daher das Produkt aus beiden Größen, also *Stromstärke mal Zeit*, als das so genannte „*mAs-Produkt*" mit einem einzigen „Knopf" einstellen. Das Vorgehen reduziert sich also auf die beiden „Knöpfe" zur Einstellung der *Qualität durch die Spannung in kV und der Quantität durch die Gesamtladung in mAs*. Die Geräte müssen dabei so ausgelegt sein, dass die Leistungsgrenze des Generators voll genutzt wird, um die *Einschaltzeit so gering wie möglich* zu halten.

Einknopf-Automatik

Wesentlich weitergehend erleichtert die *Belichtungsautomatik* das Vorgehen. Hierbei wird die zur Bilderzeugung erforderliche Gesamtintensität der Röntgenstrahlung messtechnisch erfasst, also eine *Dosismessung* (s. Kap. 5, S. 59) vorgenommen, und

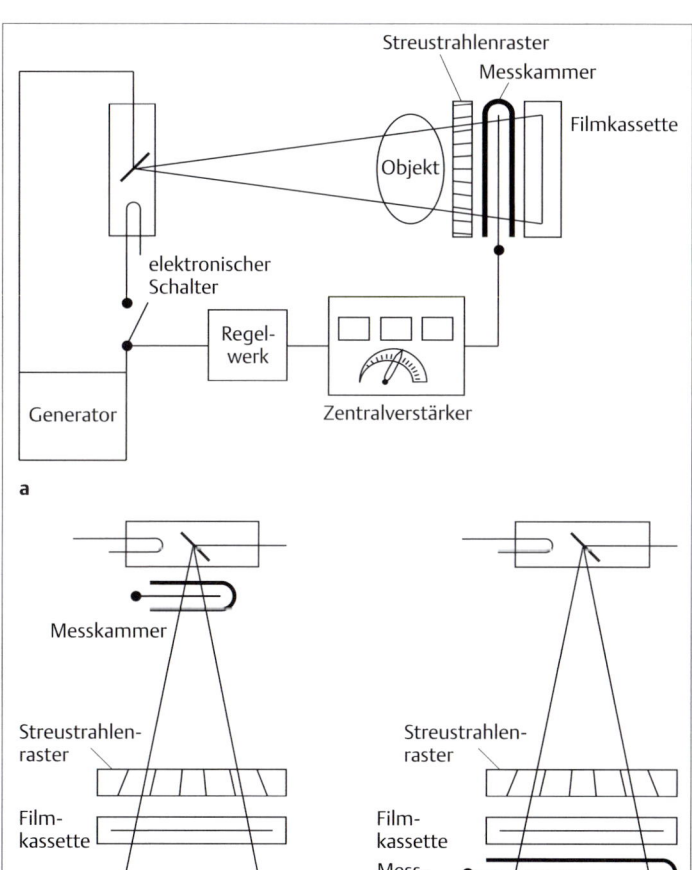

Abb. 2.**29** Verschiedene Techniken zur automatischen Belichtung.
a „Normale" Belichtungsautomatik, Messkammer zwischen Patient und Kassette.
b Dentalaufnahmen. Messkammer direkt hinter dem Austrittsfenster der Röntgenstrahlung.
c Pädiatrie und Mammographie. Messkammer hinter der Kassette.

bei ausreichender Dosis die Röhre abgeschaltet. Die Positionierung der Detektoren richtet sich nach der Art der Untersuchung und dem zu untersuchenden Objekt.

Im Normalbetrieb bringt man zwischen Streustrahlenraster und Film-Foliensystem eine größtenteils strahlendurchlässige *Ionisationsmesskammer* (Abb. 2.**29 a**), die allerdings immer einen Teil der Nutzstrahlung absorbiert, was wegen der Aufrechterhaltung der notwendigen Strahlenquantität zu einer *zusätzlichen Strahlenexposition* des Patienten führt.

Bei der Untersuchung mit immer gleich bleibender Geometrie und von Objekten mit sehr ähnlichen Eigenschaften (z. B. *Dentalaufnahmen*) kann die Ionisationskammer auch direkt hinter dem Austrittsfenster der Röhre positioniert werden (Abb. 2.**29 b**).

Bestimmte Untersuchungen erfordern zwangsläufig geringe Strahlenenergien (*Pädiatrie, Mammographie*) und die Patienten sollten daher keine zusätzliche Exposition durch eine Automatik erhalten. Da es sich jedoch meist um relativ kleine Organdimensionen handelt, kann man hier die Detektoren hinter die Filmkassette positionieren und vermeidet so die Dosiserhöhung (Abb. 2.**29 c**). Da man dann keine Transmission der Strahlung benötigt, kann man zudem an Stelle von Ionisationskammern *Halbleiterdetektoren* verwenden, mit dem Vorteil der wesentlich höheren Empfindlichkeit.

66 Die einzige Größe, die immer vorgewählt werden muss, ist damit die Röhrenspannung in kV. **99**

3   Röntgenbilderzeugung und Röntgenbildqualität

Prinzip der Röntgendiagnostik

Die Grundlage der Anwendung von Röntgenstrahlung zur Erlangung von Informationen über eine Gewebestruktur beruht auf der Veränderung eines Strahlenbündels beim Durchgang durch das zu untersuchende Gewebe. Die in Kap. 2 beschriebenen Wechselwirkungen (v. a. Photo-Effekt, klassische Streuung und Compton-Effekt) bewirken sowohl eine Schwächung der Gesamtintensität eines Röntgenstrahlenbündels als auch die Veränderung dessen geometrischer Intensitätsverteilung. Bei Kenntnis der jeweiligen Ausgangswerte lassen sich nach dem Gewebedurchgang anhand derer Veränderungen Aussagen über die durchdrungene Gewebestruktur machen.

Strahlenrelief

Röntgen selbst hatte bereits klargestellt, dass die Schwächung von Röntgenstrahlen in der Materie einerseits auf Absorption, andererseits auf Streuung beruht (Abb. 3.1).

Die Schwächung von Röntgenstrahlen steht in Abhängigkeit von der Dicke eines Objekts. Harte Röntgenstrahlen (durch hohe Spannungen entstanden) werden weniger, weiche (resultierend aus niedrigen Spannungen) ungleich stärker geschwächt. Der resultierende Strahlenkontrast des sog. Strahlenreliefs ist somit in Abhängigkeit von der Strahlencharakteristik verschieden.

Röntgenstrahlen werden beim Durchtritt durch die Materie um so mehr geschwächt, je höher die Ordnungszahl des durchstrahlten Objektes ist.

Die Röntgenstrahlen ergeben bei gleich dicken, aber verschieden dichten Objekten ein stark unterschiedliches Strahlenrelief.

Bei weicher Strahlung ist der *Kontrast* viel ausgeprägter, so dass man, um ein schönes kontrastreiches Röntgenbild zu erhalten, nicht zu „hart" arbeiten darf, sondern gerade nur so harte Strahlen verwenden soll, dass wirklich alle Körperteile von den Röntgenstrahlen durchdrungen werden.

Weiche Strahlung wird vom Objekt stark absorbiert, harte Strahlung wird dagegen stark gestreut.

Streustrahlung tritt stets auf, wenn Röntgenstrahlung ein Objekt durchdringt, weil die Strahlen durch den Compton-Effekt bzw. durch die klassische Streuung eine Richtungsänderung erfahren.

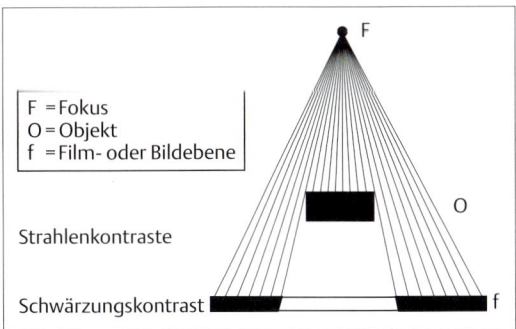

F = Fokus
O = Objekt
f = Film- oder Bildebene

Strahlenkontraste

Schwärzungskontrast

Abb. 3.**1**   Schematisches Modell der Strahlenkontraste und der Schwärzungskontraste.

Aufzeichnungsmedien

Die Röntgenstrahlen beschreibt man mit elektromagnetischen Wellen, die sich wie das Licht mit der gleichen Geschwindigkeit, nämlich der Lichtgeschwindigkeit ausbreiten (s. Abb. 2.5). Das Unterscheidungskriterium ist die Wellenlänge. Unser Organismus besitzt nur für eine bestimmte Wellenlänge – nämlich die Wellenlänge des sichtbaren Lichtes – eine Erkennungs- und Abbildungsmöglichkeit durch das Auge. Bei Wärmestrahlung haben wir nur über den Empfindungssinn eine Identifikationsmöglichkeit, können jedoch das Wärmebild dieser Strahlung nicht erkennen. Es ist unsere Aufgabe mit Hilfe von Bildern, die durch die unterschiedliche Absorption von Röntgenstrahlen im Körper entstehen, krankhafte Prozesse aufzuspüren. Da wir Menschen für die meisten Bereiche

der elektromagnetischen Wellen keine Erkennungsmöglichkeit haben, müssen wir die Röntgenstrahlen z. B. mit Hilfe einer Technik sichtbar machen, die uns die durch die Röntgenstrahlen gebildeten Strahlenreliefbilder in den Bereich des sichtbaren Lichtes übersetzt.

Dieses geschieht am einfachsten mit einem Film. Diese Darstellungsmethode war es schließlich auch, welche Röntgen 1895 auf die Strahlung aufmerksam machte und ihn über eine Vielzahl von Versuchen zur Erkenntnis brachte, dass er eine neue Art von Strahlung entdeckt hat. Damit war das erste *Aufzeichnungsmedium* geschaffen, was wir heute als *Direktradiographie* bezeichnen. Abb. 3.**2** beschreibt den Weg von der Bilderzeugung bis hin zur Diagnosefindung.

Filmmaterial und Filmcharakteristik

In den Anfängen der Röntgentechnik war das Filmmaterial nicht nur zur Dokumentation gedacht, sondern auch das eigentliche *bildwandelnde System*, d. h. die Röntgenstrahlen selbst haben für die Filmschwärzung direkt gesorgt. Im einfachsten Fall besteht der Film aus einem Trägermaterial (Kunststofffolie), auf welches eine lichtempfindliche Schicht aufgebracht ist. Diese Schicht besteht

aus einer Mischung aus Gelatine und sog. Silberhalogeniden. Das Silber liegt in dieser Verbindung als positiv geladenes Ion vor. Durch Licht oder Röntgenstrahlung werden die Silberionen in metallisches Silber umgewandelt, wodurch ein „latentes Bild" entsteht. Das heißt, das Bild ist zwar vorhanden, aber für das menschliche Auge noch nicht sichtbar. Erst durch den Entwicklungsprozess wird

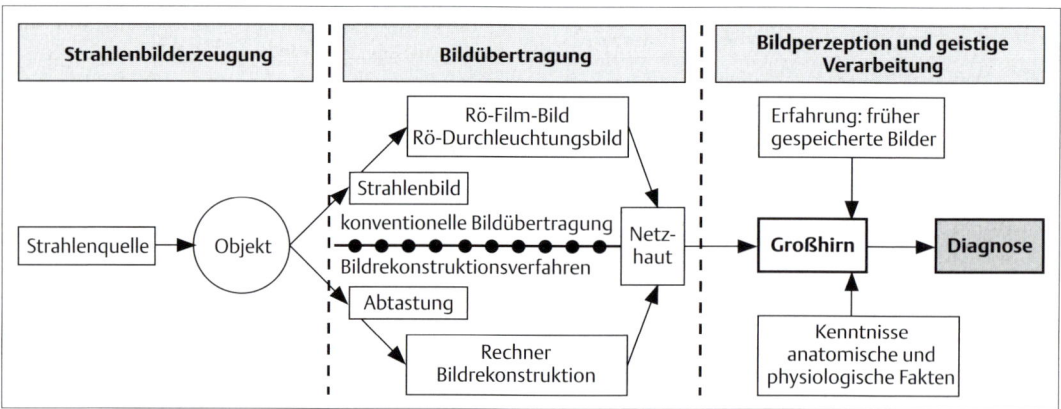

Abb. 3.**2**   Die drei Bereiche auf dem Weg von der Bilderzeugung bis hin zur röntgenologischen Diagnosefindung.

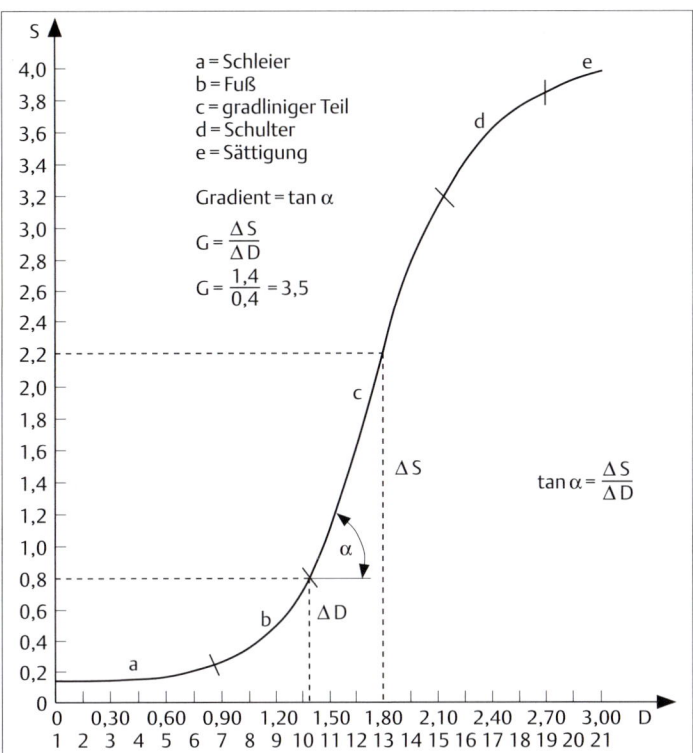

Abb. 3.**3** Schwärzungskurve.
Erläuterungen: s. Text.

das Bild millionenfach verstärkt und dadurch sichtbar gemacht.

Die Filmcharakteristik gibt nun an, in welchem Maß eine bestimmte Dosis den Röntgenfilm zu schwärzen vermag. *Die Abhängigkeit der Filmschwärzung S von der Dosis D nennt man die Schwärzungskurve.* Der Verlauf dieser Kurve beginnt mit einem dosisunabhängigen *Untergrund*, dem so genannten *Schleier* und führt über den *Durchhang* oder *Fuß* in den *geradlinigen Teils* der Kurve. Das Wort *Gradation* G bezeichnet nun gerade die Steigung dieses geradlinigen Teils der Kurve. Bei beginnender *Sättigung* des Filmes (es stehen nur noch wenige Silberionen zur Reduktion zur Verfügung) geht die Kurve dann wieder in die Schulter zu einem horizontalen Verlauf über, der sog. *Sättigung* (Abb. 3.**3**).

Die Gradation der Kurve, also ihre Steigung, bestimmt das Kontrastverhalten des Films und man nennt daher diese Kurve auch häufig *Gradationskurve.* Bei steilen Kurven spricht man von *harten Filmen,* welche einen hohen Kontrast liefern, bei flachen Kurven spricht man von *weichen Filmen,* die einen niedrigen Kontrast bewirken. Die Wahl

des richtigen Films entscheidet in hohem Maße über die Güte der Untersuchung. Die Exposition eines Films muss immer so gewählt werden, dass alle wichtigen Objektdetails im geradlinigen Teil der Gradationskurve abgebildet werden. In den anderen Bereichen würden sie mit einem nur ungenügenden Kontrast dargestellt und unter Umständen nicht erkannt werden.

In der Abb. 3.**4** sind die wichtigsten Begriffe der Bildwiedergabe im Zusammenhang mit der Schwärzungskurve wiedergegeben.

Definition der Filmschwärzung

Die *Filmschwärzung S* wird definiert als der dekadische Logarithmus des Verhältnisses aus der Lichtintensität I_0, mit welcher ein Film bestrahlt wird, zu der vom Film durchgelassenen Lichtintensität I_1.

$$S = \lg \frac{I_0}{I_1}$$

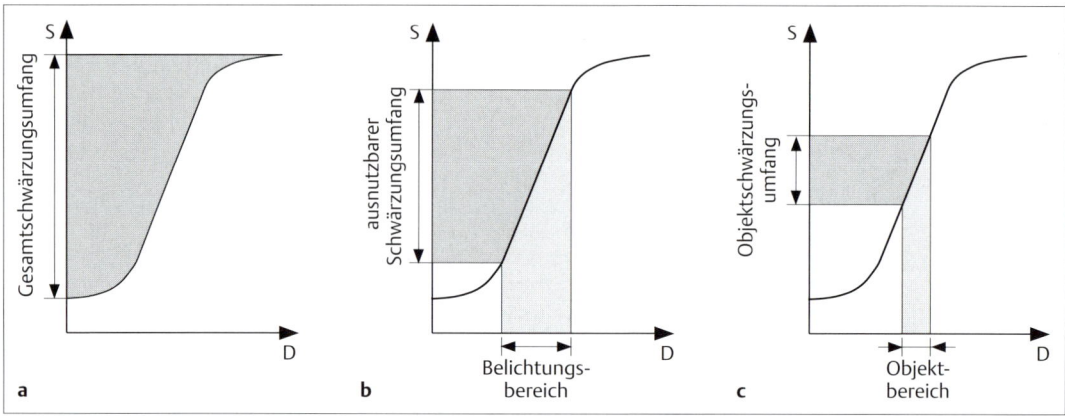

Abb. 3.4 Wichtige Begriffe zur Interpretation der Schwärzungskurve.
a Gesamtschwärzungsumfang.
b Nutzbarer Schwärzungsumfang und Belichtungsbereich.
c Objektschwärzungsumfang und Objektbereich.

Der *nutzbare Schwärzungsbereich* eines Röntgenfilmes liegt zwischen S = 0,3 bis D = 3,0.

Der *Gesamtschwärzungsumfang* (Abb. 3.4 a) ergibt sich aus der Differenz zwischen den maximalen und minimalen Schwärzungswerten des Röntgenfilmes.

Der *nutzbare Schwärzungsumfang* (Abb. 3.4 b) resultiert aus den oberen und unteren Endpunkten des geraden Anteils der Schwärzungskurve.

Der *Objektschwärzungsumfang* (Abb. 3.4 c) ist definiert aus der Differenz der maximalen und minimalen Schwärzung, mit der ein Detail abgebildet wird.

Der *Belichtungsbereich* (Abb. 3.4 b) ist der nutzbare Abschnitt der Schwärzungskurve, d. h. der Dosisbereich, der begrenzt wird durch die Endpunkte des geraden Anteils der Schwärzungskurve.

Der *Objektbereich* (Abb. 3.4 c) ist definiert aus dem maximalen und minimalen Dosiswert eines abzubildenden Objektes.

Verstärkerfolien

Der Einsatz von sog. *Verstärkerfolien* ist, historisch betrachtet, der größte Beitrag zum Strahlenschutz in der Radiologie. Sie bestehen aus einem Trägermaterial und einer fluoreszierenden Schicht (Abb. 3.5). Ihre Wirkung beruht darauf, dass sie durch die Röntgenstrahlung zur Fluoreszenz angeregt werden, also sichtbares Licht aussenden. Gegenüber sichtbarem Licht sind die Filmmaterialien wesentlich empfindlicher und die Schwärzung wird damit wesentlich verstärkt. Der Röntgenfilm wird zu ca. 95 % durch das Fluoreszenzlicht der Verstärkerfolie geschwärzt und nur 5 % sind der Anteil direkter Schwärzung durch die Röntgenstrahlung selbst.

Als Materialien kommen Kalzium-Wolframat (Ca-WO$_4$) und Verbindungen aus sog. seltenen Erden (Lanthan, Gadolinium usw.) in Betracht (SE-Folien). Die Art der Verbindung ist verantwortlich für die Farbe des emittierten Lichtes. So leuchten *Kalzium-Wolfram-Folien* immer *blau*. Bei den seltenen Erden gibt Lanthan ebenfalls blaues Licht ab, während *Gadolinium* eine *grün* emittierende Folie ergibt. Da die Filmemulsion gegenüber grünem Licht empfindlicher ist als gegenüber blauem, ist der Dosisbedarf bei diesen Folien geringer.

Zur weiteren Steigerung der Empfindlichkeit kann ein doppelt beschichteter Film zwischen zwei derartigen Folien angeordnet werden. Das ganze System ist dann von einer lichtdichten Verpackung der Kassette umgeben, welche auch den engen Kontakt zwischen Folie und Film sichert. Die unterschiedlichen Verstärkungsfaktoren werden durch eine Variation der Schichtdicke erreicht. Dabei sind *Verstärkungsfaktor* und *Auflösungsvermögen* gegenläufige Größen, d. h. *je größer der Verstärkungsfaktor ist, umso geringer ist das Auflösungsvermögen*.

Die enorme Dosisreduzierung durch die Verwendung von Verstärkerfolien muss also leider mit einer Verringerung des Auflösungsvermögens bezahlt werden. Hierfür sind mehrere Ursachen

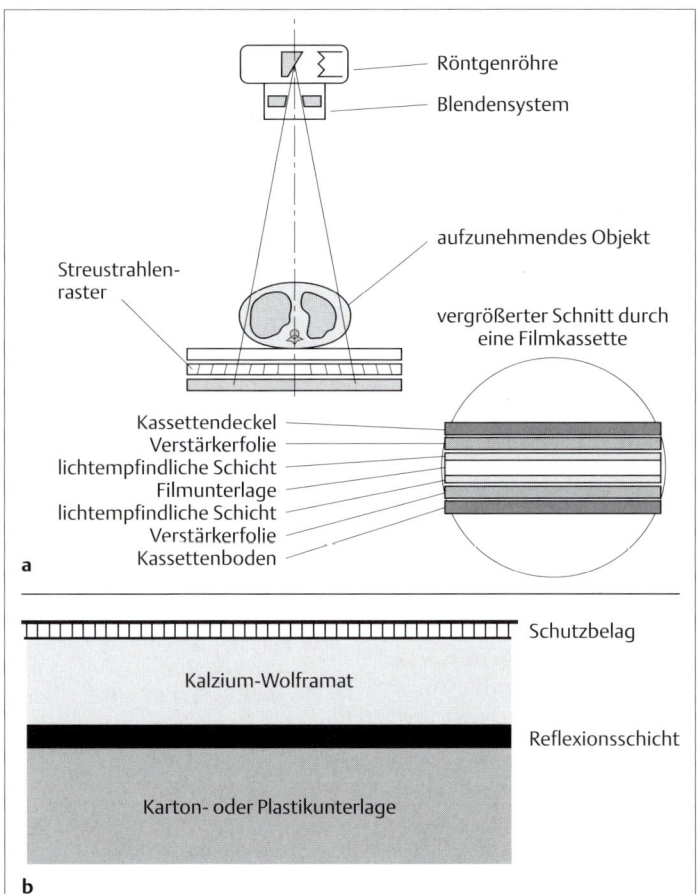

Abb. 3.5 Verstärkungsfolien sparen Dosis!
a Röntgenaufnahme mit Verstärkerfolie.
b Aufbau einer Verstärkungsfolie (Schema).

verantwortlich. Dünnere Folien haben zwar einen kleineren Verstärkungsfaktor, die Bildunschärfe durch schräg austretende Lichtstrahlen ist jedoch gering (Abb. 3.**6**). Bei dicken Folien steigert sich der Verstärkungsfaktor, die Unschärfe auf der Emulsion wird aber erheblich größer. Eine weitere Verschlechterung der Bildqualität ist auf *Reflektionseffekte* zurückzuführen. Hierbei wird das emittierte Licht an der Folienrückseite reflektiert und gestreut und bewirkt so eine zusätzliche Unschärfe auf der Emulsion. Beim *„Cross over"-Effekt* treten Unschärfen dadurch auf, dass Fluoreszenzlicht auf die der Folie abgewandten Emulsionsschicht des Filmes übertritt und diese schwärzt. Feine Details wie z. B. kleine Knochenbälkchen können nur mit folienlosen Filmen oder sehr dünnen Folien mit relativ kleinem Verstärkungsfaktor wiedergegeben werden.

Abb. 3.**7** vermittelt einen Überblick über die Empfindlichkeit einzelner SE-Folien.

Speicherfolien

Diese Folien sind in der Lage latente Röntgenbilder aufzeichnen, welche dann mit Hilfe einer Lasertechnik in digitale Bildsignale umgewandelt werden. Anschließend werden die Folien mit Licht wieder neutralisiert, so dass sie erneut für eine ganz gewöhnliche Röntgenaufnahmetechnik zur Verfügung stehen. Die gewonnenen digitalen Bildinformationen werden dann auf einem Computer zu einer Bildinformation verarbeitet entsprechend der Technik im CT oder Ultraschall. Diese Bilder können dann bearbeitet werden und auch auf Papier bzw. Film kopiert werden.

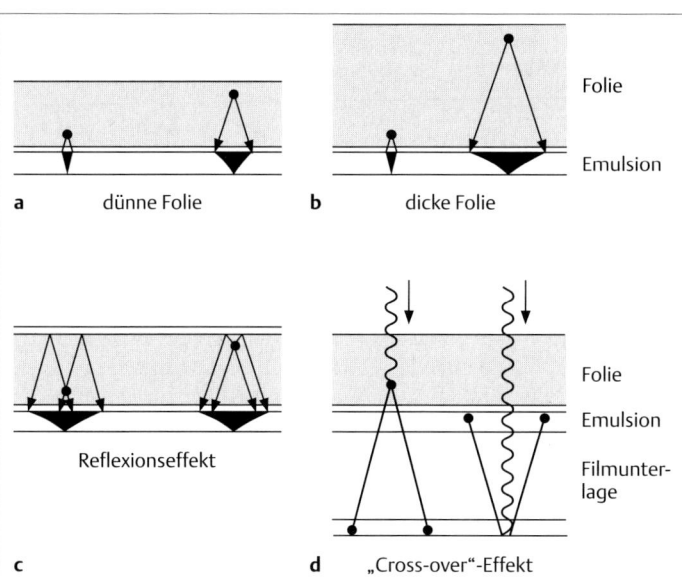

a   dünne Folie   b   dicke Folie

c   Reflexionseffekt   d   „Cross-over"-Effekt

Abb. 3.**6 a–d**   Die Dicke der Folie beeinflusst das Auflösungsvermögen.

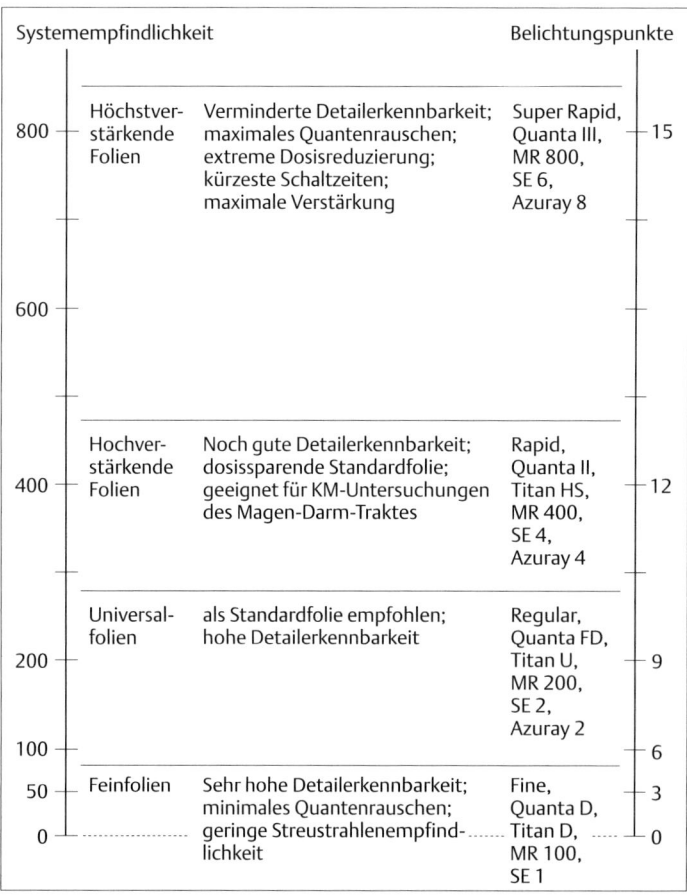

Abb. 3.**7**   Überblick über die Empfindlichkeit der einzelnen SE-Folien. Als Bezugssystem wird eine Ca-WO$_4$-Universalfolie bei einer Belichtung mit 70 kV mit Universalröntgenfilm mit einer Empfindlichkeit von 100 zu Grunde gelegt.

Entwicklungsprozess

Der Entwicklungsprozess dient der Verstärkung des latenten Bildes. Die Entwicklerflüssigkeit ist eine Lauge (pH-Wert > 7), welche die Reduktion der positiven Silberionen zu neutralem Silber bewirkt. Hierdurch wird das latente Bild millionenfach verstärkt und letztlich durch eine Säurelösung fixiert (Fixierbad mit einem pH-Wert kleiner als 7). Für einen gut eingestellten Prozess ist es wichtig, dass diese pH-Werte konstant gehalten werden. Daher muss bei der Handentwicklung zwischen dem Entwicklerbad und dem Fixierbad ein Stoppbad (Essigsäure) eingesetzt werden, da sonst der alkalische Entwickler den sauren Fixierer neutralisieren würde.

Durch die kontinuierliche Regeneration in modernen Entwicklungsmaschinen und die spezielle Zusammensetzung der Bäder kann der Film hier direkt nach der Entwicklung in das Fixierbad transportiert werden (Abb. 3.8).

Die wichtigsten Größen des Entwicklungsprozesses sind:

- Temperatur,
- Konzentration,
- Zusammensetzung,
- Kaliumbromidgehalt,
- Entwicklungszeit.

Gerade bei der Maschinenentwicklung müssen alle Größen genau aufeinander abgestimmt sein. Dies bedeutet z. B., dass man keinen Entwickler für die Handentwicklung in einer Maschine einsetzen

kann. Die optimale Temperatur wird vom Hersteller vorgegeben. Grundsätzlich gilt: Je höher die Temperatur, um so eher ist der Film vollständig entwickelt. Entwicklungsmaschinen schöpfen mit ca. 35 °C die thermische Obergrenze des Filmes voll aus und arbeiten dadurch mit einer Durchlaufzeit von ca. 90 s. Eine zu hohe Temperatur verringert zwar den Dosisbedarf, sie verringert aber ebenso die Filmqualität. Die Konzentration ist ein Problem des Ansatzes. Er muss genau nach den Vorgaben des Herstellers erfolgen und kann mit Aerometern überprüft werden. Leider kommt es immer wieder vor, dass eine der Komponenten vergessen oder zweimal hinzu gegeben wird. Dies hat die Zerstörung des gesamten Bades zur Folge. Die Kaliumbromidkonzentration ist eine oft unterschätzte Größe. Beim Neuansatz eines Maschinentanks wird diese Substanz in Form von Starterlösung in genauer Dosierung hinzu gegeben. Sie bedämpft den Entwicklungsprozess. Genau in dieser Substanz unterscheidet sich auch der Entwickler von der Regenerationslösung, d. h. Entwickler ist Entwicklerlösung plus Kaliumbromid, und Regenerat ist Entwicklerlösung ohne Kaliumbromid. Bei jeder Regeneration würde somit der Kaliumbromidspiegel sinken. Sein Prozentsatz wird aber wieder ausgeglichen, da der Film während des Entwicklungsprozesses die gleiche Substanz an das Bad wieder abgibt. Das Gleichgewicht kann aber nur dann gehalten werden, wenn die Filmflä-

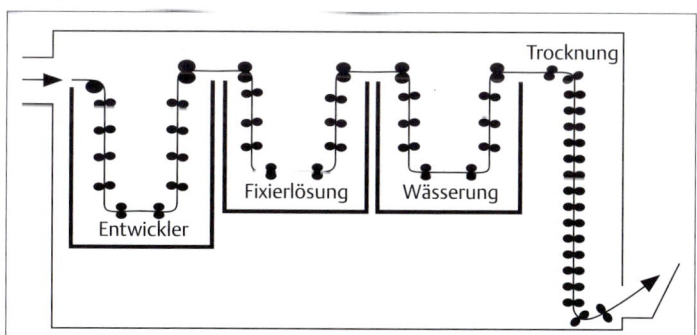

Abb. 3.8 Schematische Darstellung einer Rollenentwicklungsmaschine. Die Entwicklungsmaschine besitzt ein Transportsystem, das den Film mit konstanter Geschwindigkeit durch Entwicklung, Fixierbad und Wassertank hindurchführt. Maschinen mit Rollentransporteinrichtungssystem haben sich für den Dauerbetrieb am besten bewährt. Ein Elektromotor treibt über eine mechanische Kraftübertragung sämtliche Rollen an: Einlaufteil, Rollengestelle der Bäder, Umlenkteile, Abquetschteile; Zwischenwässerung und die Trockenvorrichtung.

che in einem präzisen Verhältnis zur Regenerationsmenge steht. Dies kann über die Regenerationsrate eingestellt werden.

> 66 Falsche Regenerationsraten sind die häufigste Ursache für inkonstante Entwicklungsprozesse. Einzige Möglichkeit, die Konstanz einer Entwicklungsmaschine hinlänglich genau zu überprüfen, ist die Filmverarbeitungskontrolle im Rahmen der Qualitätskontrolle. 99

Das Fixierbad löst die nicht belichteten Silberhalogenide aus der Emulsion. Sie würden sonst beim nächsten Auftreffen von Licht reduziert und erzeugten ein latentes Bild, das den Film im Laufe der Zeit nachdunkeln ließe. Die Temperatur von Entwickler und Fixierer sollten sich um nicht mehr als 2 °C unterscheiden, da es sonst zur Runzelbildung in der Emulsion kommen kann. Auch der Silbergehalt und der pH-Wert des Fixierers sollten ständig überwacht werden, da nicht ausfixierte Filme mit Farbveränderungen reagieren (oft erst nach mehreren Jahren) und nicht mehr beurteilbar sind. Hierzu werden von der Industrie Teststreifen angeboten.

Für jeden Anwender von Fixierbädern besteht die gesetzliche Auflage der Entsorgung. Schwermetalle wie Silber schädigen das Grundwasser und müssen daher gesondert entsorgt werden.

> 66 Das Fixierbad ist der Todfeind des Entwicklers. Einige Tropfen Fixierer reichen aus, um ein ganzes Entwicklerbad zu zerstören. 99

Einfluss der Spannung auf die Gradationskurve

Mit zunehmender Strahlenenergie nähern sich die Absorptionskoeffizienten der Körpermaterialien (Wasser, Knochen, Fett) an. Das bedeutet, sie werden mit einem geringeren Kontrast dargestellt. Der Objektumfang nimmt ab, gleichzeitig nimmt aber auch die Gesamtabsorption im Körper ab. Das bedeutet: Bei hohen Spannungen muss im Vergleich zu niedrigen Spannungen eine geringere Dosis appliziert werden, um am Film die gleiche Dosis bzw. Schwärzung zu erhalten. Mit steigender Strahlenenergie sinkt die Exposition des Patienten.

> 66 Im Bereich von 70 kV führt eine Erhöhung um 10 kV (also auf 80 kV) zu einer Reduktion der Strahlenexposition auf die Hälfte. 99

Außerdem verlängern hohe Spannungen die Lebensdauer der Röhre. Die damit verbundene Erhöhung der Dosisleistung hat darüber hinaus noch den Vorteil, dass die Expositionszeiten gesenkt werden können, wodurch Bewegungsunschärfen reduziert werden. Trotz der zwangsläufigen Kontrastreduktion ergeben sich erhebliche Vorteile der sog. Hartstrahltechnik:

- Verringerte Strahlenexposition,
- Verringerte Expositionszeit,
- Verringerter Objektumfang.

Die Verringerung des Objektumfanges scheint zunächst ein Nachteil zu sein. Betrachtet man aber z. B. den Thorax, so fällt einem die Vielzahl unterschiedlicher Materialien auf (Knochen, Luft, Wasser usw.).

Nimmt man all diese Substanzen mit einer niedrigen Spannung auf, so ergibt sich ein Objektumfang, der nicht mehr in den geradlinigen Teil der Gradationskurve passt. Der Bildumfang ist kleiner als der Objektumfang, und somit geht Information verloren. Bei der Wahl einer höheren Spannung jedoch passt sich der Objektumfang dem nutzbaren Bildumfang wieder an und somit sind alle Objektdetails wieder mit einem ausreichenden Kontrast wahrnehmbar. Bei zu großer Spannung passt zwar immer noch der Objektumfang in den Bildumfang, aber man verschenkt wertvolle Schwärzungsbereiche und damit Information.

Streustrahlung und ihre Beseitigung

Wie wir bei den physikalischen Grundlagen gesehen haben, führt die Wechselwirkung der Röntgenstrahlung mit Materie auch zur Erzeugung der sog. *Streustrahlung.* Diese ist ein besonderer Feind in der Radiologie. Die gestreuten Photonen besitzen keinerlei Bildinformation, da ihre Ausbreitungsrichtung nicht mit der Richtung der primären Strahlung übereinstimmt. Sie verringern somit erheblich den Bildkontrast und steigern die Strahlenexposition von Patient und Personal. Sie zu reduzieren ist daher oberstes Gebot.

Der Streustrahlenanteil ist dabei keineswegs als gering einzustufen. Er kann in einigen Fällen bis zu 90 % betragen. Ganz grob kann man sagen, dass der Streustrahlenanteil in etwa proportional zu dem durchstrahlten Volumen ist.

Grundsätzlich werden 3 Möglichkeiten zur Reduktion der Streustrahlung verwendet:
1. Einblendung,
2. Kompression,
3. Streustrahlenraster.

Mit Einblendung und Kompression wird die Ursache direkt bekämpft. Beide verringern das durchstrahlte Volumen und damit die Entstehung der Streustrahlung. Das *Raster* ist aus Strahlenschutzgründen zwar eine schlechte Lösung, aber aus Bildqualitätsgründen häufig unvermeidbar.

Es filtert gewissermaßen hinter dem Patienten die Streustrahlung aus dem Strahlenkegel heraus und verhindert so, dass Streustrahlung auf den Film trifft. Leider absorbiert *ein Raster* aber nicht nur Streustrahlung, sondern auch Primärstrahlung und *erhöht* damit *die Strahlenexposition* des Patienten um etwa den Faktor 2.

Das Raster wird durch 3 wichtige Kenngrößen charakterisiert (Abb. 3.**9**):
1. Der Lamellenzahl pro cm,
2. dem Schachtverhältnis und
3. dem Fokussierungsabstand.

Das *Schachtverhältnis* ist das Verhältnis zwischen *Lamellenhöhe* und *Lamellenabstand.* Die Wirkung des Rasters beruht darauf, dass die Streustrahlung in einem anderen Winkel als die Primärstrahlung auf das Raster trifft, und somit in den aus Blei bestehenden Lamellen absorbiert wird (Abb. 3.**10**).

Die Streustrahlenraster sind nach Maßgabe ihres jeweiligen Einsatzes unterschiedlich konstruiert. Beim *Parallelraster* sind, wie das Wort schon sagt, die Lamellen senkrecht und parallel zueinander angeordnet. Solche Raster kommen bei geringer *Strahlendivergenz* zum Einsatz, welche bei großen Fokusfilmabständen gewährleistet ist. Raster mit kleinen Schachtverhältnissen (großen Lamellenabständen) absorbieren nur Streustrahlen, welche unter einem flachen Winkel auftreffen. Derartige Streustrahlen werden bevorzugt bei niedrigen Strahlenenergien erzeugt.

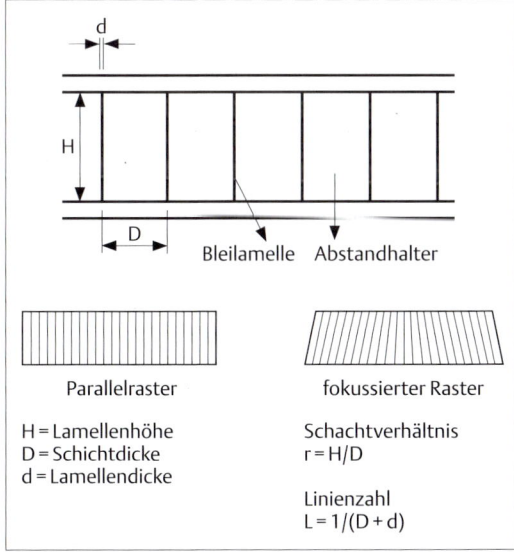

Abb. 3.**9** Rastertypen.

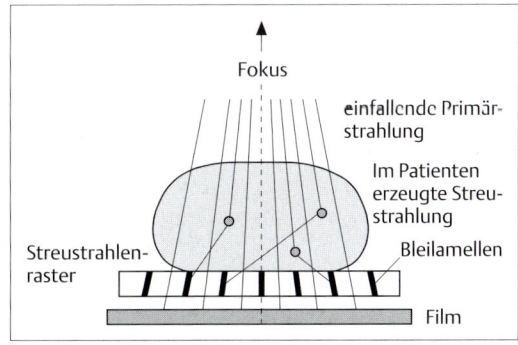

Abb. 3.**10** Prinzip eines Streustrahlenrasters und Anordnung im Strahlengang.

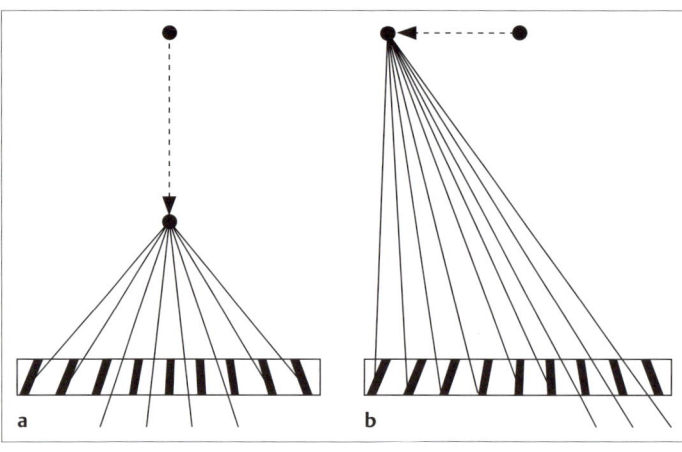

Abb. 3.**11** Fehlerquellen bei der Verwendung von Rastern.
a Defokussiertes Raster. Der Abstand der Strahlenquelle vom Raster liegt außerhalb der angegebenen Toleranzbreite.
b Dezentriertes Raster. Der Zentralstrahl liegt außerhalb des Rastermittelpunktes.

Wird mit hohen Spannungen gearbeitet, so weichen die Streustrahlen nur wenig von ihrer Bahn ab und fallen somit steil in das Raster ein. Um derartige Streustrahlen zu absorbieren, müssen Raster mit großen Schachtverhältnissen eingesetzt werden. Typische Schachtverhältnisse sind dabei 5, 8 und 12.

Besteht ein 8er Raster oder ein 12er Raster aus 40 Lamellen pro cm, so spricht man von einem 8 zu 40 oder 12 zu 40 Raster.

Die *Parallelraster* haben den Nachteil, dass bei hohen Schachtverhältnissen Primärstrahlung in den Randpartien absorbiert wird. Daher bevorzugt man die sog. *fokussierten Raster,* bei welchen die Lamellen auf den Fokus der Röhre ausgerichtet sind. Dadurch bleiben auch bei hohen Schachtverhältnissen die Randpartien durchlässig für Primärstrahlung. Derartige Raster finden Verwendung bei *Bucky-Tischen* und *Rasterwandstativen.* Allerdings müssen durch die Fokussierung gewisse Be-

dingungen beim Gebrauch eingehalten werden. Der Fokus-Film-Abstand darf nur in engen Grenzen variiert werden, da sonst eine *Defokussierung* des Rasters eintritt. Die Aufnahme ist dann an beiden Seiten links und rechts heller als in der Mitte (Abb. 3.**11 a**).

Wird hingegen ein Raster *dezentriert,* d. h. die Rastermitte stimmt nicht mit dem Zentralstrahl überein, so ergibt sich umgekehrt eine Aufhellung der Aufnahme an der Seite, für welche die Lamellenrichtung durch die *Dezentrierung* mit der Richtung zum Fokus übereinstimmt (Abb. 3.**11 b**).

Verkippungen wirken sich bei beiden Rastertypen schädlich aus. Sie führen zu einer erhöhten Strahlenexposition. Damit die Rasterlamellen auf der Aufnahme nicht sichtbar sind, existieren verschiedene Antriebsformen, die das Raster während der Aufnahme bewegen. Man unterscheidet hierbei *Katapultraster* und *Schwingraster.* Beide Formen sind heute gebräuchlich.

Abbildungsgesetz

Das *Aufnahmeverfahren* bei der Röntgenbilderzeugung gehorcht dem allgemeinen *Abbildungsgesetz,* nach welchem die *Bildgröße zur Gegenstandsgröße* sich genauso verhält, *wie die Bildweite zur Gegenstandsweite.* In die Röntgenaufnahmetechnik übertragen bedeutet dies, dass die Organstrukturen auf dem Röntgenfilm sich zu den realen Organgrößen im Patienten genau so verhalten, wie

der Film-Fokus-Abstand zum Abstand des Patienten zum Fokus sich verhält. Da das Objekt nie direkt mit dem Film in Kontakt gebracht werden kann, werden die einzelnen Körperstrukturen mehr oder weniger vergrößert abgebildet. Der *Vergrößerungsmaßstab* ist dabei durch das Verhältnis Fokus-Film-Abstand zu Fokus-Patienten-Abstand gegeben.

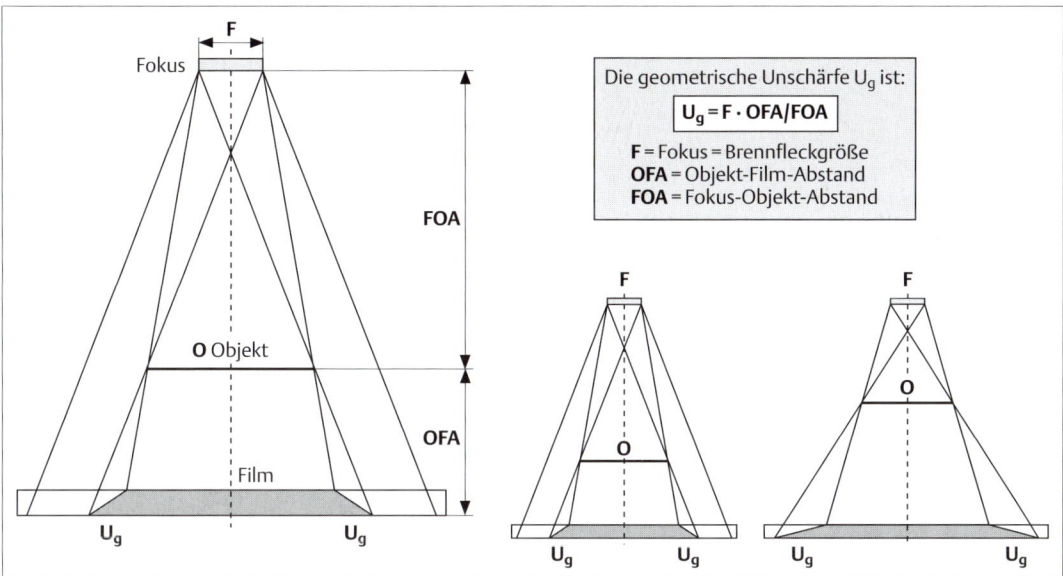

Abb. 3.**12**   Geometrische Unschärfe in Abhängigkeit vom Abbildungsmaßstab.

Eine weitere Ursache für *Abbildungsfehler* ist ein nicht punktförmiger Fokus. Wie bereits mehrfach erwähnt, sind dem Bestreben, einen möglichst kleinen Fokus zu erzeugen, gewisse Grenzen gesetzt sind. Ein zu kleiner Fokus verdoppelt beispielsweise die Expositionszeit. Das Ergebnis wäre zwar eine geringere geometrische Unschärfe, aber eine große Bewegungsunschärfe. Die *geometrische Unschärfe* (Abb. 3.**12**) wird durch den sog. *Halbschatten* hervorgerufen. Die geometrische Unschärfe ist umso kleiner, je näher sich der Film am Patienten befindet, je kleiner also der Abbildungsmaßstab ist.

Die in Bezug auf die Bildqualität gemachten Aussagen machen deutlich, dass *jede radiologische Aufnahme* einen *Kompromiss* darstellt. Eine Optimierung auf der einen Seite führt immer auch zu einer Verschlechterung auf einer anderen Seite. Die Aufgabe des Anwenders ist es daher, die Aufnahme auf die jeweilige Fragestellung hin zu optimieren.

4 Untersuchungsgeräte und -methoden

Untersuchungsgeräte

Röntgenaufnahmen am Vertikalstativ

Der Arbeitsplatz besteht aus einer konventionellen Röntgenanlage, wobei die Röntgenröhre entweder an einem an der Decke verschiebbaren Stativ oder aber an einer Säule fixiert ist (Abb. 4.1). Das Deckenstativ hat den Vorteil, die Röhre über den gesamten Röntgenraum verschieben zu können, ferner ist sie nach allen Seiten drehbar. Bei modernen Röntgenanlagen hat die Röntgenröhre häufig einen kleinen und einen großen Fokus. Bei Untersuchungen am Vertikalstativ wird die Röntgenröhre auf das meistens an der Wand fixierte Stativ gerichtet. Die Vertikalstative sind außen mit einer Kunststoffplatte ausgerüstet, auf der sowohl Filmformate als auch die Lage der Ionisationsmesskammern gekennzeichnet sind. Ferner sind sie mit motorischen Streustrahlrastern ausgerüstet. In der Regel sind zwei Seitenmesskammern sowie eine Mittelmesskammer eingebaut. Die Messkammern liegen hinter dem Streustrahlenraster. Hinter der Messkammer ist dann die Kassettenlade zur Aufnahme der Filmkassette positioniert. Die Wandstative sind in der Regel in der Vertikalachse verschiebbar und in der horizontalen Achse drehbar. Vorwiegend werden Thoraxübersichtsaufnahmen p. a. und seitlich mit 35 × 35 cm bzw. 35 × 43 cm Kassetten durchgeführt, Verstärkungsfolien mit einem Verstärkungsgrad von 400 sind vorgeschrieben.

Weitere hier durchgeführte Aufnahmen: Funktionsaufnahmen der Wirbelsäule, Zielaufnahmen des Schädels, z. B. Nasennebenhöhlen.

Nach wie vor sind die Thoraxaufnahmen die am häufigsten in der Routine durchgeführten Röntgenuntersuchungen. Um die große Anzahl dieser Untersuchungen durchführen zu können sind heute vollautomatische Thoraxaufnahmeplätze eingerichtet, die die belichteten Kassetten automatisch transportieren und der Filmverarbeitung zuführen. In den letzten Jahren haben sich hier digitale Röntgenarbeitsplätze bewährt und werden sich mehr und mehr durchsetzen, trotz der noch relativ hohen Kosten.

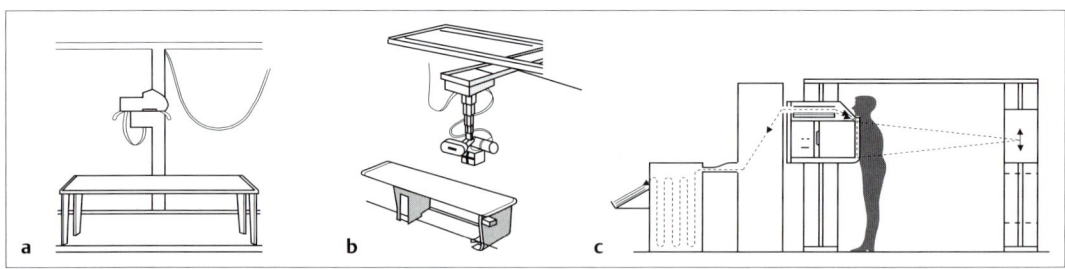

Abb. 4.1 Röntgenuntersuchungsgeräte.

a, b Sog. Bucky-Tisch. Er besteht aus einem Säulen-/Deckenstativ sowie einem Tisch mit „schwimmender" Tischplatte. Unter der Tischplatte liegen: Streustrahlraster, Belichtungsautomat (Messkammer) und Kassettenblech.

c Wandstativ. Es enthält ein motorisch betriebenes Streustrahlraster und eine Drei-Felder-Ionisations-Messkammer. Ein vollautomatisches Thoraxaufnahmegerät hat eine Kassettenautomatik mit ca. 60 Blattfilmen und ist an eine Entwicklungsmaschine angeschlossen. Das fertige Bild liegt ca. 150 s nach der Aufnahme vor. Mehr als 30 % aller Röntgenaufnahmen sind Thoraxaufnahmen!

Röntgenaufnahmen am Bucky-Tisch

Der Lagerungstisch nach Bucky (G. Bucky, geb. 1880 in New York, nach dessen Entwicklung der Schwingrasterlade wird der Lagerungstisch benannt) bildet mit Säulen- oder Deckenstativ den so genannten *Bucky-Arbeitsplatz* (s. Abb. 4.1).

In der Regel sind die Lagerungstische so eingerichtet, dass sie in alle Richtungen bewegt werden können (schwimmende Tischplatte). Dadurch ist es möglich, dass auch traumatisierte Patienten, die selbst nicht bewegt werden dürfen, auf diesen Lagerungstischen untersucht werden können. Somit kann jeder Organabschnitt mühelos in den Strahlengang geschoben werden. Unter der Tischplatte sind eingebaut: Streustrahlenraster (Bucky-Raster), Belichtungsautomat mit Messkammern und die Kassettenlade zum Einführen der Film-Folien-Kombination. An diesen Arbeitsplätzen können somit sämtliche Organe oder Skelettabschnitte eingestellt werden. Gebräuchlich sind alle gängigen Kassettenformate. Für die Aufnahmen im Körperstamm werden Film-Folien-Kombinationen mit Verstärkungsgrad 400 verwendet. Im Bereich der Extremitäten kann man zur Verbesserung der Auflösung Verstärkergrade von 200 einsetzen.

Röntgenuntersuchungen mit Spezialgeräten

Für spezielle Untersuchungen werden unterschiedliche Spezialgeräte verwendet, z.B. bei der Kieferdarstellung ein *Orthopantomograph.*

Von besonderer Bedeutung sind die mobilen Untersuchungsgeräte (z.B. C-Bogen). Sie dienen der Anfertigung von Röntgenaufnahmen außerhalb einer Röntgenabteilung, z.B. für Patienten, die körperlich nicht mobilisiert werden können (Intensivstation, OP-Saal oder im Ambulanzbereich).

Die Bauart dieser Geräte ist unterschiedlich. Hochspannungserzeuger und Röntgenröhre sind in einem Gehäuse eingebaut, desgleichen müssen Transformator und Gleichrichter vorhanden sein. Die meisten Geräte verfügen über Drehanodenröhren, meist mit Belichtungsautomatik bzw. Halbautomatik. Es stehen Aufnahmespannungen zwischen 40 und 130 kV zur Verfügung, die Aufnahmezeit ist frei wählbar. Die modernen Geräte sind fahrbar mit motorischem Antrieb. Die meist motorische Tiefenblende besitzt wie normale Auf-

nahmegeräte ein Speziallichtvisier zur exakten Zentrierung von Aufnahmen im Bett.

Die meisten Geräte verfügen über eine *Organautomatik,* die Aufnahmen zwischen 1 ms und 1 s ermöglichen.

Im 80 kV-Bereich sind die mAs-Stufen zwischen 0,5 bis ca. 50 mAs wählbar. Bei der klinischen Anwendung werden mit diesen Geräten Thoraxübersichtsaufnahmen im Liegen sowie Aufnahmen von Skelettanteilen durchgeführt (Folien mit Verstärkungsgrad 400). Es stehen so genannte Rasterkassetten zur Verfügung, die mit einem Bucky-Streustrahlen-Raster ausgerüstet sind. Bei Aufnahmen im OP werden Durchleuchtungsgeräte mit teils gepulster Durchleuchtung zur Reduktion der Strahlenexposition verwendet. An solche Systeme können auch Druckersysteme angeschlossen werden, deren Auflösung die Beurteilung von Röntgenaufnahmen im Rahmen dieser Anwendung sehr gut ermöglicht.

Untersuchungsgeräte für Spezialuntersuchungen

Technischer Aufbau

Fahrbare Untersuchungsgeräte. Röntgenstrahler und Hochspannungserzeuger sind in einem Gehäuse eingebaut. Röntgenstrahler sind an einem beweglichen Schwenkarm aufgehängt. Zum Anschluss sind Drehstrom oder Wechselstrom notwendig, der durch Transformator oder Gleichrichter auf die entsprechende Hochspannung und Gleichstrom umgewandelt wird. Die Tiefenblende ist als *Doppelschlitzblende* mit *Vollfeldlichtvisier* ausgestattet. Die Aufnahmespannung lässt sich in Stufen von 30–120 kV regeln. Dazu wird die Aufnahmezeit mit bis zu 2 s eingestellt.

Alternativ werden auch so genannte *Kondensatorgeräte* eingesetzt, welche durch eine „Kondensatorkompensation" die Stabilität der Batteriespannungen sichern. Allerdings sind diese Geräte sehr viel schwerer und können nur mit motorischem Antrieb bewegt werden.

In der Regel werden 35 × 35 Rasterkassetten für Aufnahmen im Liegen verwendet, es sind jedoch auch kleinere Formate für Zielaufnahmen, z.B. zur Katheterdarstellung, möglich.

In speziellen Fällen sind auch mobile CT-Geräte einsetzbar.

Untersuchungsmethoden

Panoramaaufnahme des Ober- und Unterkiefers

Für Panoramaaufnahmen sind die Geräte mit einem speziellen Stativ ausgestattet. Der Röntgenstrahler bewegt sich kreisförmig um den sitzenden Patienten, dabei bewegt sich der Film gegenläufig. Mit dieser Technik sind Aufnahmen des gesamten Ober- und Unterkiefers möglich.

Anmerkung. Es handelt sich um eine spezielle Aufnahmetechnik, z. B. die *Stereoradiographie,* die nur noch sehr selten angewendet wird. Hierbei werden zwei Aufnahmen in nur geringförmig veränderter Projektion angefertigt, zur Betrachtung ist eine stereoskopische Anlage erforderlich, um die nebeneinander hängenden Röntgenbilder stereoskopisch betrachten zu können.

Tomographie/Zonographie

Prinzip. Bei dieser, inzwischen kaum noch vorzufindenden, alten Technik bewegen sich Röntgenröhre und Film gegenläufig bei ruhendem Objekt. Die Tiefe der Schichtebene im Objekt wird durch die Höhe des Drehpunktes des Zentralstrahls bestimmt (Abb. 4.2).

Je größer der Schichtwinkel, umso dünner wird die auf dem Film abgebildete Schicht.

Man unterscheidet deshalb zwischen Zonographie und Tomographie.

Tomographie

Da bei der Röntgenaufnahme räumliche Strukturen in eine Bildebene projiziert werden, geht die Information über die „Tiefenlage" der Strukturen verloren oder deren Darstellungen werden unauflösbar überlagert. Um dennoch ein aussagefähiges Bild zu bekommen, muss das Summationsbild aufgelöst werden. Dies geschieht durch die Schichtuntersuchung oder *Tomographie.*

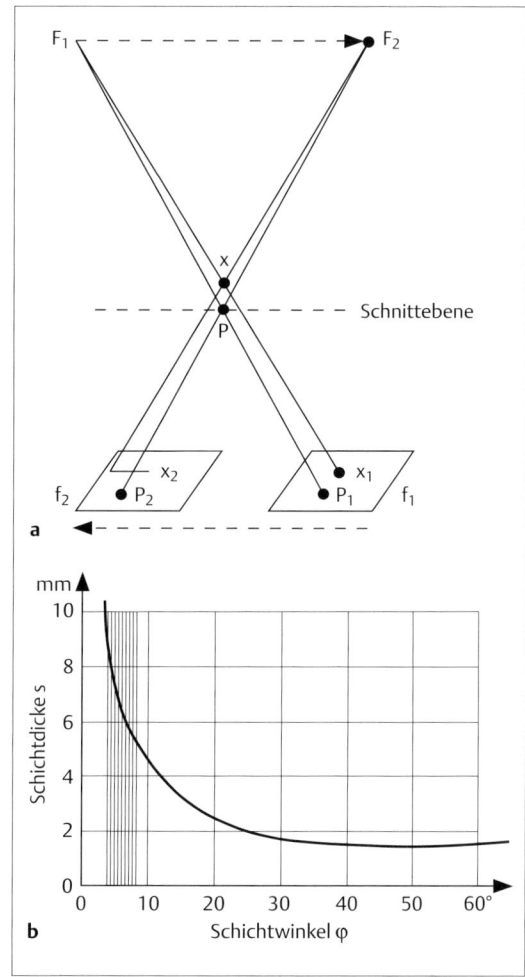

Abb. 4.**2** Prinzip der Röntgen-Schichtaufnahme.
a Röntgenröhre und Röntgenfilm bewegen sich während der Aufnahme von Position A nach Position B. Dabei wird nur eine Ebene scharf abgebildet. Beweis: Der schwarze Punkt oberhalb dieser Ebene befindet sich in Position A auf der rechten, in Position B auf der linken Filmseite. Er ist also während der Aufnahme „gewandert" und somit nicht als Punkt dargestellt worden.
b Führt man eine Schichtuntersuchung mit kleinem Schichtwinkel durch (4–8°), spricht man von Zonographie. Dargestellt ist die Schichtdicke als Funktion des Schichtwinkels (Buchmann). Im schraffierten Feld liegt der Bereich der Zonographie.

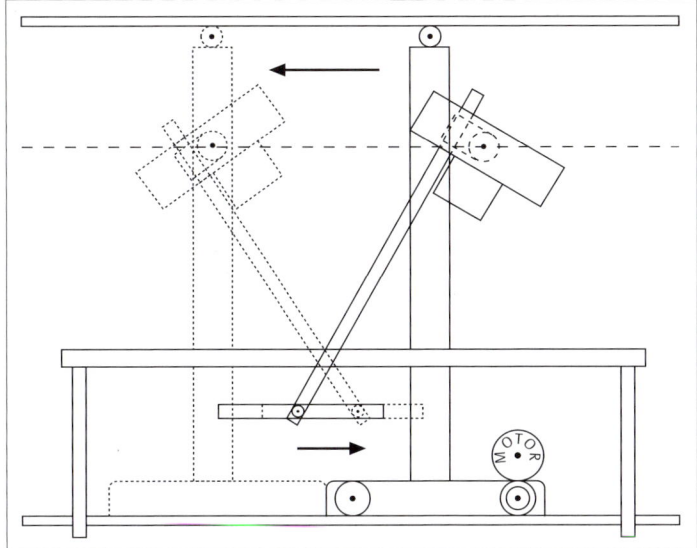

Abb. 4.**3** Schematische Abbildung eines Schichtzusatzgerätes mit Aufnahmesystem. Schichtgeräte gibt es als Schichtzusatzgeräte, vollautomatische Schichtgeräte und mit selbsttätiger Schichthöhenverstellung.

Grundsätzlich gilt dabei: Was auf einer Übersichtsaufnahme nicht sichtbar ist, kann auch in der Tomographie nicht sicher sichtbar gemacht werden. Hier unterscheidet sich die konventionelle Tomographie entscheidend von der Computertomographie.

Die Tomographie liefert ein deutliches Bild irgendeiner Ebene durch den Körper, während die Strukturen, die ober- und unterhalb dieser Ebene

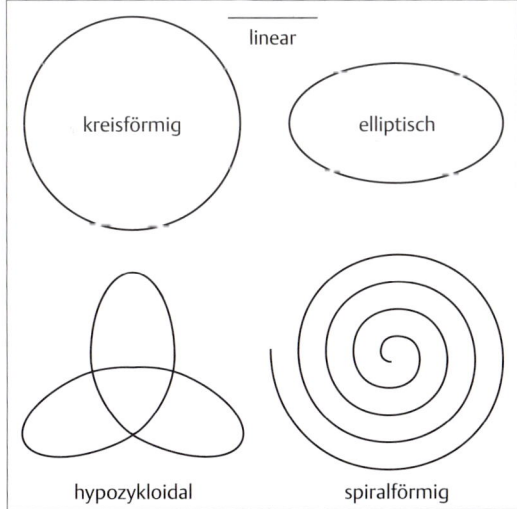

Abb. 4.**4** Verwischungsfiguren.

liegen, verwischt werden. Die Röntgenröhre und der Kassettenhalter werden durch ein mechanisches System gekoppelt und starr verbunden (Abb. 4.**3**). Es sind unterschiedliche geometrische Verwischungsstrukturen möglich, wobei heute eigentlich nur noch die lineare und die elliptische Verwischungsform Verwendung finden (Abb. 4.**4**). Film- und Röntgenröhre werden horizontal in gegenläufige Richtungen bewegt. Die Höhe des Drehpunktes ist einstellbar, so dass jede gewünschte Schicht eines Objektes, die sich in der gleichen Ebene zum Drehpunkt befindet, auf einer bestimmten Fläche des Films ohne Rücksicht auf die wechselnde Position von Röhre und Film abgebildet wird. Strukturen, die ober- oder unterhalb dieser Ebene liegen, werden verwischt.

Häufig werden Aufnahmen von aufeinander folgenden Schichten gemacht, um einen bestimmten Bereich zu lokalisieren.

Bei der Darstellung feinster Details im Knochen z. B. wird eine Tomographieform gewählt, bei der die Bewegung elliptisch oder kreisförmig mit einem großen Schichtwinkel in ca. 30° ausgeführt wird.

Zonographie

Bei der Zonographie handelt es sich um eine Schichtuntersuchung mit kleinem Schichtwinkel und mit geringerer Verwischung als bei der Tomographie. Der Schichtwinkel liegt bei der Zonographie zwischen 4 und 8 Grad. Es wird hier meistens eine lineare Verwischungsform angewählt. Die Zonographie wird insbesondere bei der Röntgenuntersuchung der Nieren zur überlagerungsfreien Darstellung des Nierenparenchyms und des Nierenhohlraumsystems angewendet.

Belichtung

Bezüglich der Belichtung werden zwei unterschiedliche Verfahren, abhängig vom Gerätetyp, angewandt:

1. Schichtuntersuchung mit Feststrom
   Der Röhrenstrom ist hierbei konstant. Durch die unterschiedliche Absorption in den verschiedenen Röhrenpositionen während des Schichtablaufes erhält man in der Filmebene einen unterschiedlichen Dosisleistungsverlauf. Das bedeutet ungleichmäßige Belichtungsanteile vor allem während der Anfangs- und Endphase der Schichtaufnahme.

2. Geregelter Strom
   Der Strom wird objekt- und winkelbezogen gesteuert. Infolge des größeren Abstandes und der längeren Durchstrahlungsstrecke in der Anfangs- und Endphase der Verwischung muss an diesen Stellen mit höheren Stromstärken gearbeitet werden. Bei diesem Verfahren ist eine Messkammer vor der Kassettenhalterung notwendig, die während der Schichtuntersuchung als Dosisleistungsmessgerät arbeitet und den Röhrenstrom entsprechend nachregelt. Dadurch wird erreicht, dass in der Filmebene eine konstante Dosisleistung über den gesamten Schichtablauf erzielt wird.

Pantomographie

Ein Sonderfall der Schichtaufnahme ist die sog. Pantomographie, die zur Herstellung sog. tiefer Panoramaaufnahmen benötigt wird. Die Pantomographie arbeitet nach dem Prinzip der koordinierten kreisförmigen Bewegung von Patient und Film bei fixierter Röhre. Der Zentralstrahl eines eng ausgeblendeten Röntgenstrahlbündels läuft durch den Drehpunkt des Objektdrehstuhls und des Filmdrehstuhls. Die Punkte im Kopf des Patienten, die in der gleichen Krümmungsebene des Filmes liegen, werden dann scharf abgebildet.

Computertomographie

Prinzip. Die Computertomographie (CT) ist die konsequente Kombination der Weiterentwicklung der Detektortechnik und der Computertechnik. Wie bei der konventionellen Tomographie wird ebenfalls eine Scheibe des menschlichen Körpers scharf abgebildet, die wesentlichen Unterschiede sind jedoch:

- Die Schicht ist eine axiale Scheibe, liegt also senkrecht zu den üblichen beiden in der konventionellen Röntgendiagnostik abgebildeten Ebenen.
- Das Absorptionsmuster der Röntgenstrahlung wird nicht auf einen Röntgenfilm übertragen, sondern von einem Detektorsystem aufgenommen und über Algorithmen den absorbierenden Volumenelementen entsprechende Kenngrößen (*Hounsfield-Einheiten*) zugeordnet, aus denen ein Bild berechnet werden kann. Für solche axiale Schichten zwischen 1 und 10 mm Dicke wird eine Rotationsbestrahlung um 360° vorgenommen. Die Techniken und insbesondere die Rotationsdauer sind in den letzten Jahren kontinuierlich verbessert worden. Die Untersuchungszeiten liegen inzwischen unter 1 s.

Definitionsgemäß gilt international der Dichtemaßstab in *Hounsfield-Einheiten (HE)*, benannt nach dem Entwickler der CT (*Godfrey Newbold Hounsfield*, geb. 1919, Nobelpreis für Medizin 1979).

Die computertomographische Untersuchung ist heute als moderne Untersuchungsmethode aus der Röntgendiagnostik nicht mehr wegzudenken. Der Anwendungsbereich liegt in praktisch allen Körperabschnitten.

Untersuchungen mit der CT

Beim *Rotationsscanner mit mitdrehendem Detektorkranz* (Abb. 4.5) sind Strahler und Detektoren fest gekoppelt. Der Röntgenstrahlenfächer trifft nach Durchstrahlung des ganzen Körpers auf die Detektorenleiste und es wird ein Schwächungsprofil (Verlauf der Strahlenmesswerte, welche während eines Röntgenpulses von allen Detektoren aufgenommen werden) gemessen.

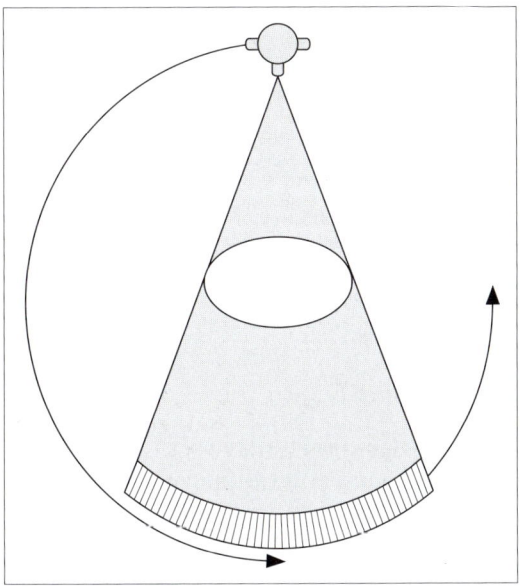

Abb. 4.**5** Rotationsscanner mit mitdrehendem Detektorkranz.

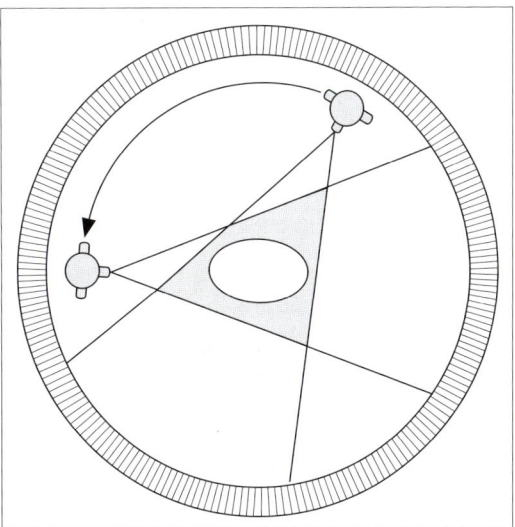

Abb. 4.**6** Rotationsscanner mit freistehendem Detektorkranz.

Das Abtastsystem dreht sich um den Patienten und dabei werden dieselben Punkte im Körper simultan mehrfach gemessen. Durch Pulsung der Röntgenstrahlung wird eine diskontinuierliche Messung vorgenommen. So erreicht man, dass bei fortlaufender Drehung die Schwächungsprofile durch Pulsung aus verschiedenen Richtungen gemessen werden können. Je höher die Pulszahl pro Rotation ist, um so höher ist auch die Anzahl der Schwächungsprofile, aus denen das Bild rechnerisch rekonstruiert wird. Bei modernen Geräten werden bis zu 600 Pulse pro Umdrehung bei einer Pulsdauer von 1 ms erreicht. Die Empfindlichkeit der Detektoren ist dabei für das Ausmaß der Strahlenexposition des Patienten verantwortlich.

Beim *Rotationsscanner mit freistehendem Detektorkranz* (Abb. 4.6) sind die Detektoren in einem Vollkreis um den Patienten angeordnet. Der Röntgenstrahlenfächer trifft nach Durchstrahlung des ganzen Körpers oder eines Teils des Körpers auf mehrere Detektoren des Detektorkranzes und dabei wird ein Schwächungsprofil gemessen. Ein solcher Detektorkranz enthält mehr als 1000 Detektoren. Bei der fortlaufenden Drehung der Röhre (360°) um den Patienten erfolgt eine Röntgenstrahlen-Pulsung und die entsprechende diskontinuierliche Messung und Verarbeitung der Schwächungsprofile. Typische Größen der CT sind die Abtaststrecke a, der Schichtabstand b und die Schichtdicke c. Im Allgemeinen werden Schichtdicken zwischen 3 und 12 mm verwendet (Abb. 4.7).

Die digitalen Bildinformationen der CT erleben eine Vielzahl von rechnerischen Manipulationen, mit welchen die Informationstiefe erheblich erweitert werden kann. Hierfür werden die erfassten Messwerte zunächst in einen Steuerrechner gegeben, welcher die Daten einem Bildrechner oder einem Bildauswertungssystem übermitteln kann.

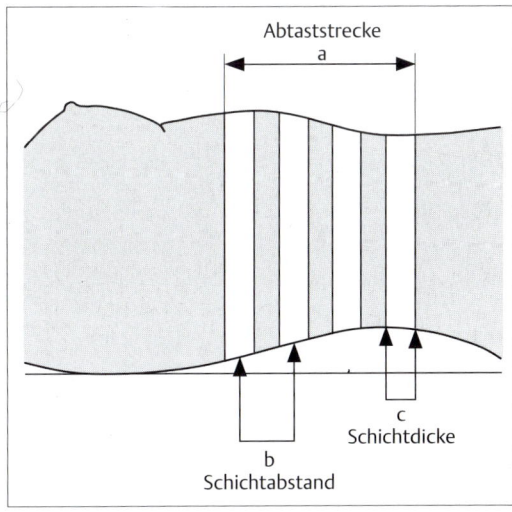

Abb. 4.**7** Wichtige Parameter bei der CT-Untersuchung.

Darüber hinaus kann der Steuerrechner auch über den sog. Informationsrückkopplungsweg die Geräteelektronik und somit den Röntgengenerator beeinflussen.

Die vom Bildrechner ermittelten Schichtbilder können auf unterschiedlichste Art und Weise auf Magnetplatten, Disketten oder Magnetbändern abgelegt und auf Monitorschirmen sichtbar gemacht werden.

Die charakteristische Größe für die Absorptionseigenschaften eines Matrixelementes ist die bereits erwähnte Hounsfield-Einheit. Die Werte bewegen sich zwischen 1000 für die stärkste Schwärzung bis zu –1000 für die geringste Bildschwärzung.

Die normalen Durchschnittswerte für eine Bildbetrachtung liegen zwischen 200 und –200; man kann jedoch mittels der sog. Fenstertechnik jedes aufgenommene Tomogramm mit frei wählbaren Einheiten belegen. Damit lassen sich nicht interessierende Informationen unterdrücken und das Interesse auf das in Frage stehende Objekt konzentrieren.

Als Beispiele sind typische Tomogramme im Thoraxbereich und das dazugehörige Scanogramm angegeben, welche die Detailinformationen sehr schön sichtbar machen (Abb. 4.8–4.10, Beschreibung ab S. 48).

Unverzichtbar ist die CT in der Neurologie und der Inneren Medizin bei Fragen nach dem Liquorsystem, z.B. Hirndruckzeichen oder Hydrocephalus. Ebenso im großen Bereich der Onkologie (zur Tumorlokalisation) oder bei der Suche nach entzündlichen Veränderungen.

Ganzkörper-CT

Die Anwendung der Ganzkörper-CT erstreckt sich auf Untersuchungen des gesamten Rumpfes.
- CT des Halses,
- CT des Thorax,
- CT des Oberbauches,
- CT des Abdomens und
- CT des Beckens.

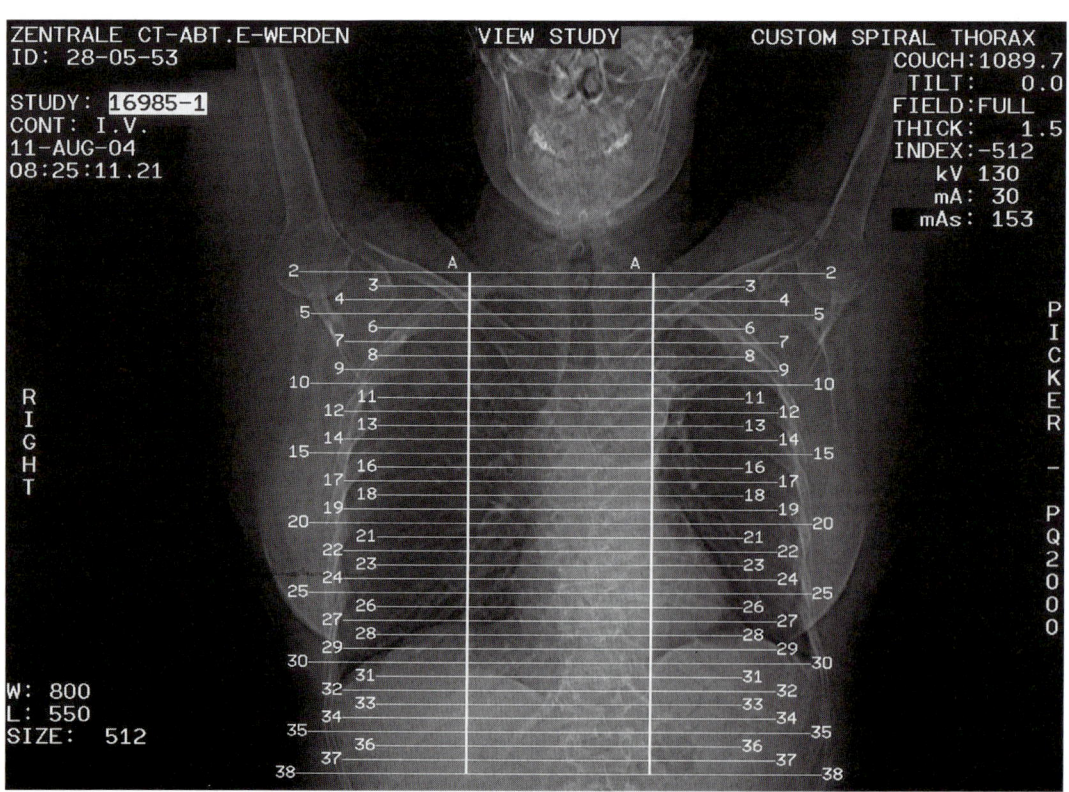

Abb. 4.**8** Scanogramm mit Linien zur Beschreibung der Lage der Schichten.

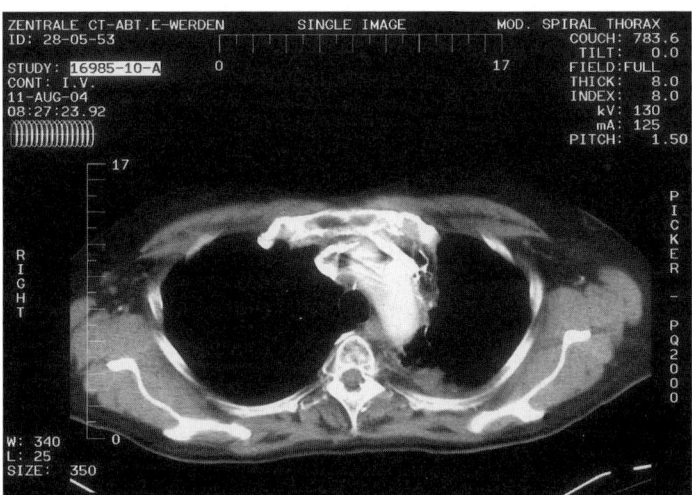

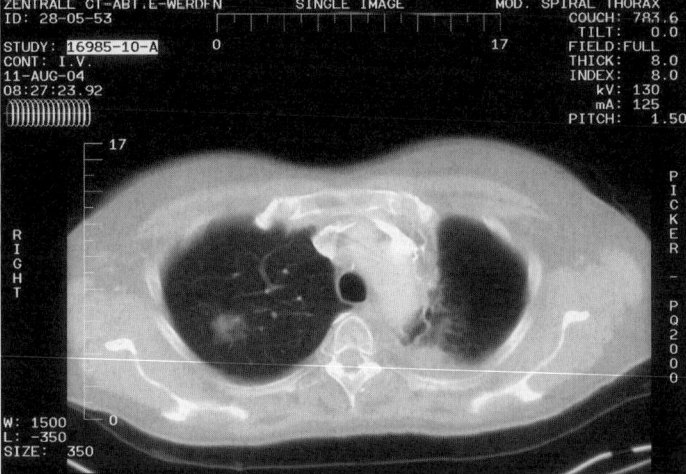

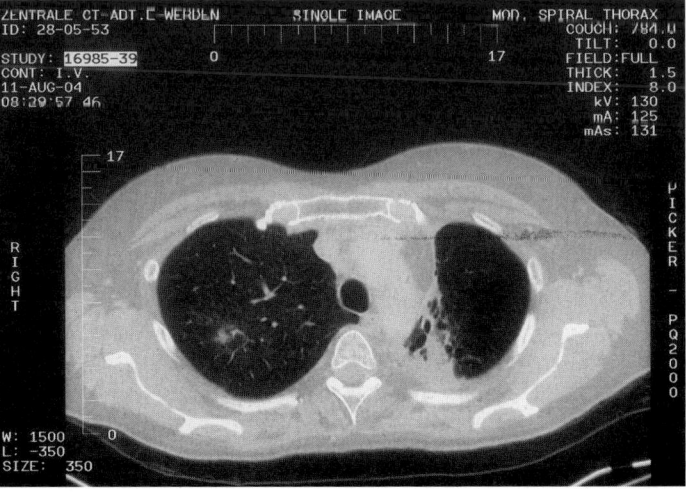

Abb. 4.**9** Thorax-CT Schicht 10.
a Im „Weichteilfenster".
b Im „Lungenfenster".
c Im „Lungenfenster" als HR-Scan
(HR = High resolution).

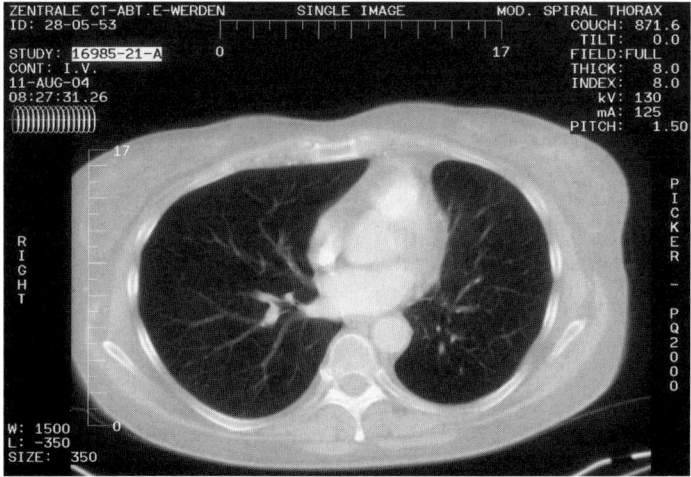

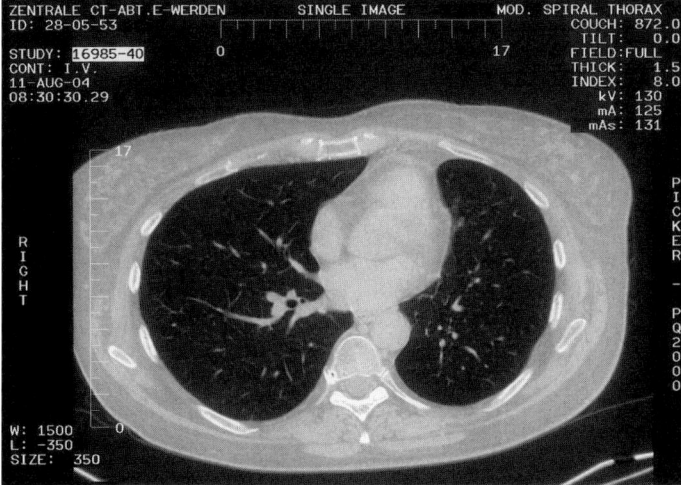

Abb. 4.**10**   Thorax-CT Schicht 21.
a Im Lungenfenster.
b Im Lungenfenster als HR-Scan
   (HR = High resolution).

CT des Halses

Die Halsorgane werden sowohl nativ als auch mit Kontrastmittel dargestellt. Die häufigsten Fragestellungen ergeben sich aus Erkrankungen der *Halswirbelsäule, z. B. Fehlbildungen oder Frakturen.* Die übrigen Fragestellungen betreffen die darzustellenden Organe und arterielle oder venöse Gefäße (Verschlüsse, Thrombosen, Missbildungen). Eine weitere, häufig gestellte Frage ist der Nachweis von *Abszessen oder Phlegmonen.* Im Bereich der Onkologie steht hier insbesondere die Frage nach *Lymphknotenvergrößerungen* im Vordergrund.

CT des Thorax

Beim Thorax wird die Untersuchung ebenfalls nativ oder mit Kontrastmittelgabe durchgeführt und in verschiedenen Fenstern zur Beurteilung der *Lungengerüststrukturen* oder der *Mediastinalstrukturen* betrachtet. Die meisten Fragestellungen bei der Darstellung des Lungengerüstes sind die nach *Rundherden, Pleuraherden, Entzündungen, Pneumokoniosen, Tumoren* und deren Beurteilung.

In den Abbildungen 4.8–4.10 ist ein Beispiel für ein *Bronchialkarzinom* wiedergegeben. Das *Scanogramm* (Abb. 4.8) zeigt die Lage der relevanten Schichten (in diesem Fall die Schichten 10 und 21). Zum Vergleich wird die Schicht 10 einmal im *„Weichteilfenster"* (Abb. 4.9a) und im *„Lungenfens-*

ter" (Abb. **4.9b**) gegenüber gestellt. Im letzteren kann man deutlich eine *Rundherdmetastase* erkennen. In Abb. **4.9c** wird die gleiche Schicht im „Lungenfenster" noch einmal mit einem *„High-Resolution-Scan"* oder *HR-Scan* (Schichtdicke 1,5 mm gegenüber 8 mm) verglichen. Im letzteren sind die Strukturen deutlicher zu erkennen.

Als weiteres Beispiel wird auch die Schicht 21 (Abb. **4.10a**) mit dem entsprechenden HR-Scan (Abb. **4.10b**) verglichen. Auch hier treten die Schwielenbildungen deutlicher in Erscheinung (Bemerkung: die Bilder wurden uns freundlicherweise vom Klinikum Essen Süd – Prof. Dr. R.-D. Müller – zur Verfügung gestellt).

CT des Abdomens

Die Untersuchung des Abdomens wird in der Regel mit Kontrastmittel durchgeführt. Dabei gibt man oral eine verdünnte Bariumsuspension zur Kontrastierung des gesamten Magen-Darm-Traktes. Alternativ kann auch ein wasserlösliches jodhaltiges KM benutzt werden.

Meistens erfolgt die zusätzliche Gabe von jodhaltigem KM intravenös. Man injiziert hierbei häufig mit einer *Druckspritze*, wobei das Ausmaß der Kontrastierung bestimmt werden kann. Die Untersuchungsart richtet sich natürlich nach der jeweiligen Fragestellung bzw. der Organdiagnostik. In der Regel wird diese Region in Dünnschnitt-Technik dargestellt, z.B. bei der Frage nach *Pankreaskopf-Karzinom*. Im gynäkologischen Bereich werden sich die Fragestellungen meist auf die Organe des Beckens beschränken. Bei Tumorerkrankungen müssen selbstverständlich die möglicherweise mitbefallenen *Lymphknotenstationen* dargestellt werden.

CT von Rückenmark und Wirbelsäule

Die CT-Untersuchung von Rückenmark und Wirbelsäule erfolgt im allgemeinen in Rückenlage mit dünnen Einzelschichten (3 mm). Aber auch die *Spiraltechnik* (s. S. 50) mit der Möglichkeit von *multiplanaren Rekonstruktionen* bietet sich an.

Zu den Indikationen gehören die Beurteilung der knöchernen Strukturen bei Frakturen, bei entzündlichen knöchernen Veränderungen oder die Frage des Kalksalzgehaltes im Bereich des Mineralstoffwechsels. Ferner werden hier Fragen nach *osteolytischen oder osteoplastischen Metastasen* oder auch Primärtumoren gestellt.

Ein Teil des Hauptanwendungsgebietes liegt in der Beurteilung der *Bandscheiben* sowie der Ausmaße der *Zwischenwirbelräume*.

Bezüglich des Rückenmarkkanals ist die häufigste Indikation die Frage nach *Spinalkanalstenosen*.

Gerade im Bereich der Wirbelsäule bzw. der Bandscheiben bieten sich neben reinen diagnostischen Methoden auch *interventionelle Eingriffe* an.

CT des Schädels

Bei der CT des Schädels werden die Anteile des Schädels über die Weichteile, die knöchernen Systeme, die intrakraniellen Anteile des Schädels mit Hirnhäuten, die Liquorräume, und die graue und weiße Hirnsubstanz dargestellt. Bevorzugt werden die Untersuchungen nativ durchgeführt, bei spezifischen Indikationen wird zusätzlich intravenös Kontrastmittel gegeben, insbesondere bei *Störungen der Bluthirnschranke*.

Die Durchführung erfolgt normalerweise in axialer Schichtführung, sowohl mit *Einzelscans als auch mit Spiraltechnik*. Bei *traumatologischen* Fragestellungen ist die Durchführung von *koronaren* Schichten sinnvoll. Hierzu gehört auch die hochauflösende Darstellung der Knochenstrukturen in *Dünnschnitt-Technik*, insbesondere die Beurteilung der Schädelbasis bzw. des Felsenbeines.

Allgemein ergeben sich die Indikationen aus allen medizinischen Fachbereichen. Meist geht es dabei um Fragen nach intrakraniellen Blutungen mit Nativuntersuchung:

- Subarachnoidalblutung,
- Sub- oder epidurales Hämatom,
- Parenchymblutung mit oder ohne Einbruch in das Gefäßsystem.

Häufig muss dabei zwischen *ischämischem Hirninfarkt* und einer *Parenchymblutung* unterschieden werden.

In der *Traumatologie* ist der Nachweis von Frakturen unterschiedlicher Größe oder auch des Ausmaßes einer *Impressionsfraktur* nachzuweisen.

CT der Extremitäten

Bei der Untersuchung von Extremitäten werden diese entweder einzeln oder beidseitig als *Regions of Intrest* dargestellt. Auch hier besteht die Möglichkeit mit Einzelscans oder Spiraltechnik auf die entsprechende Frage einzugehen. Die Indikationen werden hier unterteilt in:

- Darstellung der knöchernen Anteile bei Frakturen, entweder mit oder ohne Gelenkbeteiligung.
- Beurteilung der Weichteile in Bezug auf Weichteilentzündungen oder Tumoren. Eine weitere Indikation ist hier die Frage nach Gefäßbeteiligung mit intravenöser Kontrastierung.

Weitere Entwicklungen im CT-Bereich

Seit der Einführung der CT-Technik durch Hounsfield und Mitarbeiter 1972 sind mehrere Generationen von CT-Geräten entstanden. Diese unterschieden sich vorwiegend in der Zeit der Untersuchung, Zeit der Rekonstruktion, Anordnung von Röhren und Detektorsystem. Die Entwicklung lässt sich unterscheiden in Entwicklung von Hardware (Aufbau der Geräte, Anordnung verschiedener Systeme, Entwicklung neuer hochempfindlicher Detektoren) und der Weiterentwicklung im Software-Bereich.

Ein Höhepunkt war die Entwicklung von Geräten mit *Dauerrotation*, welche die Durchführung von *Spiraluntersuchungen* ermöglicht (die so genannte *Helix-Untersuchung* oder *Spiral-CT*). Im Gegensatz zu der sequentiellen Computertomographie, bei welcher sich die Untersuchung aus einer Serie einzelner Scans zusammen setzt, verwendet man bei der *Spiral-CT* eine kontinuierliche Rotation der Röhre in Verbindung mit einem kontinuierlichen Tischvorschub. Aus Sicht des Patienten bewegt sich der Fokus der Röhre längs einer spiralförmigen Bahn um ihn herum (Abb. **4.11 a**).

Hinsichtlich der Strahlenexposition lassen sich die Verhältnisse anschaulich mit dem Vorgang des Verbindens eines Patienten vergleichen: Der Verbrauch von Verbandmaterial ist derselbe, unabhängig davon, ob ein bestimmter Körperbereich in bestimmten Einzelbahnen oder kontinuierlich umwickelt wird. Die Dosis bei Spiral-CT ist somit praktisch mit der einer sequentiellen Untersuchung gleich zu setzen, solange der Tischvorschub und die Schichtdicke identisch sind.

Allerdings ist die Strahlenexposition aus einem anderen Grund dennoch etwas erhöht, denn um die zur Interpolation benötigten Daten am Beginn und am Ende der Spirale vollständig bereit zu stellen, muss – je nach Algorithmus – eine halbe bis ganze zusätzliche Rotation durchgeführt werden. Diese Erhöhung ist normalerweise geringfügig (Größenordnung ca. 10 %), Untersuchungen jedoch, die sich nur über wenige Schichten erstrecken (z. B. Knochendichtemessungen), sollten aus diesem Grunde besser nicht in Spiraltechnik erfolgen.

Die Spiral-CT bietet jedoch eine zusätzliche Möglichkeit, zur Dosisreduktion durch eine Vergrößerung des *Tischvorschubes* gegenüber der *Schichtdicke*. In Abb. **4.11 b** ist z. B. der Tischvorschub doppelt so groß wie die Schichtdicke. Hierdurch wird die Spirale derart auseinander gezogen, dass derselbe Körperabschnitt mit der halben Anzahl von Rotationen abgedeckt werden kann. Man nennt das Verhältnis von Tischvorschub TV zu Schichtdicke h den *Pitch p*:

$$p = TV/h.$$

❝ Die Strahlenexposition verringert sich also umgekehrt proportional zum Pitch. ❞

Während bei sequentieller Schichtführung ein Pitch mit *p > 1* partiell zu einem vollständigen Informationsverlust führen würde, ist bei der Spiral-

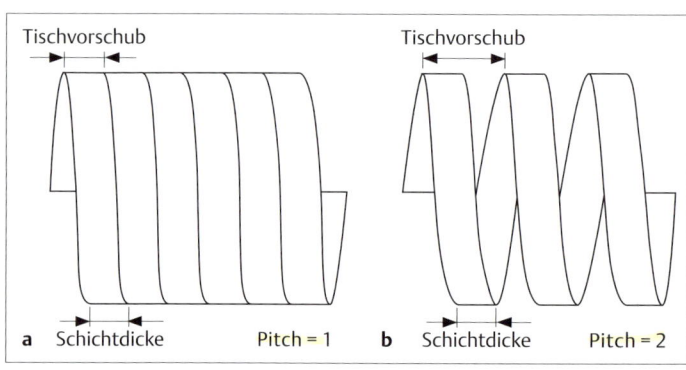

Abb. **4.11**
a Pitch = 1 (p = 1), Tischvorschub TV = Schichtdicke h (TV = h)
b Pitch = 2 (p = 2), Tischvorschub TV = 2 · Schichtdicke h (TV = 2 h)

CT lediglich eine reduzierte *Ortsauflösung* in Richtung der Systemachse z zu verzeichnen. Das Ausmaß der Verschlechterung der z-Auflösung hängt ganz wesentlich von der Art des verwendeten *Algorithmus* zur Rohdateninterpolation ab, mit dem die durch die Tischbewegung hervorgerufenen *systematischen Bewegungsartefakte* herausgerechnet werden.

Auf die Möglichkeit der Kalkulation der Dosiswerte des Patienten wird im Kapitel „Strahlenexposition des Patienten" eingegangen.

Die Spiral-CT ermöglicht des weiteren den klinischen Einsatz einer *Multi-Slice-CT*. Diese basiert auf der gleichzeitigen Akquisition von mehreren Schichten, deren Zahl variiert werden kann. Auch die Röhrenrotationszeit wird in den Bereich bis zu 0,5 Sekunden verkürzt. Diese Entwicklung ermöglicht daher eine weitere Sekundärrekonstruktion und wird bei Indikationen wie Tumorstaging, Polytraumen oder auch Organperfusionsmessung eingesetzt. Durch weitere Verkürzung der Untersuchungszeiten und entsprechende Software-Entwicklung ist selbst die Darstellung von schnellen Bewegungsabläufen möglich, zum Beispiel die Darstellung des Herzens mit der Beurteilung von Verkalkungen.

Elektronenstrahl-CT (Elektron-Beam-Tomography, EBT)

Eine besondere Technik ist die so genannte *Elektronenstrahl-CT*. Bei ihr wird zur Erzeugung der Röntgenstrahlung ein Elektronenstrahl über ein *ringförmiges Target* aus Wolfram bewegt und somit die ansonsten notwendige Rotation der Röhre simuliert. Die Ablenkung des Elektronenstrahls erfolgt über eine Anordnung mehrer Elektromagnete (*elektromagnetische Scan-Einrichtung*), die auf Grund der nicht vorhandenen Trägheit wesentlich schnellere Abtastungen (im Millisekundenbereich) ermöglicht.

Wegen der kurzen Scanzeit ist die EBT vor allem für Anwendungen in der Herzdiagnostik sowie bei schnellen Bewegungen geeignet, die normalerweise mit Bewegungsartefakten und damit entsprechenden Unschärfen verbunden sind.

Röntgenuntersuchungen mit Durchleuchtungsgeräten

Konventionelle Durchleuchtungsgeräte

Es ist noch nicht sehr lange her, dass man einen Leuchtschirm vor dem Patienten positionierte, auf welchem der Arzt die Untersuchung verfolgen konnte. Es war also eine Durchleuchtung im wahrsten Sinn des Wortes. Der Untersucher befand sich dabei direkt im Strahlengang, und wurde dadurch einer extrem hohen Strahlenexposition ausgesetzt. Die Reduktion der Strahlenintensität durch den Patienten auf unter 1 % und der sehr niedrige Wirkungsgrad der Leuchtschirme machten bei dieser Technik hohe Dosisleistungen nötig mit entsprechend hoher Strahlenexposition von Patient und Personal.

Eine besondere Rolle bei der heutigen Durchleuchtungstechnik, bei welcher allerdings der Leuchtschirm nicht mehr direkt durch Röntgenstrahlen zum Leuchten gebracht wird, spielt daher der so genannte Bildverstärker (Abb. 4.12). Dieser

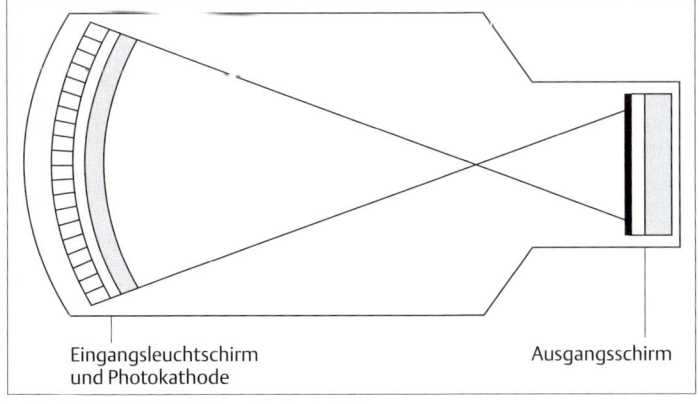

Abb. **4.12** Elektronischer Bildverstärker.

Eingangsleuchtschirm und Photokathode   Ausgangsschirm besteht aus einem evakuierten Gefäß, an dessen Frontseite sich ein Eingangsleuchtschirm mit der so genannten Photokathode befindet. Ein Teil der Röntgenphotonen, die auf die kristalline Struktur des Eingangsleuchtschirmes treffen, bewirken die Emission energiearmer Photonen (Lumineszenz), welche ihrerseits Elektronen in der Photokathode durch Photoeffekt freisetzen. Diese Photoelektronen werden zwischen der Photokathode und einem Ausgangsschirm durch die Elektroden einer Elektronenoptik beschleunigt bewegt. Dort bewirken sie mit ihrer Energie eine Fluoreszenz. Dabei sorgt die Elektronenoptik dafür, dass das Bild des Eingangsleuchtschirms auf den Ausgangsschirm so projiziert wird, dass dort ein umgekehrtes, seitenverkehrtes und verkleinertes Bild entsteht. Durch diese Bildverkleinerung und die Energiezufuhr in dem elektrischen Feld zwischen Eingangsleuchtschirm und Ausgangsschirm erreicht man dort eine große Helligkeit des Bildes, eben die Bildverstärkung.

Die Hauptbestandteile eines konventionellen Durchleuchtungsgerätes sind:

- Röntgenröhre,
- Zielgerät mit Fernsehbildverstärker,
- alternativ Prismen-Optik,
- simultane Kassetten-Rasterlade
- Patientenlagerungstisch, kombiniert mit entsprechenden Bewegungsmöglichkeiten,
- Tiefenblende,
- Belichtungsautomatik,
- Elektronischer Bildverstärker,
- Transformator, Gleichrichter, Generator,
- Schaltpult außerhalb des Kontrollbereiches.

Aufbau des Gerätes. Man unterscheidet grundsätzlich Geräte mit *Untertischröhre* und Geräte mit *Übertischröhre*. Bei der Arbeit am Patienten (im Kontrollbereich) sind für den Untersucher die Strahlenschutzbedingungen bei Untertischgeräten günstiger als bei Übertischgeräten. Das ist vor allem auf die Absorption der Nutzstrahlung durch den Patienten und den Lagerungstisch zurückzuführen, welche z. B. die Strahlenexposition der Extremitäten bei der Arbeit am Patienten erheblich reduziert (*der Expositionsunterschied ist etwa der Faktor 10*).

Unter dem Zielgerät sind Bleilamellen so angebracht, dass auch hier eine erhebliche Reduktion der Streustrahlung erreicht wird.

Bei Übertischröhren werden die Untersuchungen meistens vom Untersucher ferngesteuert, sodass dieser sich außerhalb des Kontrollbereiches

aufhalten kann. Die Zeit der Strahlenexposition ist hierdurch deutlich herabgesetzt. Der Untersucher ist nur noch bei komplizierten Untersuchungen wie Gefäßdarstellungen im Kontrollbereich selbst anwesend.

Alle Organsysteme können mit Hilfe von Zielaufnahmen untersucht werden. Auch die Kontrastmittelgabe ist bei allen Röntgenuntersuchungen möglich. Dabei werden bei der Untersuchung des Magen-Darm-Traktes Barium oder wasserlösliche Kontrastmittel verwendet. Bei Aufnahmen der Nieren, Gallenblase und Gallenwege wird intravenös injiziert.

Bei der Untersuchung der Gefäße unterscheidet man

- Venen (*Phlebographie*) und
- Arterien (*Angiographie*).

Dabei sind alle Kassettenformate möglich und es gibt auch die Möglichkeit, diese zu unterteilen.

Einzelteile. Die automatische Formateinblendung erfolgt über eine automatische Tiefenblende. Es besteht immer die Möglichkeit, von Durchleuchtung auf Röntgenaufnahme umzuschalten, indem die Kassette aus der Parkposition in den Strahlengang gefahren wird. Mit Beginn der Bewegung unterbricht ein Kontakt den Durchleuchtungsstrom, das Streustrahlenraster wird bewegt, die Röhrenheizung und die Anodendrehung wird eingeschaltet, und die Aufnahme wird ausgelöst. Danach fährt die Kassette in Parkposition.

Ferndurchleuchtung. Bei der Ferndurchleuchtung befindet sich der Untersucher außerhalb des Kontrollbereiches hinter einer Strahlenschutzwand. Dabei werden Untertischröhrengeräte mit automatischer Formateinblendung eingesetzt.

Gerätebeweglichkeit. Die Beweglichkeit des Lagerungstisches ist horizontal und bis 40 Grad Neigung möglich. Bei den meisten Geräten ist der Fokus-Film-Abstand variabel. Ebenso sind sowohl Tomographie als auch Zonographie mit diesen Geräten möglich. Hierdurch ist auch die Möglichkeit gegeben, bei Überlagerungen, z. B. bei der Darmuntersuchung, Röhre und Kassette zu schwenken.

Strahlenschutz. Eine besondere Möglichkeit des Strahlenschutzes ist die Verwendung der gepulsten Röntgenstrahlung. Dabei erfolgt die Emission der Strahlung aus der Röhre nicht kontinuierlich, sondern in Strahlpulsen, wobei die Pulsdauer und die Länge der Pausen individuell eingestellt werden können. Dies kann zu erheblichen Dosiseinsparungen führen und ist für einige Untersu-

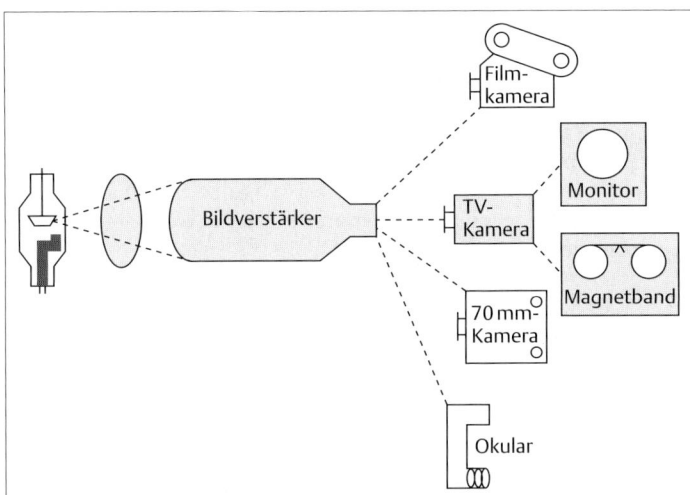

Abb. 4.**13** Verwendungsmöglichkeiten eines elektronischen Bildverstärkers.

chungen (z.B. in der Kardiologie) sogar vorgeschrieben.

Einsatzmöglichkeiten. Der Einsatz von Durchleuchtungsgeräten erfolgt z.B. im C-Bogen, in der Ambulanz und im OP.

Elektronischer Bildverstärker

Das Bild am Ausgangsschirm eines Bildverstärkers kann hinsichtlich der Bewegung direkt betrachtet werden, es kann auch durch eine Videokamera aufgezeichnet werden (Abb. 4.13). Das Videosignal wird dann auf einen oder mehrere Monitoren übertragen. Die analogen Fernsehsignale können digitalisiert zur Dokumentation des Untersuchungsvorgangs Einzelbilder aufnehmen. Diese können entweder weiter bearbeitet oder gespeichert werden.

Diese Entwicklung der Durchleuchtungseinheiten bieten mehr Informationen, sowohl bei der Bildauflösung als auch bei der Darstellung schneller Organvorgänge (Breischluck im Hypopharynxbereich, Herzpulsationen).

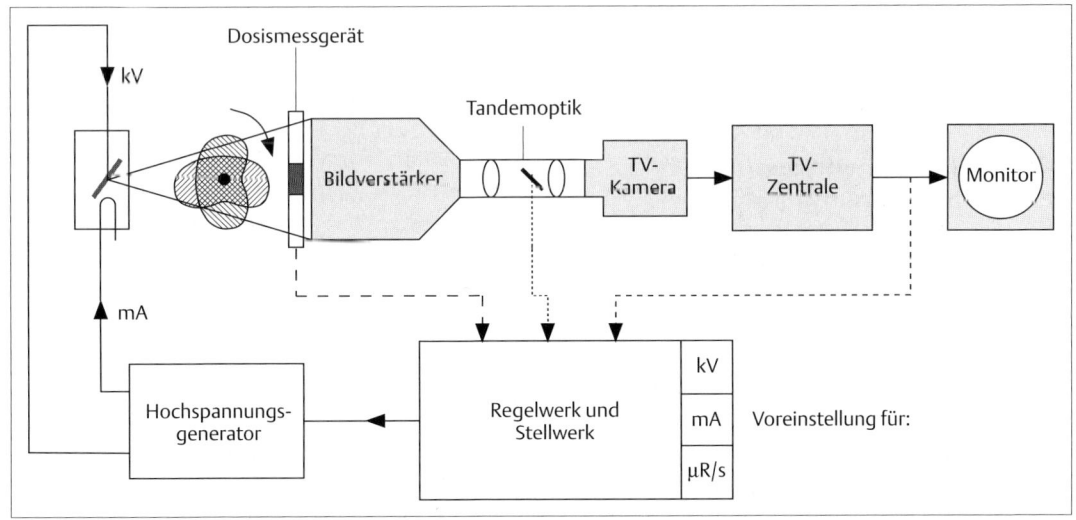

Abb. 4.**14** Automatische Dosis-Leistungs-Regelung.

Automatische Dosisleistungsregelung. Um die Helligkeitsstabilisierung durch automatische Dosis-Leistungs-Regelung zu steuern, wird eine automatische Dosisleistungsregelung verwendet (Abb. 4.**14**). Bei optimaler Bildgüte wird der Patient einer möglichst kleinen Strahlenexposition ausgesetzt

Digitale Speicherung bei Durchleuchtungsgeräten. Durch neue Möglichkeiten von Speichermedien ist die elektronische Bildverarbeitung erst möglich geworden. Von großem Vorteil ist hier die Möglichkeit der Einzelbildspeicherung sowie der Serienbildspeicherung zur weiteren Beurteilung ohne Strahlenexposition. Auch die neue Forderung, das aktuelle Durchleuchtungsbild festzuhalten, ermöglicht die expositionsfreie Beurteilung (*Speichermonitoren*).

Nur durch Entwicklung der elektronischen Bildbearbeitung sowie der elektronischen Bildspeichermedien sind die Wahl von Helligkeit, Pixel-Shiftung, der Lupenfunktion und der digitalen Subtraktion möglich. Alle bearbeiteten Aufnahmen sowie die diagnostisch wirksamen Aufnahmeserien können in Speichermedien wie Optical-Disc aufgenommen werden und jederzeit auf Monitoren sowie über eine Laserkamera auch auf Filmen verwendet werden.

 Die Vorteile der digitalen Bildbearbeitung sind:
- geringere Strahlenexposition,
- Einsparung von Kosten,
- wenig Archivraum,
- automatische Bildaufbelichtung,
- wahlweise Monitor oder Printbilder,
- hohe Bildfrequenz,
- Minderung des Quantenrauschens durch Pixel-Shifting.

Untersuchungsmethoden mit Durchleuchtungsgeräten

Röntgenuntersuchungen des oberen Gastrointestinaltraktes

Diese Untersuchung beinhaltet:
- Ösophagusdarstellung,
- Erfassung von Schluckstörungen und Motilitätstörungen des Hypopharynx,
- Beurteilung der KM-Passage unter Durchleuchtung:
  Mit Hilfe von oralem Kontrastmittel wird unter Durchleuchtung der Schluckakt sowie die Mo-

tilität des Hypopharynx beurteilt. Im weiteren Verlauf kommt es zur Darstellung der Ösophaguspassage. Die Passage kann im Monokontrast und Doppelkontrast beurteilt werden. Hierbei ist auf Passageverzögerungen zu achten, die durch Tumoren, entzündliche Veränderungen, Ösophagusvarizen, Hernien und Divertikel bedingt sein können.

Kontrastmittelpassage des Magens

Die Untersuchung wird unter oraler Einnahme von bariumhaltigem Kontrastmittel durchgeführt. Zusätzlich, um einen Doppelkontrast zu erzeugen, wird CO_2 gegeben. Wird auf die Motilitätsbeurteilung der Peristaltik verzichtet, so gibt man zusätzlich Buscopan unter Durchleuchtung, um in Hypotonie die Magenschleimhaut zu beurteilen. Hierbei werden in der Regel Zielaufnahmen der Cardia, des Corpus, des Antrums und des Duodenums durchgeführt. Die Untersuchung wird weitestgehend durch die endoskopische Untersuchung ersetzt, da hier gleichzeitig Probeexzisionen zur histologischen Beurteilung entnommen werden können.

Dünndarmdiagnostik mit Hilfe eines Enteroclysma

Nach Platzierung einer Sonde im distalen Duodenum wird verdünntes Bariumsulfat über die Sonde gegeben, anschließend bis zu 1500 ml Methylzellulose. Hierdurch ist es möglich, den gesamten Dünndarm im Doppelkontrast darzustellen. Mit Hilfe dieser Untersuchungsmethode gelingt es, die Topographie, die Funktion und die Passage des Dünndarmes darzustellen. Die Indikation hierzu ergibt sich aus der Frage nach chronisch-entzündlichen Veränderungen (Morbus Crohn), Störungen der Peristaltik, Passagestörungen bedingt durch Briden oder Tumoren und letztlich die Frage der Passage über das terminale Ileum in das Colon ascendens.

Untersuchung des Kolons

Ziel der Untersuchung ist die Darstellung des gesamten Dickdarmes im Doppelkontrast. Retrograd wird zunächst der Dickdarm mit einer Bariumsulfatsuspension unter Durchleuchtung dargestellt. Nach vorsichtiger Entleerung wird Buscopan zur Ruhigstellung der Peristaltik gegeben, anschließend wird der Darm retrograd mit Luft gefüllt zur Herstellung des Doppelkontrastes. Es werden Zielaufnahmen von allen Anteilen angefertigt, zusätzlich Übersichtsaufnahmen im Liegen sowie in Links- und Rechtsseitenlage.

Die Indikation ist die Darstellung von entzündlichen Veränderungen, von Passagebehinderungen, von Divertikeln oder Polypen. Eine subtile Untersuchungstechnik erfordert die Darstellung von Tumoren im Dickdarm.

Als Variante bei postoperativer Darstellung zur Beurteilung der Anastomose ist diese Untersuchung mit Gabe von jodhaltigem wasserlöslichem Kontrastmittel möglich.

Durchleuchtungsuntersuchung zur diagnostischen Abklärung

Hier handelt es sich um eine ergänzende Diagnostik bei unklaren Befunden wie z. B. Abklärung von Zwerchfellbeweglichkeit, Herzpulsation, Abklärung von Verschattungen in der Lunge unter Rotation des Patienten. Im traumatologischen Bereich Abklärung einer komplizierten Fraktur oder Mehrfachfragmentfraktur. Gastroenterologische Beurteilung der Galle und der Gallenwege hinsichtlich Steindiagnostik.

Angiographie

Die Angiographie wird meist nach Seldinger durchgeführt. Als Zugang dient hier die A. femoralis in der Leistenbeuge (transfemoral) oder die Direktpunktion einer Arterie in der Ellenbeuge, in der Axelhöhle oder am Hals

Die Gefahr bei der Punktion besteht darin, dass man mit der Nadelspitze unter die Intima der Gefäßhinterwand geraten kann. Je nach Organ und Fragestellung werden unterschiedliche Katheter verwendet.

Wichtig bei der Assistenz:
- Sterilität und Sauberkeit,
- Achtung auf geronnenes Blut im Spritzenkolben und Katheter oder Spülflüssigkeit wegen Emboliegefahr,
- Geräte gründlich reinigen (kein altes Blut in Kathetern!!!),
- keine Verwechslung von Kochsalzlösung, Lokalanästhesie und Kontrastmittel

Wichtig auch bei der Vorbereitung des Patienten:
- Gespräch,
- Gerinnungsverhältnisse,

- Pulse,
- Blutdruck,
- während der Untersuchung regelmäßige Spülung des Katheters (Achtung auf Blutgerinnsel).

Phlebographie

Bei der Phlebographie geht es um die Untersuchung des venösen Blutsystems im Bereich der unteren Extremitäten. Dabei werden hauptsächlich Fragen nach Venenentzündung und Krampfadern (oft vor OP) gestellt.

Bei der Beckenvenen-Phlebographie erfolgt eine Punktion der V. femoralis in der Leiste zur Abklärung einer Beckenvenenthrombose.

Myelographie

Bei der Myelographie erfolgt die Punktion (meistens im Sitzen) steril nach Lokalanästhesie. Die Nadel wird in den lumbalen Subarachnoidalraum eingeführt. Nach der Punktion muss Liquor frei abtropfen.

Die Untersuchung sollte möglichst nach vorheriger neurologischer Untersuchung erfolgen.

Nach der Untersuchung sollte der Patient für 6–8 Stunden eine halbsitzende Haltung einnehmen, um zu vermeiden, dass Kontrastmittel in die zerebralen Liquorräume aufsteigt (dieser Punkt ist strittig, andere Autoren lassen ihre Patienten flach lagern).

Komplikationen:
- Punktionsschwierigkeiten bei Verwachsungen nach Operation, bei engem Spinalkanal, bei Tumor in Höhe der Punktionsstelle,
- nach der Untersuchung: zerebrale Krampfanfälle, starke Kopfschmerzen,
- später: Entzündungen, Osteomyelitiden.

Mammographie – Darstellung der weiblichen Brust

Die Mammographie als spezielle Untersuchungsmethode ist erst seit Ende der 50-er Jahre in Anwendung (Abb. 4.15). Der Grund dafür war die Einsatzmöglichkeit von Molybdän-Anoden, bei welchen durch eine besondere Filtertechnik (Eigenfilterung der charakteristischen Linien (Abb. 4.16) äußerst homogene Röntgenstrahlung im extremen Weichstrahlbereich ($\approx$ 20 keV) isoliert werden kann.

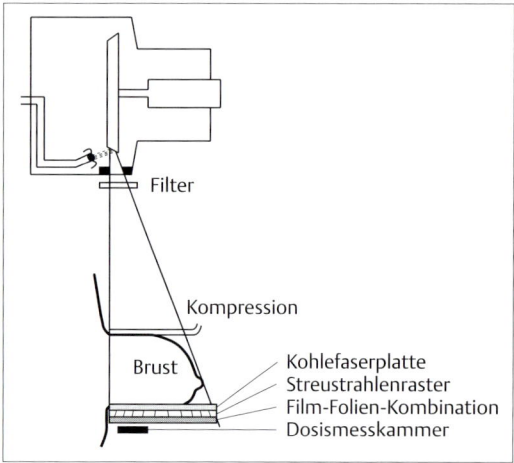

Abb. 4.**15**   Mammographie-Technik. Schematische Abbildung der Mamma. Die Hälfte des Strahlenkegels wird kathodenseitig ausgeblendet. Die Strahlung verläuft parallel zur Brustwand. Durch den Heel-Effekt (s. a. Abb. 4.**17** u. 4.**18**) an der Anodenseite nimmt die Dosisleistung der Strahlung mit der Dicke der Mamma ab.

Technik. Das Mammographiegerät verfügt über einen schwenkbaren Aufnahmebügel, einen Tubus zur Kompression und eine Belichtungsautomatik.

> 66 Wichtig bei der Aufnahme: Messkammer richtig positionieren! 99

Der Film-Fokus-Abstand beträgt mindestens 45 cm, außer bei Vergrößerungstechnik:

- Low-Dose-Systeme,
- Film-Folienkombination,
- optimaler Kontakt zwischen Film und Folie erforderlich.

Die hierdurch erreichten Vorteile sind:

- kürzere Belichtungszeit,
- kürzere Bearbeitungszeit,
- wichtig: geringe Strahlenexposition.

Mit der Mammographie werden die Absorptionsunterschiede zwischen Haut, Fettgewebe, Drüsengewebe und Verkalkungen wiedergegeben. Durch die energieärmere Strahlung mit einer Spezialröntgenröhre werden sehr kontrastreiche Röntgenbilder der weiblichen Brust gewonnen. Mit besonderer Filtertechnik gelingt es, relativ weiche Röntgenstrahlung mit extrem großer Homogenität zu erzeugen. Eine besondere Rolle spielt hierbei die *charakteristische Röntgenstrahlung* (s. Seite 22) von Molybdän, denn da liegen die Resonanzlinien gerade in dem für die Weichteiluntersuchung günstigen niederenergetischen Bereich (Abb. 4.**16**). Wird ein solches Spektrum mit einem Material gefiltert, das dem der Anode entspricht (in diesem Fall Molybdän), werden bevorzugt die charakteristischen Linien emittiert und die reine Bremsstrahlung stark reduziert.

Heel- Effekt

Ein zweiter (im Allgemeinen störender) Effekt der Röntgenröhre wird bei der Mammographie sinnvoll eingesetzt, der so genannte *Heel-Effekt* (Abb. 4.**17** u. 4.**18**). Dies ist der *Abfall der Dosisleistung* an

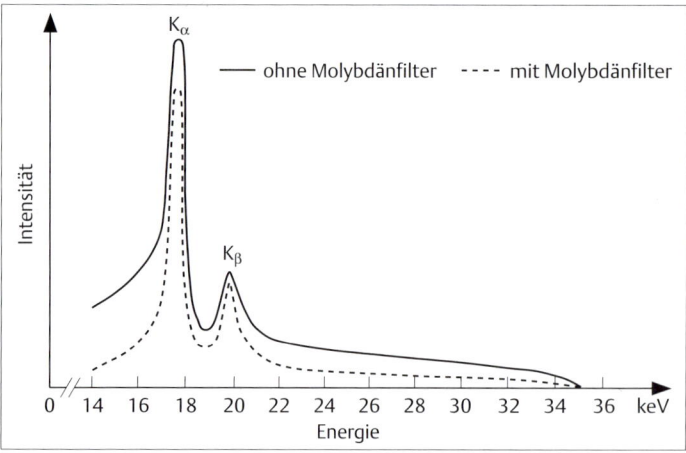

Abb. 4.**16**   Röntgenspektrum einer Mammographieröhre mit Molybdänanode (mit und ohne Molybdänfilter) bei U = 35 kV.

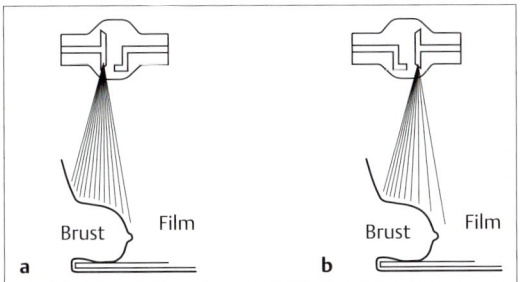

a b

Abb. 4.**17 a, b** Ausnutzung des Heel-Effekts bei der Mammographie. Wird der intensivere Teil des Strahlenbündels brustwandnah eingesetzt (**b**), so resultiert eine homogenere Filmbelichtung. Ein ähnlicher Effekt wird durch Ausgleichsfolien erreicht.

der Anode im Strahlenkegel, bedingt durch die *Selbstabsorption* der Anode.

Die im inneren einer Anode entstehende Röntgenstrahlung tritt *bevorzugt senkrecht* zur Elektronenrichtung in verschiedenen Richtungen aus der Anode aus. Je länger der Weg innerhalb der Anode ist, umso stärker wird die Strahlung geschwächt. Von der Anode abweisende Strahlenrichtungen erleiden dabei weniger Absorption als die zur Anode hingeneigten.

Ordnet man nun die Anode zur Brustwand hin an, so gleicht der *Heel-Effekt* die stark unterschiedlichen Absorptionen in der Brust aus und es entsteht eine nahezu homogene Belichtung.

Die Reduzierung des Streustrahlenanteils durch *Kompression* der Brust spielt bei der Mammographie eine besondere Rolle. Es wird hierbei zusätzlich auch die Gesamtabsorption verringert, was zu einer weiteren Reduzierung der Strahlenexposition beiträgt. Außerdem reduziert eine aus-

reichende Kompression den Objekt-Film-Abstand und damit die geometrische Unscharfe.

Zur Verbesserung der Qualität sind *digitale Mammographiegeräte* entwickelt worden. Hierbei ist das Film-Folien-Paket durch eine spezielle weiche Folie ersetzt, die digital belichtet und weiterbearbeitet wird.

Ergänzende Untersuchungen zur Mammographie

Die früher häufig angewendete *Xeroradiographie* wird heute wegen zu hoher Strahlenexposition nicht mehr durchgeführt.

Sonographie

Bei der Darstellung des Brustdrüsengewebes durch Ultraschall erreicht man inzwischen durch kurzwellige Ultraschallsonden (10 bis 13 kHz) eine ausgezeichnete Auflösung. Sie gilt als die beste Sekundärdiagnostik zur Mammographie durch die Möglichkeit der zur Differenzierung unterschiedlicher Gewebestrukturen der Mamma. Darstellbar sind insbesondere Zysten, Fibroadenome, Verkalkungsstrukturen. Auch Gewebsverdichtungen, in denen gutartige und bösartige Strukturen differenziert werden müssen, können dargestellt werden.

MRT-Untersuchung der Mamma

Als moderne Untersuchungsmethode ist die Magnetresonanztomographie ebenfalls zur weiteren Differenzierung der unterschiedlichen Gewebestrukturen der Mamma bestens geeignet. Ihr

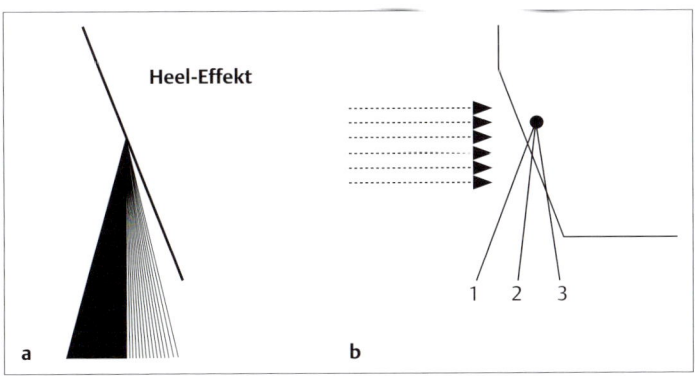

a b

Abb. 4.**18** Erklärung des Heel-Effekts.
a Anodenseitiger Abfall der Dosisleistung im Strahlenkegel.
b Im Inneren entsteht Röntgenstrahlung und tritt aus der Anode aus. Je länger der Weg aus der Anode ist, umso stärker wird die Strahlung geschwächt. Die Strahlung 1 erleidet weniger Absorption als die Strahlen 2 und 3.

Vorteil ist selbstverständlich die wegfallende Strahlenexposition. Es handelt sich um eine gute ergänzende Methode von in der Mammographie nicht endgültig zu differenzierenden Befunde. Zusätzlich besteht die Möglichkeit mit Kontrastmittel eine Differenzierung zwischen gutartigen und bösartigen Tumoren herbeizuführen.

Von Nachteil sind die nach wie vor hohe Kosten, daher ist in der Routine diese Untersuchung immer unter deren Berücksichtigung abzuwägen.

Infrarot-Thermographie/Plattenthermographie

Sie kommt wegen diagnostischer Fehlinterpretationen inzwischen kaum mehr im Einsatz.

Stereotaktische Punktion mit Hilfe von Röntgen- oder Ultraschalleinstellung

Hier ist die Lokalisation der verdächtigen Strukturen und die Auswertung und Einstellung über spezielle Geräte möglich. Der Vorteil ist die Möglichkeit, eine *Stanze* zur histologischen Untersuchung zu gewinnen.

5 Dosimetrie

Die Messung der Dosis sowohl zur Steuerung der Röntgengeräte als auch zur Ermittlung der Strahlenexposition von Patienten und Personal ist die Aufgabe der Dosimetrie.

Dosisbegriff

Man kann die Dosis einer Strahlenintensität nur durch ihre Wirkungen messen und das Wort ionisierende Strahlung sagt ja, dass die wesentliche Wirkung der Strahlung in Materie die Ionisation ist.

Dabei werden, wie wir gelernt haben, freie negative Elektronen und positive Restionen erzeugt. Die Zahl der erzeugten Ladungsträger kann somit als Maß für die Strahlenintensität dienen. Die Ermittlung der Zahl dieser Ladungsträger lässt sich am einfachsten am Beispiel einer luftgefüllten Messkammer deutlich machen. Bringt man ins Innere einer solchen Messkammer mittels gegenseitig geladener Elektroden ein elektrisches Feld, so werden die positiven Ionen zur negativen Elektrode (Kathode) und umgekehrt, die negativen Elektronen zur positiven Elektrode (Anode) transportiert. Der Stromfluss in einem in Reihe geschalteten Messgerät ist dann proportional zur Zahl der pro Sekunde erzeugten Ladungsträger (Abb. 5.1).

Als sog. *Ionendosis* definiert man nun die pro Massenelement erzeugte Ladung. Diese Definition gilt allerdings nur für Luft, da Ionendosismessungen in Materie praktisch nicht durchführbar sind. Als Symbol für die Ionendosis schreibt man J, für die Ladung Q und für die Masse m und wir erhalten so die Beziehung:

$$J = \frac{\Delta Q}{\Delta m}$$

Das Symbol Δ soll dabei zum Ausdruck bringen, dass es sich hierbei um beliebig kleine Massenelemente und somit auch um eine beliebig kleine Anzahl von Ladungsträgern handeln kann.

Die Einheit der elektrischen Ladung wird nach dem französischen Physiker Coulomb benannt (mit dem Symbol C).

Die Einheit der Ionendosis J ist somit die Einheit der Ladung Q dividiert durch die Einheit der Masse m mit den Symbolen *Coulomb pro kg (C/kg)*.

Anmerkung. Eine früher gebräuchliche Dosiseinheit ist das Röntgen (Symbol R). Sie definierte die Strahlendosis, welche in 1 cm³ Luft unter präzise definierten Bedingungen exakt eine Ladungseinheit (nach der damaligen Definition einer Ladungseinheit) erzeugt. Durch die neuere Entwicklung der physikalischen Einheiten (heutige Ladungseinheit 1 Coulomb) und die genaue Angabe der Luftmasse in 1 cm³ führt dies zu der Beziehung

$$1\,R = 2{,}58 \cdot 10^{-4} \text{ Coulomb pro kg}$$

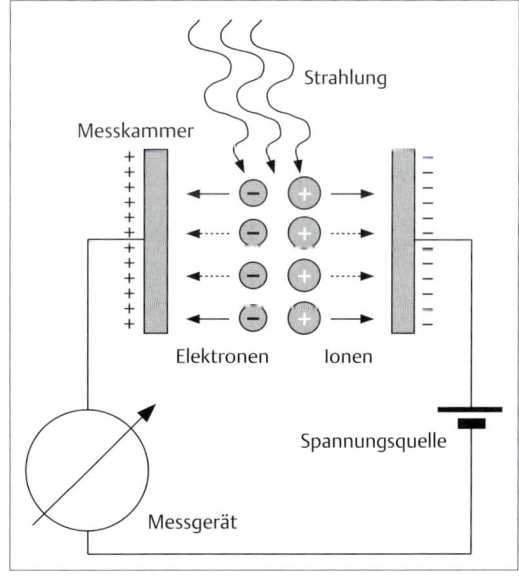

Abb. 5.1 Prinzip der Ionisationskammer.

Wesentlich ist dabei die Zusatzbemerkung, dass hier immer die Ionisation in Luft gemeint ist.

Für die Einheit Coulomb pro kg gibt es bislang noch kein abkürzendes Symbol. Mein Vorschlag wäre den verstorbenen Dosimetrieexperten Benno Markus mit dieser Einheit zu ehren und ihr den Namen Markus zu geben.

1 Coulomb pro kg wäre dann 1 Markus!

Nun ist mit der Aussage einer Ionendosis in Luft noch nichts über die Dosis in der in Frage stehenden Materie, in unserem speziellen Fall im Patienten, gesagt. Um hierüber Aussagen machen zu können muss man sich mit einem anderen Dosisbegriff beschäftigen, der so genannten *Energiedosis*.

Wie bei den physikalischen Grundlagen erläutert wurde, ist mit der Ionisation auch ein Energieaufwand verbunden.

66 Speziell für Luftmoleküle beträgt die sog. Ionisierungsarbeit 33,7 Elektronenvolt. 99

Das Elektronenvolt ist die atomphysikalische Einheit der Energie und die Beziehung zur makroskopischen Energieeinheit Joule lautet

1 Elektronenvolt = 1,6 · 10⁻¹⁹ Joule

Mit der Erzeugung von Ladungsträgern ist somit auch immer eine Abgabe von Energie verbunden und man definiert als *Energiedosis* die *vom Material absorbierte Energie dividiert durch die Masse*.

Als Symbol für die Energiedosis verwendet man das D für dose, für die Energie W für work, womit man die Beziehung erhält:

$$D = \frac{\Delta W}{\Delta m} \qquad Gy = \frac{Energie}{Masse}$$

Als Einheit für die Energiedosis D ergibt sich dann die Einheit der Energie dividiert durch die Einheit der Masse, also Joule pro kg. Diese Einheit hat als Kurzsymbol den Namen des Englischen Physikers *Louis Harold Gray* (1905–1965) bekommen (Gray mit dem Symbol **Gy**).

$$1\,Gy = 1\,\frac{J}{kg}.$$

Die alte Einheit der Energiedosis ist das Rad (rd) als der hundertste Teil der Einheit Gray. Für die Lektüre älterer Arbeiten sollte man sich daher merken:

1 rd = 1 cGy.

Da man weiß, dass zur Erzeugung eines Ionenpaares in Luft die Energie von 33,7 eV notwendig ist, und man zum anderen die Masse von 1 cm³ Luft unter den Definitionsbedingungen der Einheit Röntgen kennt, lässt sich die Äquivalentdosis berechnen:

1 R entspricht 8,77 mGy.

Auch hier sollte immer darauf geachtet werden, dass diese Beziehung nur für Luft definiert ist. Bringt man jedoch eine Luftkammer in ein Gewebe, so werden durch die Wechselwirkung der Strahlung mit dem Gewebe auch dort Sekundärelektronen erzeugt, welche in die Luftkammer zusätzlich einstreuen können. Die Ionendosis in der Luftkammer ist dann von dem umgebenden Gewebe abhängig und wir können unter bestimmten Voraussetzungen aus ihr die Energiedosis im Gewebe errechnen. Der Umrechnungsfaktor f hängt dann natürlich von dem Material der umgebenden Materie ab.

Die Abhängigkeit dieses Faktors von der jeweiligen Gewebeart und der Strahlenenergie kann dem Diagramm (Abb. 5.2) entnommen werden und wir erkennen, dass diese insbesondere für Energien unter 100 keV zu starken Abweichungen führt. Im Bereich zwischen 200 keV und 10 Millionen Elektronenvolt ist der Faktor nahezu konstant und beträgt etwa 1 rd/R (1 cGy/R).

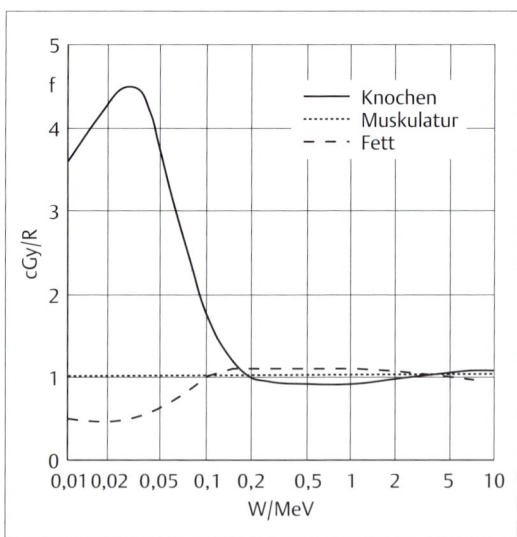

Abb. 5.**2** Abhängigkeit der Energiedosis von der Gewebeart.

Äquivalentdosis

Auch wenn wir die Energiedosis im Gewebe bestimmen können, ist dies noch immer kein ausreichender Hinweis auf die Wirkung der Strahlenexposition. Diese hängt sehr stark davon ab, auf welche Weise die Energie an das Gewebe abgegeben wird. Die unterschiedlichen Möglichkeiten dieser Energieabgabe werden durch den so genannten Linearen Energietransfer (LET) charakterisiert. Je nachdem, ob die einzelnen Ionisationsakte in Materie in größeren Abständen voneinander erfolgen oder in dichter Folge aufeinander, nennt man die Strahlung eine locker ionisierende oder eine dicht ionisierende Strahlung. Locker ionisierende Strahlen haben einen kleinen LET Wert, dicht ionisierende Strahlen hingegen haben einen hohen LET Wert. Zu den ersteren gehören die Röntgenstrahlen, sowie die Elektronen- und Betaminusstrahlen, zu der zweiten Gruppe die Neutronenstrahlen, Alphastrahlen usw. (Abb. 5.3 u. Abb. 5.4).

Die Unterschiede dieser Energieabgaben bestimmen auch die Wirkung der Strahlung auf das Gewebe. Ein Gray Neutronenstrahlung kann dabei eine weit größere Wirkung im Gewebe hervorrufen als ein Gray Röntgenstrahlung. Um dies quantitativ zu erfassen, wird die Röntgenstrahlung als Normvergleichsstrahlung herangezogen und die Wirkungen aller anderen ionisierenden Strahlenarten bei gleicher Energiedosis damit vergleichen. Ist deren Wirkung (wohlgemerkt immer bei der gleichen Energiedosis) um den Faktor q größer, so können wir sagen: 1 Gray der in Frage stehenden Strahlung ist q Gray Röntgenstrahlung in der Wirkung äquivalent. Dies wird durch die sog. Äquivalentdosis ausgedrückt, welche als spezielle Einheit den Namen des schwedischen Physikers *Rolf Maximilian Sievert* (1896–1966) bekommen hat.

q Sievert sind 1 Gray · q

Äquivalentdosis
H = D · q (q ist ein Bewertungsfaktor)
Sievert → q Sv = 1 Gy · q

Für ein Strahlungsfeld *R* (radiotonfield) werden zur quantitativen Bestimmung der Äquivalentdosis H_R einer Energiedosis D_R so genannte *Strahlungs-Wichtungsfaktoren* w_R verwendet (Tab. 5.1):

$H_R = w_R \cdot D_R$

Zur Beurteilung einer schädigenden Wirkung einer Dosis dienen die Begriffe *Teilkörperdosis D_T*, *Ganzkörperdosis D_G* und *effektive Dosis D_{eff}*.

Eine Ganzkörperdosis bedeutet generell, dass jedes gleiche Massenelement im Gewebe eines Körpers die gleiche Energie absorbiert hat. Dabei sind dann sämtliche Zellen gleichermaßen betroffen, was zum Beispiel bei dem größten Teil der natürlichen Strahlenexposition der Fall ist (s. S. 86).

Als Teilkörperdosis bezeichnet man, wie der mnemotechnische Name schon sagt, die Äquivalentdosis in einem Körperteil. Je nach Strahlensensibilität der betroffenen Organe führt eine Teilkör-

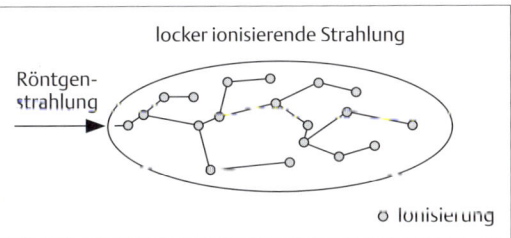

Abb. 5.**3** Locker ionisierende Strahlung

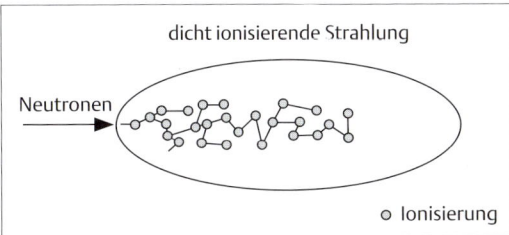

Abb. 5.**4** Dicht ionisierende Strahlung.

Tabelle 5.**1** Strahlungs-Wichtungsfaktoren w_R für die Ermittlung der Äquivalentdosis H_R

Art und Energiebereich	Strahlungs-Wichtungsfaktor w_R
Photonen, alle Energien	1
Elektronen, alle Energien	1
Myonen, alle Energien	1
Neutronen mit W < 10 keV	5
Neutronen mit 10 keV < W < 100 keV	10
Neutronen mit 100 keV < W < 2 MeV	20
Neutronen mit 2 MeV < W < 20 MeV	10
Neutronen mit W > 20 MeV	5
Protonen, außer Rückstoßprotonen, mit W > 2 MeV	5
α-Teilchen, schwere Kerne	20

Tabelle 5.**2**   Gewebe-Wichtungsfaktoren w_T für die Ermittlung der effektiven Dosis D_{eff}

Gewebe oder Organ	Gewebe-Wichtungs-faktor w_T
Keimdrüsen	0,20
Knochenmark (rot)	0,12
Dickdarm	0,12
Lunge	0,12
Magen	0,12
Blase	0,05
Brust	0,05
Leber	0,05
Speiseröhre	0,05
Schilddrüse	0,05
Haut	0,01
Knochenoberfläche	0,01
Andere Organe oder Gewebe [1, 2]	0,05

[1]   Für Berechnungszwecke setzen sich andere Organe oder Gewebe wie folgt zusammen: Nebennieren, Gehirn, Dünndarm, Niere, Muskel, Bauchspeicheldrüse, Milz, Thymusdrüse und Gebärmutter.

[2]   In den außergewöhnlichen Fällen, in denen ein einziges der anderen Organe oder Gewebe eine Äquivalentdosis erhält, die über der höchsten Dosis in einem der zwölf Organe liegt, für die ein Wichtungsfaktor angegeben ist, sollte ein Wichtungsfaktor von 0,025 für dieses Organ oder Gewebe und ein Wichtungsfaktor von 0,025 für die mittlere Organdosis der restlichen anderen Organe oder Gewebe gesetzt werden.

perdosis zu unterschiedlichen Gesamtwirkungen auf den Organismus. Zur Quantifizierung dieser Wirkung dient der Prozentsatz der Teilkörperdosis, der als Ganzkörperdosis die gleiche Wirkung machen würde. Eine Teilkörperdosis von 1 Sv der Keimdrüsen z. B. würde sich genau so auswirken, wie eine Ganzkörperdosis von 20 % der Teilkörperdosis, in diesem Falle also 200 mSv Ganzkörperdosis.

Die empirisch ermittelten jeweiligen prozentualen Werte sind als die so genannten Wichtungsfaktoren w_T in der Tabelle 5.**2** zusammen gestellt.

Effektive Dosis

Die effektive Dosis D_{eff} einer Körperregion ist die Summe der (mit den jeweiligen Gewebe-Wichtungsfaktoren w_T) gewichteten Organdosen D_O:

$$D_{eff} = \Sigma_i D_{Oi} \cdot w_{Ti}.$$

Tabelle 5.**3** gibt einen Überblick über die derzeit gültigen Dosisbegriffe.

Tabelle 5.**3**   Gültige Dosiseinheiten

Art der Dosis	Symbol	Internationale Einheit SI-Einheit	alte Einheit
Ionendosis	J	$C \cdot kg^{-1}$	Röntgen (R)
Ionendosisleistung	j	$A \cdot kg^{-1}$	Röntgen/Sekunde ($R \cdot s^{-1}$)
Energiedosis	D	1 Gray (Gy)	Rad (rd)
Energiedosisleistung	$\dot{D}$	$Gy \cdot s^{-1}$	Rad/Sekunde ($rd \cdot s^{-1}$)
Äquivalentdosis	D_O	Sievert (Sv)	Rem (rem)
Äquivalentdosisleistung	$\dot{}$	$Sv \cdot s^{-1}$	Rem/Sekunde ($rem \cdot s^{-1}$)

Coulomb = Ampere × Sekunde
Watt = Joule/Sekunde

Messgeräte und Methoden

In der Messtechnik zur Erfassung der Energiedosis unterscheidet man zwischen den absoluten Methoden und den relativen Methoden. Zu den absoluten Methoden zählt man solche, bei denen aus den gemessenen Veränderungen und bekannten physikalischen und chemischen Daten eines Materials die Energiedosis errechnet werden kann. Man unterscheidet die Kaloriemetrie, die Ionisationsdosimetrie und die chemische Dosimetrie.

Absolute Methoden

Kalorimetrie

Die kaloriemetrische Erfassung von Messgrößen zur Ermittlung der Energiedosis kann nur in solchen Materialien erfasst werden, bei denen die alleinige Veränderung des Materials in einer Erwärmung besteht, oder der Energieanteil, der zu einer anderen Veränderung führt, exakt benannt ist (z. B. spezielle Kunststoffarten). Aus der gemessenen, meist geringen Erwärmung kann direkt die Energiedosis ermittelt werden.

Das Verfahren ist sehr aufwendig und kann durch viele Störgrößen beeinflusst werden. Es eignet sich daher erst ab Energiedosisleistungen von mindestens 100 mGy/min.

Ionisationsdosimetrie

Diese Methode beruht auf der Messung der von der Strahlung in Luft erzeugten Ionen. Dieses Verfahren ist das am meisten verbreitete und erfasst Größen von 10^{-10}–10^2 Gy/min.

Messung der Ionendosis

Die Messung der Ionendosis wird mit Hilfe einer sog. Ionisationskammer durchgeführt. Eine solche Ionisationskammer besteht im Prinzip aus zwei Elektroden (ähnlich wie bei einem Kondensator in der Elektrotechnik) zwischen welchen sich ein definiertes Luftvolumen befindet (s. Abb. 5.1). Zwischen ihnen wird ein elektrisches Feld durch Anlegen einer elektrischen Spannung von mehreren 100 V erzeugt. Da die Platten isoliert voneinander

sind, fließt kein Strom. Durch Einfall von Strahlung jedoch werden die Luftmoleküle ionisiert, d. h. Elektronen werden aus dem Atomverband herausgeschleudert und stehen als freie Ladungsträger zur Verfügung. Durch den Einfluss des elektrischen Feldes fließt ein Strom im äußeren Stromkreis. Die Elektronen, welche eine negative Ladung haben, fließen zur positiven Elektrode (Anode), während die Ionen zur negativen Elektrode (Kathode) fließen. Der im Messkreis fließende Strom ist direkt proportional zur Ionendosisleistung in dem Luftvolumen. Das Messinstrument kann dabei durch eine Integralschaltung direkt in der Einheit der Äquivalentdosis mSv oder der Äquivalentdosisleistung mSv/h kalibriert werden.

Zur Dosis- und Dosisleistungsmessung bedient man sich verschiedener Messanzeigesysteme. Die in Abb. 5.5 gezeigte Anordnung dient der kontinuierlichen Messung der Dosis pro Zeiteinheit, der Dosisleistungsmessung. Dabei wird der in der Messkammer erzeugte Strom über einen Widerstand geführt. Sein Spannungsabfall wird gemessen und ist ein direktes Maß für die Dosisleistung.

Durch Variieren des Widerstandswertes kann der Messbereich erweitert werden.

In Abb. 5.6 wird die Ladungsmenge bei der Ionisation in der Kammer gemessen, die als Umlademenge über den Kondensator fließt. Sie ist ein Maß für die Dosis, die in der Kammer entsteht. Durch Verändern der Kondensatorkapazität kann der Messbereich erweitert werden.

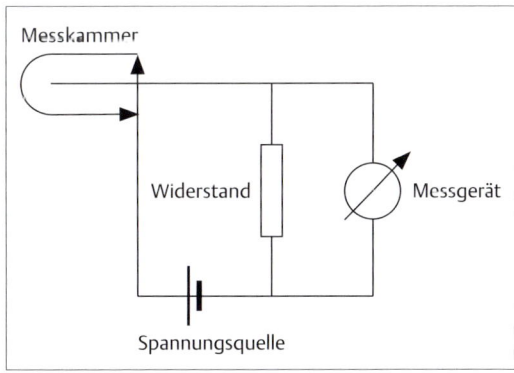

Abb. 5.**5**   Prinzip der Dosisleistungsmessung.

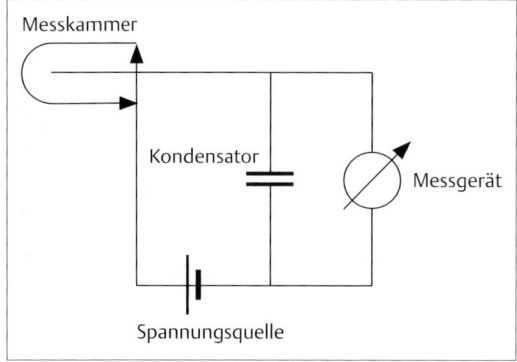

Abb. 5.**6**   Prinzip der Dosismessung.

Zu den besonders häufig zur Anwendung kommenden Dosimetern gehört das Füllhalter- oder Stabdosimeter. Es gehört zur Gruppe der Kondensatormesskammern. Sie arbeiten nach dem in Abb. 5.**7** gezeigten Prinzip der Kondensatoraufladung mit einer genau definierten Ladungsmenge und Entladung über die Ionisationskammern bei Einfall von ionisierender Strahlung. Die Restladung des Kondensators wird angezeigt.

Der Quarzfaden wird mit einer Spannung von etwa 150 V aufgeladen. Dabei nimmt der Quarzfaden eine Stellung ein, die dem Skalen-Nullwert entspricht (maximale Abstoßung). Durch die Ionisation der Luft durch einfallende Strahlung kommt es zu einer zunehmenden Entladung der Elektroden, wodurch die abstoßende Kraft entsprechend geringer wird und die Stellung des Quarzfadens sich proportional verändert.

Diese Lageänderung des Quarzfadens kann über ein Okularsystem in einer Skala abgelesen werden. Der Messbereich geht bis 2 msv (200 mR). Es stehen Stabdosimeter für verschiedene Energiebereiche zu Verfügung (Abb. 5.**8**).

Der Umgang mit diesen Stabdosimetern sollte möglichst behutsam sein, da auch durch Erschütterungen leicht eine Veränderung der Fadenpositionen eintritt. Der Messbereich sollte vollständig ausgenutzt werden, die erneute Aufladung des Dosimeters also immer erst nach vollständiger Entladung erfolgen!

Chemische Dosimetrie

Chemische Dosimetrie wird mit einem *Eisensulfat-Dosimeter* (oder auch *Fricke-Dosimeter*) betrieben. Das Verfahren beruht auf einer Oxidation von

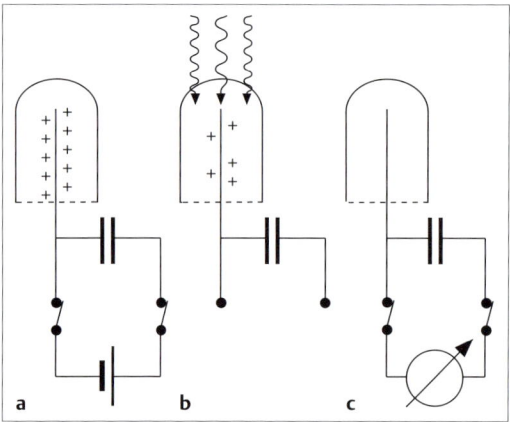

Abb. 5.**7**   Prinzipschaltung bei einem Stabdosimeter.

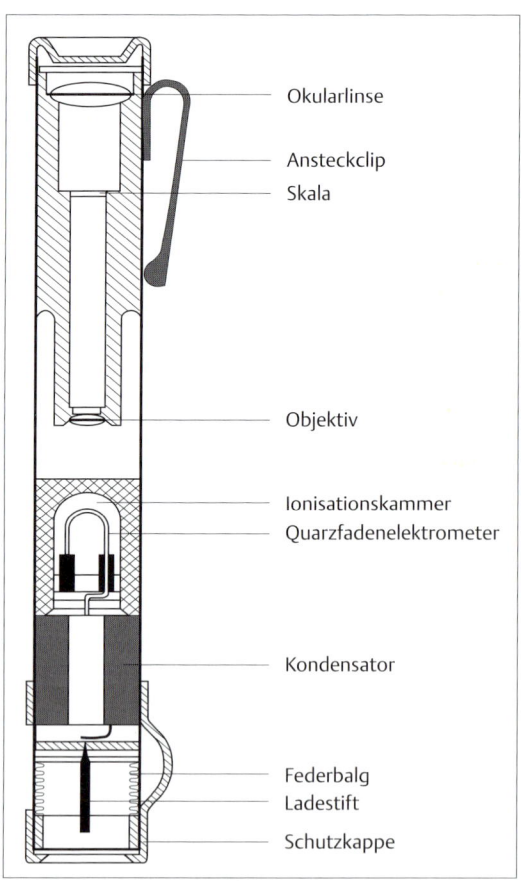

Abb. 5.**8**   Stabdosimeteraufbau.

Okularlinse

Ansteckclip

Skala

Objektiv

Ionisationskammer

Quarzfadenelektrometer

Kondensator

Federbalg

Ladestift

Schutzkappe

2-wertigen zu 3-wertigen Eisenionen in einer wässrigen Schwefelsäurelösung, hervorgerufen durch Einwirkung ionisierender Strahlung. Diese Reaktion führt zu einer Änderung der optischen Dichte der Lösung, die durch photometrische Messung erfasst werden kann. Ihr Nachweis erfolgt bei einer Wellenlänge von 304 nm.

Relative Methoden

Relative Methoden sind solche, bei welchen der Zusammenhang zwischen absorbierter Energie und messbarem Effekt nicht aus physikalischen Grundgrößen abgeleitet werden kann und erst durch Vergleich mit den Resultaten absoluter Energiedosisbestimmungen hergestellt werden muss (Kalibrierung).

Filmdosimetrie

Filmdosimeter beruhen auf der Schwärzung bestrahlter, entwickelter Filmemulsionen. Diese Schwärzung wird photometrisch gemessen (Abb. 5.**9**). Die Filmdosimetrie ist ein wichtiges Messmittel bei der Kontrolle der Personendosis und wird in Form von Kassettendosimetern bei den Strahlenschutzmaßnahmen eingesetzt. Nach § 35 der jetzt gültigen Röntgenverordnung werden solche amtlichen Personendosimeter für Personen vorgeschrieben, die sich aus beruflichen Gründen im Kontrollbereich aufhalten können. Für das Land NRW versendet das Materialprüfungsamt in Dortmund auf Anforderung Filmkassetten mit lichtdicht verpackten Filmen.

Die Filme müssen monatlich ausgetauscht und zur Auswertung nach Dortmund zurückgeschickt werden.

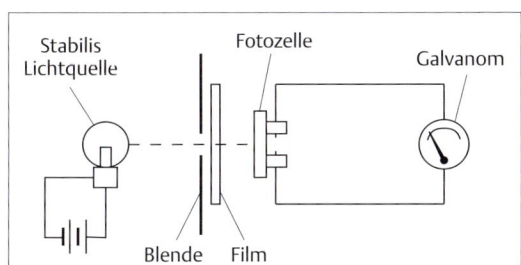

Abb. 5.**9** Dosismessfilm-Auswertung.

Die Schwärzung des Films hängt von der eingestrahlten Dosis und von der Energie der Strahlung ab, so dass beim Einsatz von Plakettendosimetern immer die Strahlenqualität berücksichtigt werden muss (gleiche Dosen von 60 kV Röntgenstrahlung und Kobalt-60 Gammastrahlung führen zur Schwärzung von Filmen im Verhältnis etwa 1/30).

Zur Abschätzung der Strahlenqualität ist innerhalb der Kassette ein so genannter Gleitschattenfilter angebracht (Abb. 5.**10**). Zusätzlich befinden sich in der Kassette *Bestrahlungs- und Richtungsindikatoren*, welche in Vorder- und Rückseite gegeneinander versetzt angebracht sind. Durch sie erreicht man Aussagen über die Qualität der eingefallenen Strahlung und über die Eintrittsrichtung. Aus diesem Grunde muss die Kassette immer mit der Vorderseite zur Streustrahlenquelle am Körper getragen werden, damit nicht fälschlicherweise die Strahlung als „aus dem Körper der Person austretend" interpretiert wird.

Die densitometrische Erfassung der Schwärzung ergibt zunächst eine relative Dosis. Mit Hilfe von Diagrammen wird hieraus die Personendosis durch Multiplikation mit Härtungsfaktoren ermittelt.

Unscharfe oder scharfe Kanten an der Filterbegrenzung geben Auskunft darüber, ob eine einfache oder mehrfache Bestrahlung stattgefunden hat. Die Eignung des Filmdosimeters beginnt bei Strahlenenergien ab etwa 20 keV. Die Nachweisgrenze bei monatlicher Auswertung liegt bei 0,1 mSv.

Thermolumineszenzdosimetrie (TLD)

Bei der TLD wird photometrisch die Lichtmenge gemessen, welche bei Erhitzung bestrahlter Kristalle von diesen emittiert wird. Sie eignen sich infolge ihrer geringen Größe für Dosismessungen in inhomogenen Feldern sowie für In-vivo-Messungen. Ihre Anzeige ist energieabhängig. Außerdem wird diese Messart bei der Personendosimetrie angewendet (Ringdosimeter). Der Messbereich reicht von 10^{-3}–10^4 Gy.

Radiophotolumineszenzdosimetrie

Diese Art der Messung erfordert Phosphatgläser, welche die Fähigkeit besitzen, im sichtbaren Lichtbereich zu leuchten, nachdem man sie radioaktiv bestrahlt hat und ultraviolettem Licht aussetzt.

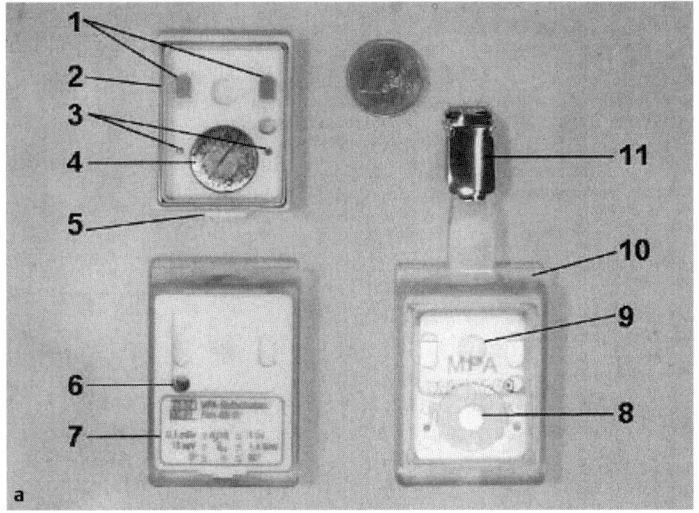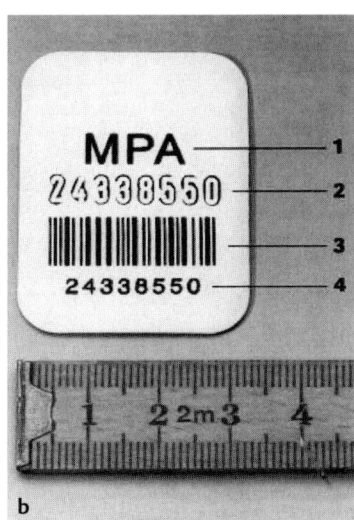

Abb. 5.10   Gleitschatten-Filmdosimeter-Sonde (**a**) und Messfilmpackung (**b**).

a
1 Betastrahlungsindikator*
2 Abschirmrahmen
3 Richtungsindikator*
4 Metallfilter
5 Verschluss
6 Film-Kontroll-Loch
7 Typenschild-Aufdruck

8 Gleitschatten-Filter
9 Plastikfilter
10 transparente Vorderseite
11 Befestigungsklipp

(* in Vorder- und Rückseite gegeneinander versetzt angebracht)

b
1 Messstellenlogo
2 eingeprägte Filmnummer
3 Strichcode
4 Klarschriftzeile

Das dabei emittierte Licht wird wiederum photometrisch gemessen, wobei die Anzeige wieder energieabhängig ist. Messbereich und Anwendung sind für ähnliche Zwecke wie bei der TLD-Messung geeignet.

Speziell in der Medizin gebräuchliche Dosisbegriffe

Gewebe-Oberflächendosis

Energiedosis im Gewebe in einem Punkt an der Körperoberfläche (DIN 6814/3).
    Der Begriff ist. sowohl auf der Eintritts- wie auch auf der Austrittsseite der Strahlung anwendbar.

Isodosenkurve

Kurve, die alle Punkte gleicher Energie- und Ionendosis in einer Ebene enthält (DIN 6814/3).

Isodosenfläche

Fläche aller Punkte gleicher *Energie- oder Ionendosis* in einem räumlichen Bereich (DIN 6814/3).

Herddosis

Energiedosis an einem anzugebenden Punkt im Gewebe des Herdgebietes (DIN 6814/3).

Relative Tiefendosis

Energiedosis in einem Punkt des Körpers, bezogen auf die Dosis in einem anderen (jeweils anzugebenden) Punkt (Angabe meist in %).

Einfallsdosis

Energiedosis an der Stelle, an der die Strahlung den Patienten trifft, jedoch *ohne* die durch den Patientenkörper verursachte *Rückstreuung.*

Messung der Einfalldosis. Es wird unter Abwesenheit des Patienten bzw. Phantoms die Dosis in dem Punkt (auf der Achse des Nutzstrahlenbündels) gemessen, in dem die Strahlung auftreffen würde.

Austrittsdosis

Energiedosis an der Strahlaustrittsstelle, *einschließlich Streuzusatz.*

Messung der Austrittsdosis. Es wird unter Anwesenheit des Patienten bzw. Phantom die Dosis in dem Punkt (auf der Achse des Nutzstrahlenbündels) gemessen, in dem die Strahlung austritt.

Dosisbegriffe des Strahlenschutzes

Personendosis

Die *Personendosis* ist die *Energiedosis für Weichteilgewebe* oder die *Standard-Gleichgewichtsionendosis*, gemessen an einer für die Strahlenexposition als repräsentativ geltenden Stelle der Körperoberfläche einer Person.

Körperdosis

Die *Körperdosis* ist die über ein kritisches Volumen des Körpers, im Fall der Haut über eine kritische Hautfläche gemittelte *Äquivalentdosis.*

Organdosis

Die *Organdosis* D_O ist die mittlere *Äquivalentdosis* im Organ, Gewebe oder Körperteil.

Ortsdosis

Die *Ortsdosis* ist die *Äquivalentdosis* für Gewebe gemessen in einem anzugebenden Ort. Messgrößen sind die *Umgebungsäquivalentdosis H*(10)* und die *Richtungsäquivalentdosis H*(0,07,Ω).*

Dosis-Flächen-Produkt

Das *Dosis-Flächen-Produkt* ist eine Messgröße zur Dokumentation. Man versteht darunter das Produkt aus der Energiedosis im Zentrum einer durchstrahlten Fläche in cGy und der Größe der Fläche in cm², angegeben in der Einheit cGy · cm². Auf Grund der Kompensation der quadratischen Flächenzunahme mit dem Abstand durch die umgekehrt quadratische Abnahme der Dosis ist diese Messgröße unabhängig vom Abstand der durchstrahlten Fläche zur Quelle.

Messgrößen für äußere Strahlung bei der Ortsdosimetrie

Umgebungs-Äquivalentdosis H*(10)

Äquivalentdosis, die im zugehörigen *ausgerichteten und aufgeweiteten Strahlungsfeld in 10 mm Tiefe* auf dem der Einfallsrichtung entgegengesetzt orientierten Radius einer *ICRU-Kugel* erzeugt würde.

Richtungs-Äquivalentdosis H′(0,07 Ω)

Äquivalentdosis, die im zugehörigen *aufgeweiteten Strahlungsfeld in 0,07 mm Tiefe* auf einem in festgelegter Richtung Q orientierten Radius einer *ICRU-Kugel* erzeugt würde.

Messgrößen für äußere Strahlung bei der Personendosimetrie

Tiefen-Personendosis $H_p(10)$

Äquivalentdosis in 10 mm Tiefe im Körper an der Tragestelle des Personendosimeters.

Oberflächen-Personendosis $H_p(0,07)$

Äquivalentdosis in 0,07 mm Tiefe im Körper an der Tragestelle des Personendosimeters.

Dosimetrie und Messtechnik bei der Anwendung radioaktiver Nuklide

Das prinzipielle Messverfahren für die Energieträger der Strahlung, die aus radioaktiven Substanzen emittiert werden, ist dem bei einer Ionisationskammer sehr ähnlich. Wegen der hohen Energien der Strahlen kommt deren Teilchencharakter hier stärker zum Tragen. Die Ionisationskammern werden daher zu *Zählrohren* ausgebildet. Hierbei werden in den Kammern nicht mehr die Stromstärken gemessen (z. B. als Maß für die Dosisleistung), vielmehr werden Strom- und Spannungspulse *gezählt*.

Zählrohre

In Abb. 5.**11** ist das Prinzip eines solchen Zählrohres am Beispiel einer zylindrischen Ausführung erläutert. Es handelt sich um ein dünnwandiges, gasgefülltes Metallrohr, welches sowohl als Kammerwandung dient, als auch die Rolle der Kathode spielt. Im Zentrum des Rohres befindet sich ein dünner Metalldraht, den man auch *Anoden- oder Zähldraht* nennt, da er als Anode dient.

Je nach angelegter Hochspannung unterscheidet man zwischen *Proportionalzählrohren* und *Geiger-Müller-Zählrohren*. Das elektrische Feld in einem zylindrischen Zählrohr ist inhomogen. Da sich die Feldlinien zum Anodendraht hin konzentrieren, nimmt die Feldstärke umgekehrt proportional zum kleiner werdenden Abstand zu. Die durch Ionisation erzeugten Elektronen bewegen sich in Richtung zunehmender Feldstärke auf den Anodendraht zu, und wenn ihre Energie dabei größer als die Ionisationsenergie des Füllgases ist, nehmen die Ionisationsakte lawinenartig zu. Es kommt zu der so genannten *Gasverstärkung*. Die Zahl der Ladungsträger kann sich dabei gut um den Faktor 10^4 vermehren, je nach angelegter Spannung, und das Ausgangssignal ist der vom primären Teilchen abgegebenen Energie *proportional*. Solange die Röhrenspannungen in diesem Bereich liegen und die Gasverstärkungs-Entladung sich auf den Teilchendurchgangsort beschränkt, spricht man daher von einem *Proportionalbereich* und nennt dann das Zählrohr kurz *Proportionalzählrohr*.

Wegen der Proportionalität des Messsignals zur Energieabgabe eines Teilchens lassen sich in

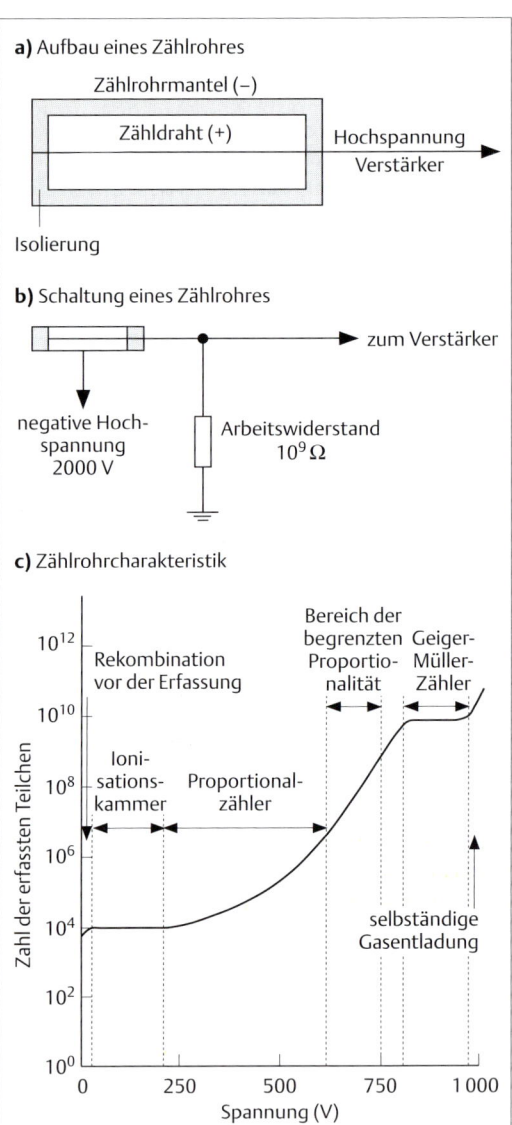

a) Aufbau eines Zählrohres

b) Schaltung eines Zählrohres

c) Zählrohrcharakteristik

Abb. 5.**11**   Aufbau von Zählrohren und deren Kennlinie (Ionisationsstrom als Funktion der Zählrohrspannung) mit verschiedenen Arbeitsbereichen (nach Angerstein):
a Aufbau eines Zählrohrs.
b Schaltung eines Zählrohrs.
c Zählrohrcharakteristik.
(aus Büll et al.: Nuklearmedizin, 3. Aufl. Stuttgart: Thieme 1999)

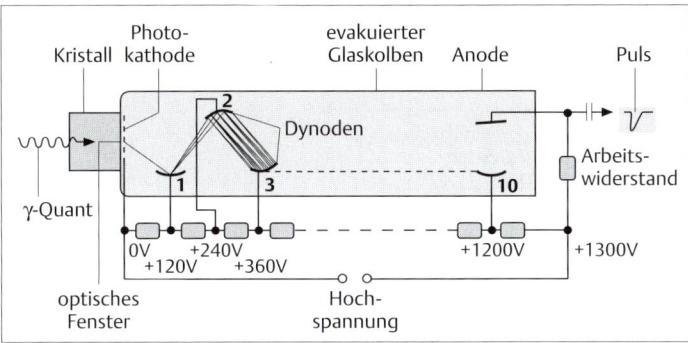

Abb. 5.12 Prinzipieller Aufbau eines Szintillationsdetektors. Das γ-Quant wird im Kristall absorbiert. Die dabei erzeugten Lichtquanten gelangen über ein optisches Fenster auf die Photokathode und setzen dort Photoelektronen frei. Diese werden in einem Dynodensystem (1–10) vervielfacht und von der Anode abgesaugt, sodass ein kurzfristiger Anodenstrom fließt, der zu einem Spannungsimpuls führt (aus Büll et al.: Nuklearmedizin, 3. Aufl. Stuttgart: Thieme 1999).

diesem Arbeitsbereich stark ionisierende Teilchen wie die α-Strahlen und schwach ionisierende wie die β-Strahlen unterscheiden.

Bei weiterer Spannungssteigerung wird sich die Entladung im Zählrohrvolumen immer weiter entlang des gesamten Anodendrahtes ausbreiten und die Gasverstärkungen erreichen Faktoren von 10^8 bis 10^{10}. Dann werden unabhängig von der Art und Energie der einfallenden Teilchen die Signale alle gleich groß. Dieser Bereich wird nach den deutschen Physikern *Johannes Geiger* (1882–1945) und *W. M. Müller* (1905–1979), die gemeinsam aus einem *Geigerschen Spitzenzähler* ein Zählrohr in diesem Spannungsbereich entwickelt haben, *Geiger-Müller-Bereich* genannt. Geiger verdanken wir übrigens auch die Erkenntnis, dass die Ordnungszahl eines chemischen Elements gleich der Kernladungszahl seines Atomkernes ist.

Mit einem Zählrohr im *Geiger-Müller-Bereich*, kurz *Geiger-Müller-Zählrohr* genannt, kann man also verschiedene Teilchen in ihren Eigenschaften nicht unterscheiden, die Teilchen werden im wahrsten Sinn des Wortes *gezählt*.

Beide Zählrohre eignen sich zur Bestimmung kleiner Dosen und Aktivitäten sowie zur Dosisleistungsmessung. Allerdings sind die Gehäusewände bei geschlossenen Zählrohren für die α- und β-Strahlung problematisch und man verwendet hierfür besser offene Zählrohre im Gasdurchflussbetrieb. Bei den so genannten *Kontaminationsmonitoren*, auch *Kleider- oder Personenmonitoren* genannt, wird das Gasvolumen durch extrem dünne Folien abgeschlossen, welche für α- und β-Strahlung ausreichend transparent sind. Gleichzeitig enthalten diese mehrere parallel geführte Anodendrähte und arbeiten im Proportionalbereich.

Bei den Szintillationszählern regen die ionisierenden Strahlen so genannte Szintillationsmedien zum Leuchten an. Dabei handelt es sich um organisch dotierte Flüssigkeiten oder polymerisierte Festkörper, die bei Energieaufnahme Lichtblitze aussenden, deren Intensität der deponierten Energie proportional ist.

Die Szintillationsphotonen werden über einen Lichtleiter auf die Photokathode eines Photomultipliers abgebildet. Dieser wandelt, ähnlich wie bei einer Bildverstärkerröhre bei Durchleuchtung, die Photonen via Photoeffekt in Photoelektronen und vermehrt deren Anzahl durch mehrmalige Verstärkung an den so genannten Dynoden (Abb. 5.12).

Eine weit größere Empfindlichkeit bei der Erfassung der Strahlung aus radioaktiven Stoffen haben die Halbleiterzähler. Die α-, β- oder γ-Strahlen erzeugen in den meist auf Silizium oder Germanium basierenden Halbleiterkristallen so genannte Elektronen-Loch-Paare schon bei sehr kleinen Energien (einige eV), die durch elektrische Felder rechtzeitig abgesaugt werden, bevor sie rekombinieren. Die Halbleiterdetektoren eignen sich wegen ihrer enormen Energieauflösung besonders gut zur γ-Spektroskopie, wobei man anhand der charakteristischen Linien die Radionuklide differenzieren kann.

Aktivimeter

Aktivimeter sind kalibrierte Messanordnungen, die direkt die Aktivität von Proben anzeigen. Die dabei in der Regel eingesetzten *Schachtionisationskammer* besteht aus einem zylindrischen, gasgefüllten Behälter, in welchem die koaxial angeordnete Anode in Form eines Hohlzylinders ausgebildet ist.

Das Ionisationskammerprinzip ermöglicht einerseits einen sehr großen Messbereich und ande-

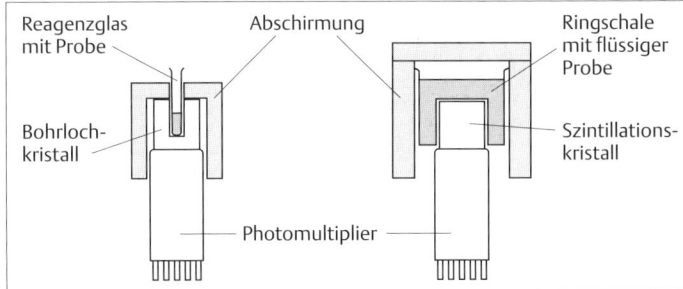

Reagenzglas mit Probe

Abschirmung

Ringschale mit flüssiger Probe

Bohrloch-kristall

Szintillations-kristall

Photomultiplier

Abb. 5.**13** In-vitro-Messplatz zur Probenmessung im Reagenzglas bzw. in einer Ringschale (aus Büll et al.: Nuklearmedizin, 3. Aufl. Stuttgart: Thieme 1999).

rerseits eine hohe Konstanz der Anzeige, denn an die Messgenauigkeit werden hohe Anforderungen gestellt. Die Proportionalität zwischen Anzeige und tatsächlicher Aktivität darf nicht mehr als um ± 5 % abweichen.

Kollimatoren

Zur Konzentration einer Strahlung auf ein dreidimensionales Volumen verwendet man in der Optik geeignete Linsensysteme. Im Energiebereich der Gammastrahlung versagen diese „klassischen" Methoden. Man muss sich vielmehr geeigneter Kollimatoren bedienen, welche die Photonen in bestimmte Richtungen „zwingen". Als *Sichtfeld* bezeichnet man den geometrischen Ort aller Punkte, von denen aus der Kristall voll eingesehen werden kann.

Bei runden Kollimatoren ist das *Vollsichtfeld* eine Kreisfläche und das *Teilsichtfeld* (geometrischer Ort aller Punkte, von denen aus der Kristall nur zum Teil eingesehen werden kann) eine Ringfläche. Für die Kollimation gibt es unterschiedliche Systeme in verschiedenen Ausführungen. Prinzipiell strebt man ein möglichst großes Vollsichtfeld im Vergleich zum Teilsichtfeld an (ähnlich wie beim Halbschatten in der Optik, weshalb man das Teilsichtfeld auch als Randunschärfe bezeichnet).

Messplätze

Prinzipiell können die Aktivitäten radioaktiver Stoffe im Körper (*in vivo*) oder in Messproben (*in vitro*) ermittelt werden.

Bei der *in-vivo-Messung* werden Aktivitäten in bestimmten Organen oder Körperregionen registriert (Organmessplätze). Bei einem Ganzkörperzähler wird die Aktivität einer inkorporierten radioaktiven Substanz im gesamten Körper mit hoher Nachweisempfindlichkeit und weitgehend unabhängig von der örtlichen Verteilung quantitativ bestimmt.

In-vitro-Systeme dienen zur Ermittlung der Aktivitäten von Radionukliden in Messproben, z. B. in Blut oder Serum. Das allgemeinste Beispiel hierfür sind die so genannten *Bohrlochdetektoren* (Abb. 5.13). Ein koaxial im Szintillationskristall angeordnetes zylindrisches Loch, das sogenannte *Bohrloch*, nimmt die Probe auf, sodass sie beinahe lückenlos von Detektormaterial umgeben ist und mit hoher Empfindlichkeit gemessen werden kann.

Gammakamera

Das dominierende Messinstrument in der Nuklearmedizin ist die Gammakamera (Abb. 5.14). Das „Objekt" (also die Aktivitätsverteilung im Patienten) wird über einen Parallellochkollimator auf einen scheibenförmigen Kristall abgebildet. Die Verknüpfung der unterschiedlichen Ausgangsamplituden der Photomultiplier in einer speziellen „Kopfelektronik" ermöglicht die Bestimmung einer Signaladresse für den Absorptionsort im Kristall. Unerwünschte Störstrahlung wird durch eine Bleiabschirmung weitgehend verhindert.

Eine Gammakamera hat eine Reihe von wesentlichen Kenngrößen und Leistungsmerkmalen, die zur Beurteilung und Kontrolle der Qualität der Funktionsweise dienen:
- Sichtfeld,
- Energiebereich,
- Ausbeute,
- Homogenität,
- Linearität,
- Zeitauflösung,
- Ortsauflösung,
- Abbildungsmaßstab.

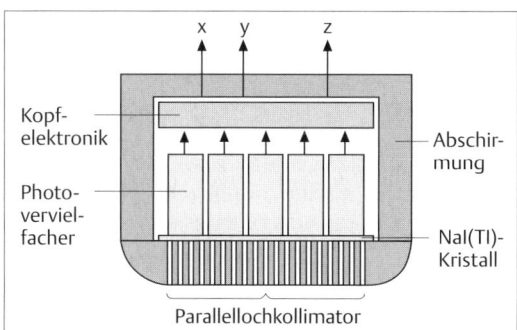

Abb. 5.14 Prinzipieller Aufbau des Messkopfs einer Gammakamera. Das Objekt (Aktivitätsverteilung im Patienten) wird über den Parallellochkollimator auf den scheibenförmigen Kristall abgebildet. Die Verknüpfung der unterschiedlichen Ausgangsamplituden der Photovervielfacher in einer speziellen Kopfelektronik ermöglicht die Bestimmung einer Adresse (x-y-Signal) für den Absorptionsort im Kristall. Eine Bleiabschirmung verhindert unerwünschte Einstrahlung.

Für die *Sichtfelder* sind Mindestgrößen vorgeschrieben in Abhängigkeit von den untersuchten Organen. Für die Schilddrüse z.B. mindestens 300 cm², für Hirn und Herz mindestens das Doppelte und für die Untersuchung aller Organe mindestens 1200 cm².

Der *Energiebereich* wird im wesentlichen durch die Dimensionierung der Kollimatoren und der Detektorabschirmung bestimmt. Dabei unterscheidet man allgemein zwei Bereiche: für γ-Energien bis 200 keV eine *Niederenergiekamera* und bis 400 keV eine *Mittelenergiekamera*.

Als Maß für die Energieauflösung dient die Halbwertsbreite eine gemessenen γ-Linie im Spektrum. Je kleiner die Halbwertsbreite ist, umso besser kann die Streustrahlung eliminiert werden, ohne die Primärstrahlung all zu sehr zu schwächen.

Die *Ausbeute* ist das Verhältnis der gemessenen *Impulsrate n* zum *Quantenfluss* n_0, der auf die Kollimatoroberfläche trifft. Sie hängt von der Dicke der Szintillatorscheibe ab, wobei zwar mit zunehmender Dicke die Ausbeute steigt, gleichzeitig aber die inhärente *Ortsauflösung* schlechter wird.

Die *Homogenität* ist einer der wichtigsten Parameter überhaupt. Man versteht darunter die Eigenschaft, ein Szintigramm homogener Schwärzung zu erzeugen, wenn in den Strahlungsdetektor mit einer homogenen Intensitäts- und Energieverteilung eingestrahlt wird. Die Gammakamera soll dann an jeder Stelle ihres Sichtfeldes die gleiche Ausbeute haben. Diese ideale Voraussetzung ist natürlich nie erfüllt und man bezeichnet die Unterschiede der Impulsinhalte als *Inhomogenität*. Diese so gering wie möglich zu halten ist eine zentrale Aufgabe der Qualitätskontrollen.

Ähnlich wie bei der Homogenität wird auch die *Linearität* durch die *Nichtlinearität* beschrieben. Sie bezeichnet die Abweichung des szintigraphischen Bildes einer geraden Linienquelle von einer Geraden. Die Bedeutung der Linearität ist für die Gammakamera allerdings nicht so groß und man kann davon ausgehen, dass eine gut abgeglichene Anlage mit geringer Inhomogenität auch eine geringe Nichtlinearität hat.

Die *zeitliche Auflösung* einer Gammakamera wird durch die *Impulsratencharakteristik* bestimmt. Sie beschreibt den Zusammenhang zwischen Aktivität A und Impulsrate n, den man sich natürlich linear wünscht. Wegen der endlichen Zeit jedoch, die ein Detektor benötigt, um ein absorbiertes Quant in einen elektrischen Impuls umzuwandeln, kommt es bei steigender Strahlleistung zur so genannten *Totzeit* des Detektors. Während dieser Zeit kann der Detektor keine weiteren Quanten nachweisen und es entstehen entsprechende Zählverluste. Die *gemessene Impulsrate n* ist daher nicht proportional zur *wahren Impulsrate* n_w, die man erhalten würde, wenn keine Zählverluste auftreten würden. Die Impulsratencharakteristik beschreibt diesen tatsächlichen Zusammenhang zwischen n und n_w. Bei geringen Aktivitäten ist die Abweichung zu vernachlässigen, mit ansteigender Impulsrate bleibt jedoch der gemessene Wert n hinter dem wahren Wert n_w immer mehr zurück, bis sie sogar wieder abfällt. Das durchlaufene Maximum nennt man die *Sättigungsrate* n_s, welche somit der wesentliche Leistungsparameter einer Gammakamera ist.

Wie bei jedem Kamerasystem ist auch bei der Gammakamera die *räumliche Auflösung* oder *Ortsauflösung* von fundamentaler Bedeutung. Man versteht darunter die Fähigkeit, eine punktförmige radioaktive Quelle so „scharf" wie möglich als Punkt abzubilden. Als Maß hierfür dient die so genannte *Linienbildfunktion* und deren charakteristische Parameter wie Halbwerts- und Äquivalentbreite. Im Idealfall erhält man eine *Gauß-Glockenkurve*, deren Breite in der halben Höhe des Maximums als *Halbwertsbreite* bezeichnet wird. Die Breite eines flächengleichen Rechtecks mit gleicher Höhe wie das Maximum der Gauß-Kurve nennt man die

Äquivalentbreite der Linienfunktion. Beides sind die entsprechenden Prüfparameter bei der Qualitätskontrolle (s. S. 100).

Der *Abbildungsmaßstab* hängt von den verschiedenen Komponenten der Gammakamera ab, z. B. dem Ausgabeformat der *Hardcopy-Einheit* und dem Abbildungsmaßstab des Kollimators. Der *Gesamtabbildungsmaßstab* ist dann der Quotient aus dem Abstand zweier Punktbilder im Szintigramm und dem Abstand der ihnen entsprechenden Punktquellen im Objekt.

Emissionstomographie

Die ersten Schritte bei der Emissionstomographie machte man in den frühen sechziger Jahren des letzten Jahrhunderts (Anger-Kamera 1959) und knapp zwanzig Jahre später wurde der erste um den Patienten rotierende Messkopf einer Gammakamera eingesetzt. Inzwischen ist die rotierende Gammakamera Standard (**SPECT** – **S**ingle **P**hoton **E**mmission **C**omputed **T**omograpgy) und bei teureren Systemen werden ringförmige Anordnungen verwendet (**PET** – **P**ositron **E**mmission **T**omography).

Der prinzipielle Unterschied der beiden Systeme ist in Abb. 5.**15** erläutert.

SPECT

Die Standardform eines SPECT-Systemes ist der um 360° rotierende Messkopf einer Gammakamera. Ein motorisch angetriebenes Stativ bewegt den Messkopf meistens schrittweise auf einer Kreisbahn um die Systemachse. Nach jedem Winkelschritt wird eine zweidimensionale Projektion des Objekts aufgenommen, und aus allen projizierten Schichten wird dann ein paralleler Satz zusammengestellt. Da die einzelnen Projektionen nacheinander gemessen werden, muss die Aktivitätsverteilung während der gesamten Datenakquisition quasistationär sein. Man kann somit keine schnellen dynamischen Vorgänge damit erfassen.

Es gibt auch Systeme, bei welchen sich der Messkopf nicht auf einem Kreis bewegt, sondern auf einer Ellipse. Dabei kann der Messabstand in ventraler oder dorsaler Richtung verringert werden, wodurch man eine bessere räumliche Auflösung erhält.

Die Anforderungen an die Präzision der mechanischen und elektronischen Komponenten sind sehr hoch und es ist daher eine konsequente und sehr sorgfältige Qualitätskontrolle erforderlich. Eine sehr kritische Einflussgröße ist dabei die *Systeminhomogenität*. Die Abnahmeprüfungen und die Spezifikation von Leistungsparametern für SPECT-Systeme werden durch den IEC-Standard 61 675, Teil 2 geregelt.

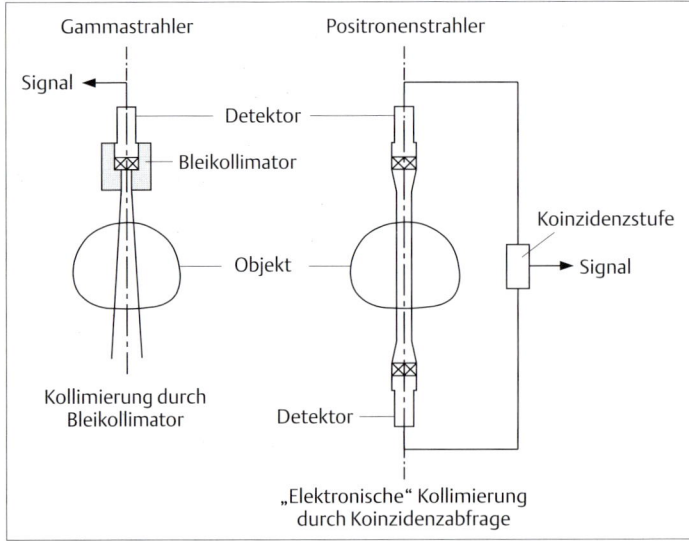

Abb. 5.**15** Die räumlich gerichtete Messung von Gammastrahlern (Single photons) und Positronenstrahlern. Links: Kollimierung durch einen Kollimator mit einem resultierenden Projektionsstrahl in Form eines sich nach unten immer weiter öffnenden Kegels.
Rechts: „Elektronische" Kollimierung durch gegenüber stehende Detektoren und Koinzidenzabfrage. Der Durchmesser des Projektionsstrahls ist weitgehend konstant.

PET

Eine wesentliche Zusatzinformation erhält man, wenn man die Eigenschaft des *Positronenzerfalls* nutzt, dass dabei immer ein *Paar von 511 keV* γ-*Quanten* emittiert werden. Deren zueinander diametrale Aussendung legt den Projektionsstrahl als Verbindungslinie zwischen den beiden Detektoren fest, die in *Koinzidenz* ein Ausgangssignal liefern. Die Gleichzeitigkeit der Signale wird durch das *Koinzidenzfenster* definiert, ein elektronisches Zeitfenster, dessen Breite das Zeitintervall (*Koinzidenzauflösungszeit*) festlegt, innerhalb dessen zwei nachgewiesene Photonen als gleichzeitig angesehen werden.

Als *Tracer* für die PET eignen sich vor allem die „organischen" Elemente Kohlenstoff (^{11}C, $T_{1/2}$ = 20,3 min), Stickstoff (^{13}N, $T_{1/2}$ = 10,1 min), Sauerstoff (^{15}O, $T_{1/2}$ = 2,03 min) und Fluor (^{18}F, $T_{1/2}$ = 110 min), da sie alle neben den Positronen keine weiteren Begleitstrahlen aussenden.

Das glücklicherweise relativ langlebige ^{18}F steht als FDG kommerziell zur Verfügung und kann arbeitstäglich angeliefert werden. Die kurzlebigen Isotope müssen jedoch „vor Ort" mit Hilfe von Teilchenbeschleunigern erzeugt werden und machen damit deren Anwendung sehr aufwändig.

6   Qualitätskontrolle

Röntgenstrahlen

Einleitung

Der Informationsgehalt einer radiologischen Untersuchung wird in hohem Maße von der Aufnahmequalität bestimmt. Dies führt zu der Forderung, dass das erzeugte Bild im Bildumfang dem Empfindlichkeitsbereich des Auges entspricht und der Strahlenumfang und der Strahlenkontrast auf den Objektumfang und Objektkontrast abgestimmt sind. Bildqualität und Strahlenexposition müssen dabei in einem sinnvollen Verhältnis zueinander stehen. Neben den Projektionsverhältnissen wird eine gleichbleibende Bildqualität von der Konstanz folgender Parametern bestimmt:

* dem *Filmverarbeitungssystem*,
* dem *Abbildungssystem*,
* dem *strahlenerzeugenden System*.

Da diese Systeme zum Teil starken Schwankungen unterworfen sind, werden in der neuen Röntgenverordnung qualitätssichernde Maßnahmen gefordert (Tab. 6.**1** u. 6.**2**). Hierzu zählen im Einzelnen:

Die Abnahmeprüfung

Sie bezieht sich auf alle drei o. g. Punkte. Sie wird vom Hersteller, oder bei Altgeräten auch von anderen fachkundigen Personen durchgeführt und liefert die Sollwerte für die Konstanzprüfung.

Die Konstanzprüfung

Diese ist so ausgelegt, dass sie vom Anwender selbst durchgeführt werden kann. Bezugsgrößen für die Konstanzprüfung sind die Ergebnisse der Abnahmeprüfung sowie die Grenzwerte der DIN 6868.

Durch die Konstanzprüfung wird dem Anwender ein Instrument an die Hand gegeben, mit dem er in der Lage ist, Abweichungen in der Bildqualität auf einzelne Systemkomponenten zurückzuführen. Somit kann ein gezielter Serviceauftrag vergeben und die Effektivität der Reparatur überprüft werden. Außerdem können Fehlbedingungen von Systemfehlern unterschieden werden.

Tabelle 6.**1**   Bilderzeugende Systeme

Strahlenerzeugende Systeme	Abbildungssysteme

• Röntgengenerator
• Röntgenstrahlen
• Blendensystem
• Dosis-Leistungsregelung
• Belichtungsautomatik
	• Filmverarbeitung
	• Filmkassette mit Folien
	• Film
	• Dunkelkammer
	• Leuchtschirm,
	  Schirmbildkamera
	• Bildverstärker,
	  Fernsehkette
	• Indirektaufnahme-
	  kamera
	• Filmkamera,
	  Bildspeicher

Tabelle 6.**2**   Qualitätssicherungsniveau nach DIN 6868

Konstanz-prüfung	unterste Ebene	
Zustands-prüfung	mittlere Ebene	
Abnahme-prüfung	höchste Ebene	
Fehlererkennung		
Feststellen	ob Abweichungen vorliegen	Konstanz
Lokalisieren	der Abweichungs-ursachen	Zustand
exakte Untersuchung	an Einzelkomponenten zur Fehlerbestimmung	Abnahme

Filmverarbeitungskontrolle

Messgrößen der Filmverarbeitungskontrolle sind:
- *Schleier,*
- *Empfindlichkeitsindex,*
- *Kontrastindex.*

Die Messgrößen reagieren in unterschiedlicher Art und Weise auf Veränderungen im Entwicklungsprozess und zeigen eine hohe Sensibilität auf Verunreinigungen des Entwicklers, Temperaturschwankungen und Regenerationsfehler.

Materialien

Im einzelnen werden folgende Materialien benötigt:
- **Sensitometer**
  Ein Sensitometer ist eine hochkonstante Lichtquelle, mit der eine Grautreppe (21 Stufen) auf einen Film aufbelichtet werden kann (Abb. 6.1). Die einzelnen Stufen sollen hierbei eine Differenz der optischen Dichte von 0,15 aufweisen. Die Lichtquelle sollte auf den grünen und blauen Spektralbereich umschaltbar sein.
- **Densitometer**
  Mit dem Densitometer (ein Vergleichsphotometer) wird die optische Dichte des entwickelten Filmes bestimmt. Ein Tischgerät mit eigener Lichtquelle ist hierbei einem Fremdlicht nutzenden Gerät (z. B. Leuchtkasten) vorzuziehen.
- **Thermometer**
  Aus Sicherheitsgründen sollte kein Quecksilberthermometer benutzt werden. Mindestauflösung ± 0,5 °C.
- **Filme**
  Ein spezielles Filmmaterial ist nicht notwendig. Der gängigste Routinefilm ist gut geeignet. Aus Kostengründen sollte das kleinste Filmformat zum Einsatz kommen.

Messmethode

Mit dem Sensitometer wird ein Stufenkeil auf den Film aufbelichtet. Die Lichtemission des Sensitometers soll der spektralen Empfindlichkeit des Films entsprechen.
Blau – für unsensibilisierte Filme,
Grün – für orthochromatische Filme.

a) **Schleier**
   Er wird durch eine Messung im unbelichteten Bereich des Films ermittelt. Grenzwert < 0,25
b) **Empfindlichkeitsindex**
   Er wird an einer Stufe bestimmt, die bei D = 1,0 über Schleier liegt.
c) **Kontrastindex**
   Er wird an einer Stufe bestimmt, die eine 4-fache Belichtung des Empfindlichkeitsindex aufweist. Bei einer Stufenhöhe von D = 0,15 resultiert hieraus eine Stufendifferenz von 4.

Die *zu messenden Stufen* und deren *Zielwerte* werden einmal festgelegt und dann nicht mehr verändert. Sind keine Zielwerte durch die Abnahmeprüfung vorgegeben, wird über mehrere Tage an einer möglichst konstant arbeitenden Maschine, deren Ergebnisse vom Radiologen als „gut" eingestuft werden, Messungen nach obigem Schema durchgeführt (Tab. 6.3). Die sich ergebenden Mittelwerte sind die Zielwerte der Konstanzprüfung. Sie sind institutsinterne Größen, da sie von den Messapparaturen, dem verwendeten Filmmaterial und den Qualitätsvorstellungen des Radiologen abhängen. Mit den einmal festgelegten Zielwerten werden die Ergebnisse der laufenden Filmverarbeitungskontrolle verglichen und die Abweichungen in einem Messblatt dokumentiert.

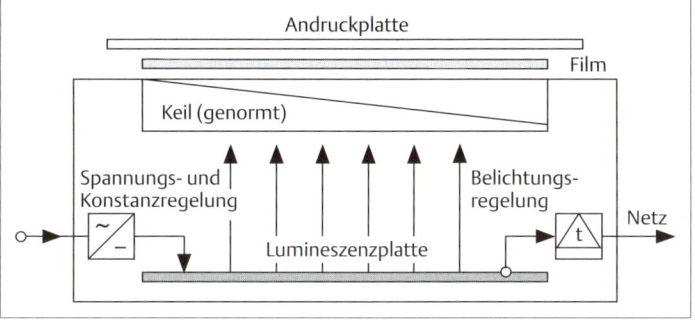

Abb. 6.**1** Sensitometer (Schema).

Tabelle 6.**3** Standardkeil erarbeiten

Voraussetzung	• Aufnahme und Verarbeitung sind optimiert • Test-Emulsion reserviert
Durchführung	• 3 Testkeile herstellen (z. B. 9.00 h, 12.00 h, 15.00 h) • Auswertung der Testkeile • Mitteilung der Messwerte
Messwerte	• A = D_{min} (Schleier) • Dichte ermitteln • B = Empfindlichkeitsindex bei D ≈ 1,2 • Stufennummer und Dichte ermitteln • C = Kontrastindex bei Stufe D+4 • Stufennummer und Dichte ermitteln

Treten Schwankungen in Dichte oder Kontrast bei den Röntgenaufnahmen auf, wird zuerst das Ergebnis der Filmverarbeitungskontrolle auf dem Formblatt überprüft.

Mögliche Abweichungen von der Norm und deren potentielle Ursachen sind in Tab. 6.**4** wiedergegeben.

Filmmaterial

Um die Konstanz des Messsystems zu sichern, dürfen nur Filme einer Charge als Messfilme Verwendung finden. Beim Übergang zu einer neuen Filmcharge muss drei Tage „überlappend" gefahren werden. Hierdurch wird es möglich, Maschinenfehler von Chargenschwankungen zu unterscheiden und wenn nötig, neue Zielwerte zu ermitteln. Aus diesem Grunde sollten aus einer neuen Film-

Tabelle 6.**4** Mögliche Fehler beim Überschreiten der zulässigen Toleranzen

Messung	Tendenz	Potenzielle Ursache
Schleier	+	• Entwicklertemperatur zu hoch
Empfindlichkeitsindex	+	• Durchlaufgeschwindigkeit zu langsam
Kontrastindex	+	• Regenerierraten des Entwicklerbades zu hoch
		• keine Starterlösung bei Mischung des Entwicklerbades
Schleier	–	• Entwicklertemperatur zu gering
Empfindlichkeitsindex	–	• Durchlaufgeschwindigkeit zu schnell
Kontrastindex	–	• Regenerierraten des Fixierbades zu gering
Schleier	+	• Fixierlösung im Entwicklerbad
Empfindlichkeitsindex	+/–	• Regenerierraten des Entwicklerbades zu gering
Kontrastindex	–	• Wassertank leer
Schleier	+	• Entwicklerlösung im Fixierbad
Empfindlichkeitsindex	+	• Falscher Ansatz der Entwicklerlösung
Kontrastindex	–	• Regenerierraten des Fixierbades zu gering
Schleier	+	• Stark oxidierte Entwicklerlösung
Empfindlichkeitsindex	+/–	
Kontrastindex	–	• Keine Regenerierung des Entwicklerbades
Schleier	+/–	• Regenerierraten des Entwicklerbades zu gering
Empfindlichkeitsindex	–	
Kontrastindex	–	• Entwickleransatz zu stark verdünnt

lieferung einige Filmpackungen gleicher Charge für die Qualitätskontrolle zurückgelegt werden. Hierdurch wird eine häufige Neubestimmung der Zielwerte durch Schwankungen der Chargenqualität umgangen. Die Lagerung der nichtbenutzten Filmpackungen im Kühlschrank schafft außerdem eine hohe Konstanz über lange Zeit. Die Filme müssen sofort nach der Belichtung entwickelt werden. Keinesfalls sollte etwa ein Wochenvorrat aufbelichteter Filme angelegt werden. Hierdurch kann es zu Schwankungen von ca. 0,1 optischer Dichte kommen.

Grenzwerte

Maßnahmen müssen ergriffen werden, wenn die Messwerte während der laufenden Verarbeitungskontrolle folgende Grenzen überschreiten:
- Schleier > 0,25
- Empfindlichkeitsindex = Zielwert ± 0,2
- Kontrastindex = Zielwert ± 0,2

Häufigkeit

Ein echter Nutzen der Verarbeitungskontrolle für die Routine kann nur bei einem täglichen Einsatz erwartet werden. Nur so lassen sich Trends ermitteln, die ein frühzeitiges Eingreifen ermöglichen

und somit einen Qualitätsverlust verhindern. Da eine Entwicklungsmaschine erst ca. 1–2 Stunden nach Inbetriebnahme einen stabilen Zustand erreicht, sollte erst nach Ablauf dieser Zeit die Messung erfolgen.

Konstanzprüfung am Röntgengerät – Direktradiographie

Die Konstanzprüfung ist so ausgelegt, dass alle Kenngrößen ohne jeglichen Eingriff in das Röntgengerät ermittelt werden können (Abb. 6.2). Die Konstanzprüfung ist lediglich eine vergleichende Prüfung zwischen einem optimalen Ausgangszustand (Abnahmeprüfung) und einem aktuellen Zustand (Konstanzprüfung). Die Abnahmeprüfung schließt die Verfahren der Konstanzprüfung ein. Hierdurch ist eine Korrelation zwischen Abnahmeprüfung und Konstanzprüfung gegeben. Im Einzelnen werden bei der Konstanzprüfung folgende Größen bestimmt:
- **optische Dichte,**
- **Kontrast,**
- **Abmessung und Lage des Nutzstrahlenfeldes,**
- **Dosis.**

Jeder bildbeeinflussende Fehler im strahlenerzeugenden System wirkt sich auf mindestens eine Prüfgröße aus. Eine exakte Zuordnung des Fehlers ist allerdings nur mit differenzierteren Prüfverfah-

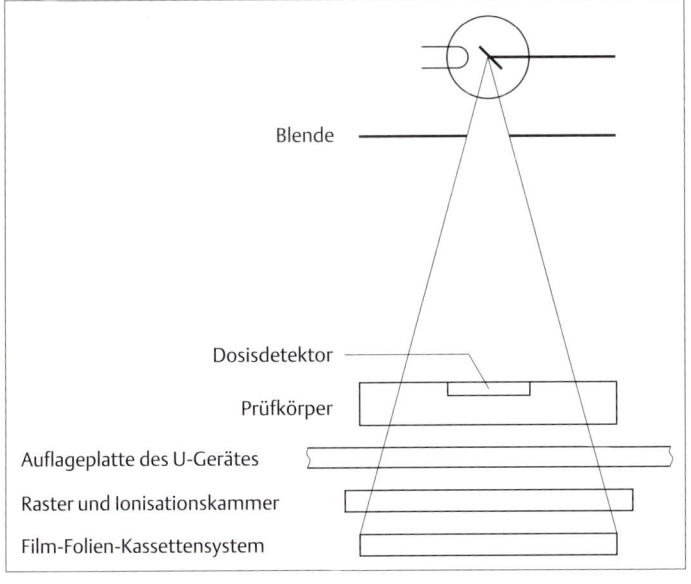

Abb. 6.**2** Konstanzprüfung des Röntgenarbeitsplatzes.

Blende

Dosisdetektor

Prüfkörper

Auflageplatte des U-Gerätes

Raster und Ionisationskammer

Film-Folien-Kassettensystem

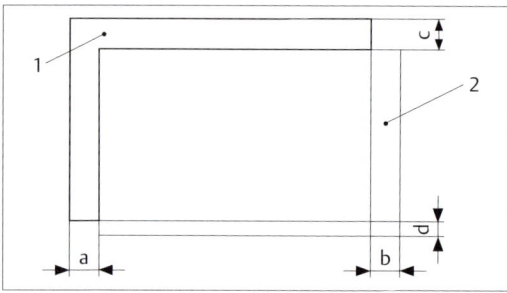

Abb. 6.**3**   Abweichung zwischen Lichtfeld (2) und Nutzstrahlenfeld (1).

$|a| + |b| \leq 0{,}02 \cdot FFA$

$|c| + |d| \leq 0{,}02 \cdot FFA$

ren möglich. Zielwerte und Toleranzen ergeben
sich aus der Abnahmeprüfung und der DIN 6868
Teil 3.

Materialien

- Prüfkörper nach DIN 6868 Teil 3 (Abb. 6.**3**),
- Dosisdetektor mit Konformationsbescheini-
  gung,
- Densitometer,
- Filmkassette, die ausschließlich in der Kon-
  stanzprüfung Verwendung findet.

Die Industrie bietet eine Vielzahl von Prüfkörpern
an, die den Forderungen der DIN entsprechen. Der
Prüfkörper stellt einen Absorber dar, in den eine

Kupfertreppe, Markierungen zur Größe- und Lage-
bestimmungen des Nutzstrahlenfeldes, und ein
Dosisdetektor integriert sind. Er ist für Strahlenqualitäten zwischen 70 kV und 100 kV einsetzbar.

Messmethode

Der Prüfkörper wird filmnah (Patientenebene) angeordnet und das Lichtvisier auf die Begrenzungs-
punkte eingestellt. Nun werden Aufnahmen mit
100 kV, mit und ohne Belichtungsautomatik angefertigt. Dies gilt nur, insofern im Patientenbetrieb
auch der gesamte oben genannte Spannungsbereich abgedeckt wird. Ansonsten reduziert sich die
Prüfung auf einen Spannungswert. *Reproduzier-
barkeit* und *Konstanz* aller Aufnahmeparameter
sind von entscheidender Bedeutung, Dosimeter
und Kupfertreppe müssen außerhalb des Mess-
kammerbereiches liegen. Die Lage von Dosimeter
und Kupfertreppe zur Anode muss bei allen Aufnahmen gleich sein. Keinesfalls sollte die Kupfertreppe parallel zur Röhrenachse angeordnet werden, da die inhomogene Dosisverteilung (Heel-
Effekt) den Kontrast beeinflusst. Voraussetzung
für die Konstanzprüfung ist die Filmverarbeitungskontrolle. Andernfalls sind Fehler nicht eindeutig
dem strahlenerzeugenden System zuzuordnen.

Die Toleranzen bei der Konstanzprüfung am
strahlenerzeugenden System sowie die Wirkung
einzelner Gerätefehler auf die Messgrößen sind in
Tab. 6.**5** bzw. Tab. 6.**6** wiedergegeben.

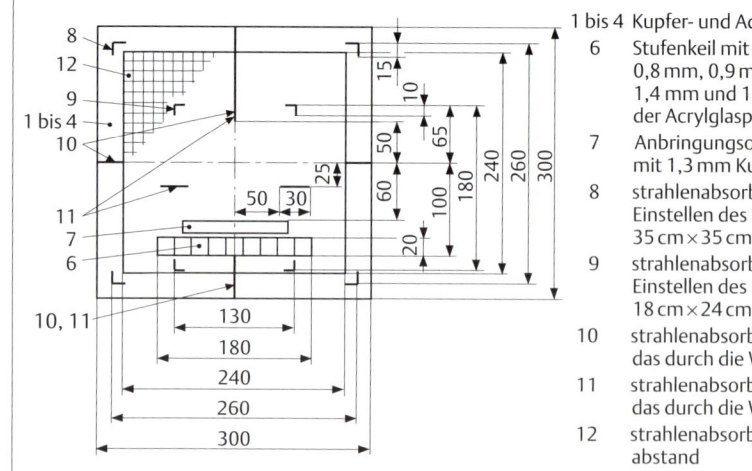

1 bis 4   Kupfer- und Acrylglasplatten

6   Stufenkeil mit Stufenhöhen von 0,4 mm, 0,6 mm,
0,8 mm, 0,9 mm, 1,0 mm, 1,1 mm, 1,2 mm,
1,4 mm und 1,6 mm Kupfer in einer Aussparung
der Acrylglasplatte 1

7   Anbringungsort für den Dosisdetektor hinterlegt
mit 1,3 mm Kupfer

8   strahlenabsorbierende Feldmarkierungen zum
Einstellen des Lichtfeldes bei Kassettengröße
35 cm × 35 cm

9   strahlenabsorbierende Feldmarkierungen zum
Einstellen des Lichtfeldes bei Kassettengröße
18 cm × 24 cm

10   strahlenabsorbierende Mittenmarkierungen für
das durch die Winkel 8 definierte Feld

11   strahlenabsorbierende Mittenmarkierungen für
das durch die Winkel 9 definierte Feld

12   strahlenabsorbierendes Netz mit 10 mm Gitter-
abstand

Abb. 6.**4**   Schematische Darstellung der in die Acrylglasplatte 1 eingelassenen Strukturelemente.

Tabelle 6.**5**   Toleranzen bei der Konstanzprüfung am strahlenerzeugenden System (DIN 6868, Teil 3)

Optische Dichte	bei freier Belichtung	$\Delta D = \pm 0{,}30$ bei 70 kV und 100 kV in Bildmitte
	bei Belichtungsautomatik	$\Delta D = \pm 0{,}20$ bei 70 kV und 100 kV in Bildmitte
Kontrast	Keine Angaben! Bei Abweichungen des Δ zwischen zwei ausgewählten Feldern des Cu-Keils kann auf eine kV-Abweichung geschlossen werden.	
Nutzungsstrahlenfeld	Die linearen Abmessungen dürfen max. 2 % abweichen, die Mittelmarkierung darf max. um 1 % des FFA verschoben sein.	
Dosis	bei freier Belichtung	$\pm 0{,}30$ bei 70 kV und 100 kV
	bei Belichtungsautomatik	± 30 % bei 70 kV \newline ± 25 % bei 100 kV

Optische Dichte

In einem homogenen Bereich der Bildmitte wird die optische Dichte mit einem Densitometer bestimmt. Die Abweichung zum Zielwert, der in der Abnahmeprüfung mit einem Wert zwischen 1,0 und 2,0 festgelegt wurde, darf zwischen $\pm 0{,}2$ (mit Belichtungsautomatik) und $\pm 0{,}3$ (ohne Belichtungsautomatik) betragen. Die Ursachen hierfür liegen in der Regenerationsrate der Temperatur, Verunreinigung oder Zusammensetzung des Entwicklers, der Durchlaufzeit etc. Nicht zu vergessen ist auch ein möglicher Einfluss der Dunkelkammerbeleuchtung, die nach DIN 6868/ Teil 2 jährlich zu prüfen ist.

Kontrast

Zur Ermittlung des Kontrasts steht das Bild der Kupfertreppe zur Verfügung. Der Dichtewert der Stufe mit einer optischen Dichte nahe 1,0 ist vom Wert der nächst höheren Stufe zu subtrahieren. Zielwerte und Toleranzen lassen sich hier nicht festlegen, da der Kontrast eine Abhängigkeit von den Aufnahmeparametern, der Filmfolienkombination und dem Entwicklungsprozess zeigt. Weicht der Kontrast vom Wert der Abnahmeprüfung ab, ist die Ursache in erster Linie in einer veränderten Strahlenenergie (kV, Vorfilterung) zu suchen (Tab. 6.**6**).

Tabelle 6.**6**   Wirkung einzelner Gerätefehler auf die Messgrößen

Automatische Belichtung			
Kontrast	**optische Dichte**	**Dosis**	**Fehler**
–	0	–	kV zu hoch
+	0	+	kV zu niedrig
0	+	+	Abschaltdosis zu hoch
0	–	–	Abschaltdosis zu niedrig
0/+/–	+/-	0	Entwicklungsprozess für Film-Folien-Kombination verändert

Freie Belichtung			
Kontrast	**optische Dichte**	**Dosis**	**Fehler**
–	+	+	kV zu hoch
+	–	–	kV zu niedrig
0	+	+	mAs zu hoch
0	–	–	mAs zu niedrig
–	–	–	alternde Röhre
0/+/–	+/–-	0	Entwicklungsprozess für Film-Folien-Kombination verändert

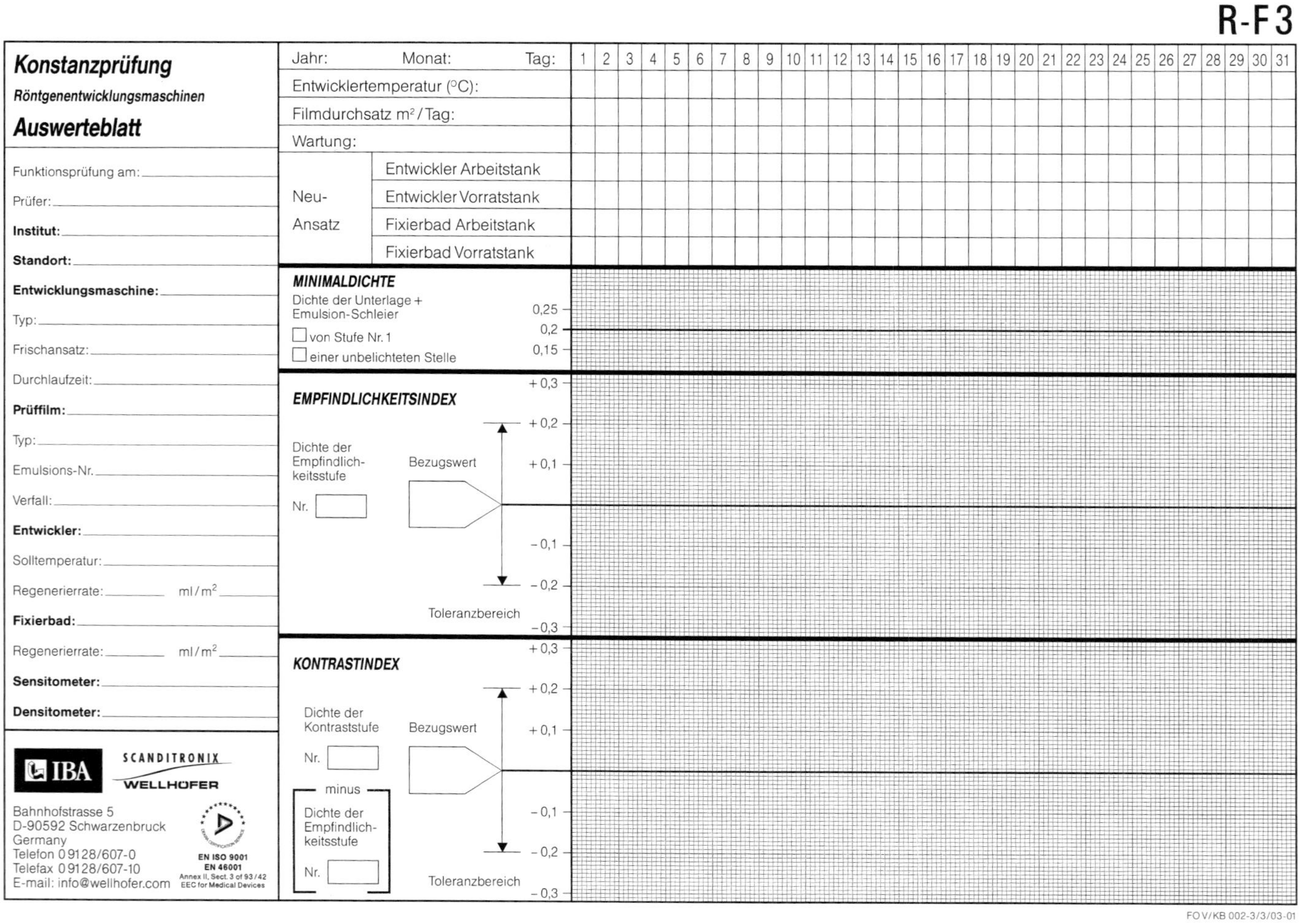

R-F 3

Konstanzprüfung
Röntgenentwicklungsmaschinen
Auswerteblatt

Jahr: ___ Monat: ___ Tag: ___

Entwicklertemperatur (°C):

Filmdurchsatz m²/Tag:

Wartung:

	Entwickler Arbeitstank	Entwickler Vorratstank	Fixierbad Arbeitstank	Fixierbad Vorratstank
Neu-				
Ansatz				

Funktionsprüfung am:

Prüfer:

Institut:

Standort:

Entwicklungsmaschine:

Typ:

Frischansatz:

Durchlaufzeit:

Prüffilm:

Typ:

Emulsions-Nr.:

Verfall:

Entwickler:

Solltemperatur:

Regenerierrate: ___ ml/m²

Fixierbad:

Regenerierrate: ___ ml/m²

Sensitometer:

Densitometer:

MINIMALDICHTE
Dichte der Unterlage + Emulsion-Schleier   0,25
☐ von Stufe Nr. 1   0,2
☐ einer unbelichteten Stelle   0,15

EMPFINDLICHKEITSINDEX
+0,3 +0,2 +0,1 −0,1 −0,2 −0,3
Dichte der Empfindlichkeitsstufe Nr. ___
Bezugswert
Toleranzbereich

KONTRASTINDEX
+0,3 +0,2 +0,1 −0,1 −0,2 −0,3
Dichte der Kontraststufe Nr. ___
minus
Dichte der Empfindlichkeitsstufe Nr. ___
Bezugswert
Toleranzbereich

Tag: 1 2 3 4 5 6 7 8 9 10 11 12 13 14 15 16 17 18 19 20 21 22 23 24 25 26 27 28 29 30 31

IBA
SCANDITRONIX WELLHOFER
Bahnhofstrasse 5
D-90592 Schwarzenbruck
Germany
Telefon 0 91 28/607-0
Telefax 0 91 28/607-10
E-mail: info@wellhofer.com
EN ISO 9001
EN 46001
Annex II, Sect. 3 of 93/42
EEC for Medical Devices

FO V/KB 002-3/3/03-01

Abb. 6.5 Auswerteblatt.

R-F1

Formblatt Aufnahmegeräte

Zum Abschluß der (Teil-) Abnahmeprüfung erfolgt die
Festlegung der **Bezugswerte** für die Konstanzprüfung.

☐ Abnahmeprüfung   ☐ Teilabnahmeprüfung

Ermittlungsdatum: _____

Begründung für Teilabnahmeprüfung: _____

○ Ergebnis aus Filmsensitometrie: opt. Dichte ☐   von Empfindlichkeits-Stufe Nr. _____

	Bezugswerte:	**zul. Abweichungen:**	bei 70 kV:	bei 100 kV:
○ Dosis (Einheit ____)	☐	Belichtungsautomatik	(+25%) ☐ (+20%) ☐	
Bei Spannungen um 100 kV immer zusätzlichen Kupferfilter verwenden!			(−25%) ☐ (−20%) ☐	
		freie Einstellung	bei 70 / 100 kV: (+30%) ☐ (−30%) ☐	
○ optische Dichte	☐	Belichtungsautomatik / freie Einstellung	(+0,3) ☐ (−0,3) ☐	

○ Übereinstimmung
Lichtfeld[2]
Nutzstrahlenfeld[1]

eingestellte Feldgröße
☐ cm x ☐ cm

FFA = ☐ cm

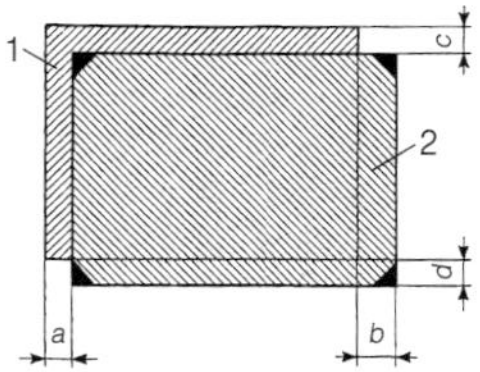

horizontal |a| + |b| ≤ ☐ cm (0,02 × FFA)

vertikal |c| + |d| ≤ ☐ cm (0,02 × FFA)

○ Sichtkontrolle (Homogenität, Störstellenfreiheit, Kontrast)

Prüfer: _____

opt. Dichte (Filmsensitometrie)* ☐

Prüfergebnisse Konstanzprüfung

Arbeitsplatz: _____   ☐ freie Einstellung   ☐ Belichtungsautomatik

Datum / Prüfer							
Dosis (Einheit ____)							
opt. Dichte (Meßwert)							
Abweichung – Nutzstrahlenfeld |a| + |b| horizontal (cm)							
|c| + |d| vertikal (cm)							
Sichtkontrolle / Bemerkungen Kontrast (− / = / +)							

Auswertung

zulässige Abweichungen: nicht überschritten = ✓   überschritten = X

*Eintrag empfehlenswert, jedoch nach DIN 6868 / Teil 3 nicht gefordert

FO V/KB 002-1/3/04-00

Abb. 6.6   Formblatt Aufnahmegeräte.

Abmessung und Lage des Nutzstrahlenfeldes

Anhand der Feldbegrenzungsmarkierungen ist die Übereinstimmung zwischen Lichtfeld und Strahlenfeld zu überprüfen. Die Seiten der geschwärzten Fläche dürfen dabei in ihrer Ausdehnung um ± 2 % des Fokus-Filmabstandes vom Lichtfeld abweichen.

Die Lage des Strahlenfeldes wird mit der im Prüfkörper eingelassenen Mittenmarkierung überprüft. Strahlenfeldmitte und Mittenmarkierung dürfen dabei um 1 % des Fokus-Filmabstands differieren. Gleiches gilt für die Übereinstimmung von Objektmitte und Filmmitte.

Dosis

Sie wird beispielsweise mit einem Stabdosimeter ermittelt, das für den betreffenden Energiebereich geeignet sein muss und an einer konstanten Stelle röhrenseitig am Prüfkörper angebracht wird. Da somit eine Eingangsdosis gemessen wird, schlagen sich Veränderungen in der Strahlenqualität in der Dosis nieder (Tab. 6.**6**). Die erlaubte Schwankungsbreite im Vergleich zur Abnahmeprüfung beträgt bei Automatikbetrieb ± 30 % (bei 70 kV) und ± 25 % (bei 100 kV). Bei freier Belichtung ist in beiden Fällen eine Abweichung von ± 30 % tolerabel.

Häufigkeit

Die Konstanzprüfung ist monatlich durchzuführen. Über die Gewerbeaufsichtsämter ist es allerdings möglich eine Verlängerung des Prüfrhythmus auf maximal drei Monate zu erwirken. Die Ergebnisse sind in ein Messblatt einzutragen und gemeinsam mit den Aufnahmen zu archivieren (Abb. 6.**5** u. 6.**6**).

Konstanzprüfung an Durchleuchtungsarbeitsplätzen

Diese Form der Konstanzprüfung ähnelt in großen Zügen dem beschriebenen Prüfverfahren der Direktradiographie. Daher soll hier auf eine detaillierte Beschreibung verzichtet werden. Alle im Handel erhältlichen Prüfkörper enthalten Modifikationen für eine Anwendung am Durchleuchtungsarbeitsplatz. Zu den in Kap. 2 beschriebenen Prüfgrößen kommen folgende hinzu:

- Kontrast der RBV-Aufnahmen,
- Auflösung der Bildverstärker-Fernseh-Kette,
- Dosisleistung bei Durchleuchtung.

Letzteres ist eine der wichtigsten Prüfgrößen im Rahmen der Konstanzprüfung. Die automatische Regelung der Bildverstärker-Fernseh-Ketten birgt die Gefahr einer Dosisleistungserhöhung bei Alterung oder Dejustage des Systems in sich, ohne dass dies vom Untersucher bemerkt wird. Das Auflösungsvermögen wird rein visuell mit dem im Prüfkörper eingebauten Strichraster bestimmt. Es darf um nicht mehr als 40 % gegenüber dem Ausgangszustand abnehmen.

Die Filme der *Röntgenbildverstärkeraufnahmen (RBV-Aufnahmen)* und der *Zielaufnahmen* werden wie bei der Direktradiographie (s. S. 79) ausgewertet. Die Grenzwerte für dieses Prüfverfahren sind in der DIN 6868 Teil 3 enthalten.

Die optische Dichte bei RBV-Aufnahmen darf hiernach um ± 0,2 schwanken. Die Dosis für dieses Aufnahmeverfahren darf eine Streubreite von +45 % bis −25 % gegenüber dem Ausgangszustand aufweisen. Der Toleranzbereich der Dosisleistung während des Durchleuchtungsbetriebs beträgt +50 % bis −30 %.

Qualitätssicherung bei der Mammographie

Bei der Mammographie als Weichstrahluntersuchungsmethode spielt die Qualitätssicherung und die Dosisminimierung eine besondere Rolle. Es werden sehr hohe Anforderungen an *Detailkontrast* und *Auflösungsvermögen* gestellt. Generell wird die „Schärfe" einer Mammographie durch die *Auflösung des Film-Folien-Systems* und die *geometrische Unschärfe* (u. a. Objekt-Film-Abstand und Brennfleckgröße) bestimmt.

Die Forderung nach einem optimalen *Brennfleck unter 0,4 mm* wurde bereits diskutiert.

Die Auflösung wichtiger Bilddetails (z. B. Mikrokalk) soll dabei besser als 0,2 mm sein!

Oberstes Ziel der Qualitätssicherung ist daher das frühzeitige Erkennen von Abweichungen von einem zuvor definierten Qualitätsniveau!

Neben den üblichen qualitätssichernden Maßnahmen dient hierfür ein spezielles Phantom, welches inzwischen in Form des „*Euro-Phantoms*" als optimale Lösung anerkannt ist und die Forderungen der DIN 6868-7 bestens erfüllt (Abb. 6.**7**). Es handelt sich dabei im Wesentlichen um eine Plexiglas-

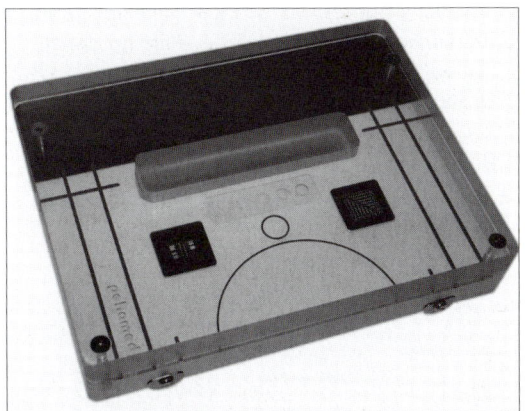

Abb. 6.**7** Das Euro-Phantom. (aus Roth-Ganter: Mammographie-Handbuch für die tägliche Praxis. Stuttgart: Thieme 2002).

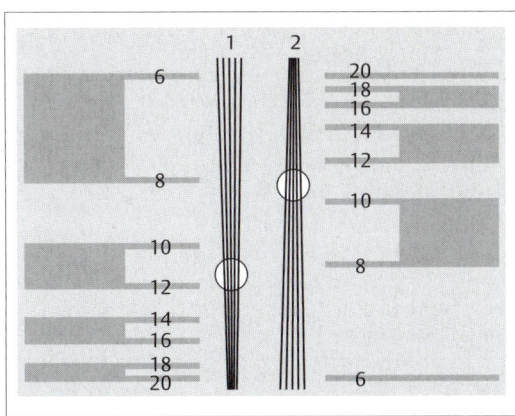

Abb. 6.**8** Bleistrichraster-Detail des Euro-Phantoms für Hochkontrastauflösung.

platte mit entsprechenden Strukturen, mit deren Hilfe man hauptsächlich die Auflösung bei hohem und niedrigen Kontrast getrennt kontrollieren kann. Zur *Hochkontrastkontrolle* dient ein Bleistrichraster (Abb. 6.**8**), bei welchem eine fächerförmige Anordnung von Bleilinien verwendet wird.

Die Beurteilung der *Niedrigkontrastauflösung* wird mit Hilfe eines Goldrasters (0,007 mm Absorptionsschicht) ermöglicht (Abb. 6.**9**). Dabei lässt die Wiedergabe von punktförmigen Strukturen Rückschlüsse auf die Auflösung von wenig kontrastierendem Gewebe wie *Mikrokalk* zu.

Um die komplexen Verhältnisse bei der Sicherung der Qualität bei der Mammographie in einer umfassenden Darstellung zu studieren, empfiehlt es sich, auf das ausführliche *„Mammographie-Handbuch"* vom Thieme-Verlag (Autoren G. Roth-Ganter und U. Fischer) zurück zu greifen.

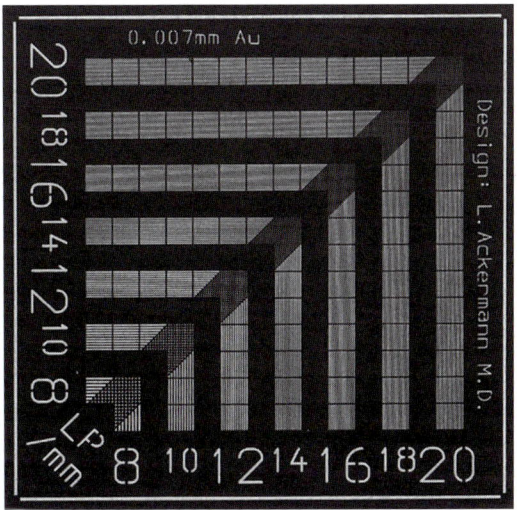

Abb. 6.**9** Goldraster für Niedrigkontrastauflösung und die Beurteilung der Wiedergabe von punktförmigen Strukturen

Nuklearmedizin

Auch bei der Qualitätssicherung in der Nuklearmedizin wird zwischen *Abnahmeprüfung* und *Konstanzprüfung* unterschieden. Während erstere die Leistungen der Messgeräte bestimmt und mit den Angaben der Hersteller vergleicht, handelt es sich bei der Konstanzprüfung um häufigere, regelmäßige Kontrollen. Dabei werden in der Regel keine Leistungsparameter bestimmt, sondern lediglich mit möglichst einfachen Mitteln und Methoden geprüft, ob sich am Betriebsverhalten der jeweiligen Messgeräte etwas verändert hat. Es handelt sich also, wie bei der Röntgenstrahlenanwendung, um eine *Prüfung auf Konstanz der Funktionstüchtigkeit und Qualität.*

Die Ergebnisse dieser Prüfung müssen protokolliert und zehn Jahre aufbewahrt werden. Der Umfang der vorgeschriebenen Prüfung wird in den

„Richtlinie Strahlenschutz in der Medizin" geregelt unter Hinweis auf die *DIN 6855, Teile 1, 2, 3 und 11.*

In der Tabelle 6.7 ist der Umfang der Konstanzprüfungen angegeben, wie er von der Richtlinie gefordert wird, sowie zusätzliche Empfehlungen der relevanten DIN.

Tabelle 6.**7**   Umfang der Konstanzprüfung in der Nuklearmedizin

Gammakamera

Art der Prüfung	Häufigkeit	Bemerkung
Untergrundzählrate	arbeitstäglich	im meist benutzten Fenster
Energiefenster	arbeitstäglich	für die benutzten Radionuklide
Ausbeute	wöchentlich	mit Referenzstrahler < 200 keV
Inhomogenität	wöchentlich	inhärente oder Systeminhomogenität
Abbildungs-Maßstab	halbjährlich	zwei Punktquellen
Ortsauflösung	halbjährlich	in der Richtlinie nicht gefordert
Dokumentations-Einrichtung	halbjährlich	in der Richtlinie nicht gefordert
Ganzkörperzusatz	halbjährlich	in der Richtlinie nicht gefordert
Nulleffekt	arbeitstäglich	Für eine Nuklideinstellung
	wöchentlich	für alle benutzten Einstellungen
	halbjährlich	für alle Nuklideinstellungen
	halbjährlich	für eine Nuklideinstellung
Ansprechvermögen	arbeitstäglich	für eine Nuklideinstellung
	wöchentlich	für alle benutzten Einstellungen
	halbjährlich	für alle Nuklideinstellungen

zusätzlich bei SPECT

Art der Prüfung	Häufigkeit	Bemerkung
Systeminhomogenität	wöchentlich	Erst. von Korrekturmatritzen
Rotationszentrum	wöchentlich	DIN fordert monatlich
Rastermaßstab	halbjährlich	in der Richtlinie nicht gefordert
Tomographische Inhomogenität	halbjährlich	in der Richtlinie nicht gefordert
Kontrast	halbjährlich	in der Richtlinie nicht gefordert

Messplätze

Art der Prüfung	Häufigkeit	Bemerkung
Zählausbeute	wöchentlich	DIN fordert arbeitstäglich
differenzieller Nulleffekt	wöchentlich	DIN fordert arbeitstäglich
elektronischer Zähler	wöchentlich	in der Richtlinie nicht gefordert
Bohrlochfaktoren	halbjährlich	in der Richtlinie nicht gefordert
Energietasten	halbjährlich	in der Richtlinie nicht gefordert
Energiekalibrierung	halbjährlich	in der Richtlinie nicht gefordert
Energieauflösung	halbjährlich	in der Richtlinie nicht gefordert
Zählstatistik	halbjährlich	in der Richtlinie nicht gefordert

7 Natürliche und zivilisatorische Strahlenexpositionen

Einleitung

Bereits kurz nach der Entdeckung der *X-Strahlen* durch *Wilhelm Conrad Röntgen* im November 1895 wurden biologische Auswirkungen und Schäden aufgrund ihrer Benutzung festgestellt.

Im Frühjahr 1896 wurde in Amerika und England nach Anwendung von Röntgenstrahlung über Hautveränderungen und Haarausfall berichtet. 1903 entdeckte Dr. Albers-Schönberg, dass Röntgenstrahlen Tiere sterilisieren können. Aufgrund dieser biologischen Wirkungen und den daraus folgenden Schädigungen ist es notwendig, die Belastung durch ionisierende Strahlung auszuschalten bzw. möglichst gering zu halten.

Der Amerikaner *Mutscheller* empfiehlt 1925 aufgrund eigener Untersuchungen eine Toleranzdosis von weniger als 1 % der Dosis, welche innerhalb von 30 Tagen eine Hautrötung hervorruft (Hauterythem-Dosis). Diese Empfehlung beruhte auf der Feststellung, dass diese Strahlendosis über längere Zeit hinweg toleriert werden konnte, ohne dass sie zu Schäden führte.

1934 empfiehlt das IRCP eine Toleranzdosis von 0,2 Röntgen/d (2 mSv/d). Dies entspricht Mutschellers Empfehlung von 1925. Die Hauterythem-Dosis betrug mit den damaligen Strahlenqualitäten etwa 600 Röntgen.

Spätestens seit den Versuchen des deutschen Radiologen Müller (1927) ist bekannt, dass durch ionisierende Strahlung auch genetische Schäden induziert werden können.

Abb. **7.1** zeigt die aktuelle Exposition der Bevölkerung in der Bundesrepublik Deutschland durch ionisierende Strahlung. Etwas mehr als die Hälfte stammt aus der natürlichen Strahlenexposition wie kosmischer oder terrestrischer Strahlung. Die Strahlung auf der Erdoberfläche setzt der Strahlenexposition des Menschen eine untere Grenze, da sie vom Menschen nicht beeinflussbar ist.

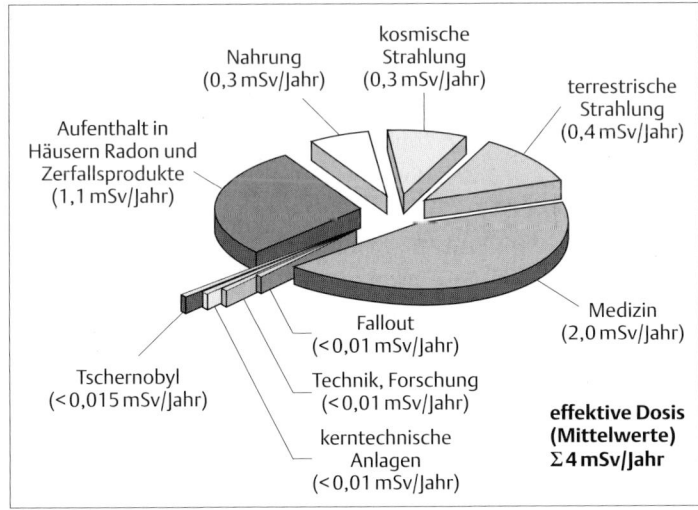

Abb. 7.**1** Exposition der Bevölkerung in der Bundesrepublik Deutschland durch ionisierende Strahlung.

Die aus den künstlichen (zivilisatorischen) Quellen stammende Strahlung lässt sich durch den Menschen größtenteils beeinflussen. Die größte Strahlenexposition aus künstlichen Quellen kommt aus der Medizin. Dazu trägt die Röntgendiagnostik den größten Teil zur zivilisatorischen Strahlenexposition der Bevölkerung bei.

> **Definition**: Als *Strahlenbelastung* bezeichnet man eine Strahlenexposition, bei welcher durch die Energieübertragung auf das Gewebe negative biologische Veränderungen hervorgerufen werden.

Generell gilt beim Strahlenschutz das Grundprinzip, die Strahlenexposition so gering zu halten, wie es vernünftigerweise erreichbar ist. Im Fachjargon nennt man dies das so genannte „ALARA-Prinzip", was für „**A**s **L**ow **A**s **R**easonable **A**chievable" steht. Es müssen somit alle sinnvollen und vernünftigen Maßnahmen ergriffen werden, um dieses Ziel zu erreichen.

Natürliche Strahlenexposition

Alle Lebewesen unserer Erde sind seit Anbeginn durch radioaktive Stoffe einer Strahlenexposition ausgesetzt, ohne generell dafür sensorisch entwickelt zu sein. Die Unmöglichkeit der unmittelbaren Wahrnehmung der Strahlung ist der Grund für die verbreitete Furcht vor ihr und der negativen Assoziationen.

Die *natürliche Strahlenexposition* ist primär durch die natürlichen Vorkommen von radioaktiven Elementen in Erde, Luft und Wasser bedingt (*terrestrische Strahlung)*, wobei die Exposition durch Radon die größte Bedeutung hat (Abb. 7.**1**). Hinzu kommt die *kosmische Strahlung*, also die Strahlung aus dem Weltraum, bei welcher unser Zentralgestirn, die Sonne, die größte Rolle spielt.

Die *direkte terrestrische Strahlenexposition* (d. h. die Exposition durch die aus dem Erdboden austretende Strahlung), beträgt durchschnittlich in Deutschland ca. *0,4 mSv/a*. Lokal sind diese Werte stark verschieden. So beträgt die gewebeäquivalente Ortsdosisleistung im Normalfall etwa *40 nSv/h, in den Mittelgebirgen dagegen 100 nSv/h mit Spitzenwerten* (Fichtelgebirge, Bayrischer Wald, Schwarzwald) *bis zu 1,5 µSv/h*. Es kann sogar zu unvorstellbaren *Rekordexpositionen* kommen wie z. B. an der indischen Westküste bei Kerala *mit ca. 25 mSv/a* oder gar an der brasilianischen Atlantikküste mit *bis zu 120 mSv/a*.

Die wichtigsten radioaktiven Elemente sind dabei Kalium-40 (^{40}K), Radium-226 (^{226}Ra) mit seinen Zerfallsprodukten, vor allem Radon-222 (^{222}Rn), und Thorium-232 (^{232}Th). Letzteres ist wegen seiner hohen Konzentration im Sand für die hohen Expositionen an den erwähnten Küsten verantwortlich.

Man kann also davon ausgehen, dass viele Bevölkerungsgruppen unserer Erde schon über sämtliche Generationen einer erheblichen Strahlenexposition ausgesetzt waren und vermutlich ist dies sogar die Voraussetzung für die Entwicklung der Vielfalt des Lebens gewesen.

Es ist auch nicht so, wie vielfach behauptet wird, dass wir mit unseren Kernreaktoren das toxische radioaktive Plutonium mit der riesigen Halbwertzeit von beinahe 25.000 Jahren neu auf die Erde gebracht haben (z. B. im ehemaligen *„schnellen Brüter"* in Kalkar). Die Natur kennt diesen Brutprozess seit Milliarden von Jahren und es gibt heute noch vielerorts solche *„natürlichen Brutprozesse".* Dabei wird durch die *Neutronenkomponente* der *kosmischen Strahlung* durch die Reaktion

$$n + {}^{238}U \rightarrow {}^{239}U + \gamma$$

das β^--aktive Uran-239 erzeugt, welches nach zwei direkt darauf folgende β^--Zerfälle über das Neptunium-239 das Plutonium-239 ständig erbrütet:

$${}^{239}U \rightarrow {}^{239}Np + e^- \rightarrow {}^{239}Pu + e^-.$$

Die *kosmische Strahlenexposition* liegt in der gleichen Größenordnung wie die terrestrische (*ca. 0,3 mSv/a)* und ist stark abhängig von der Höhenlage. In Flugzeugen z. B. werden Reisen in großen Höhen absolviert, wobei *bis zu 10 µSv/h* gewebeäquivalente Dosisleistungen auftreten können. Ein Hin- und Rückflug von Hamburg nach New York führt etwa zu einer Gesamtdosis von 0,1 mSv und entspricht somit immerhin schon 5 % der jährlichen natürlichen Strahlenexposition. Allgemein kann man die Zunahme der Dosisleistung mit der Höhe mit dem *Faktor 1,6 oder 60 % pro km Höhenunterschied* ansetzen. Nach der neuen Strahlenschutzverordnung gehört daher konsequenter Weise auch das *„fliegende Personal"* zu den beruflich strahlenexponierten Personen!

Einen weiteren Beitrag in vergleichbarer Höhe wie die kosmische Strahlung macht die Strahlenexposition durch die *Ingestion* (Nahrungsaufnahme) mit ebenfalls etwa *0,3 mSv/a* als *körperinnere Strahlenexposition*. Im Wesentlichen sind dies in der Nahrung die Elemente Wasserstoff (Tritium ^{3}H), Kohlenstoff (^{14}C), Kalium (^{40}K), Polonium (^{210}Po) und Uran (^{238}U) mit seinen Zerfallsprodukten Radium (^{226}Ra) und Radon (^{222}Rn). Hierdurch beträgt die natürliche Radioaktivität im menschlichen Körper etwa *200 Bq/kg*, hauptsächlich von Kalium und Kohlenstoff.

Die größte Bedeutung jedoch hat inzwischen die Exposition durch das *Edelgas Radon (^{222}Rn)* als Zerfallsprodukt der Uran-Radium-Reihe. Als Gas kommt Radon überall im Erdboden vor und dringt durch die Fugen und Mauerrisse aus dem Untergrund in Kellerräume von Häusern ein und gelangt über Treppenaufgänge in die höher gelegenen Räume. Unter ungünstigen Bedingungen kann es sich in Wohnungen erheblich konzentrieren. *Der Mittelwert in der Atemluft liegt bei etwa 30 Bq/m³*, ein gemessener Mittelwert *in über 40.000 Gebäuden* lieferte *50 Bq/m³, Spitzenwerte* liegen sogar *bei mehreren 1000 Bq/m³!*

Insbesondere die beim Zerfall von Radon entstehenden kurzlebigen Zerfallsprodukte (sog. Radontöchter) führen bei Inhalation zu einer starken Exposition des *Lungengewebes (ca. 8 mSv/a)*. Dies kann die Entstehung von Lungenkarzinomen zur Folge haben. *Von den jährlich ca. 35.000 Todesfällen durch Lungenkrebs sind etwa 2.500 auf Radon zurückzuführen* (etwas mehr als 7 %). Umgerechnet auf die effektive Dosis führt die *Radonexposition* zu *1,1 mSv/a* und macht somit etwa die Hälfte der natürlichen Strahlenexposition aus.

In Teil 3 der neuen Strahlenschutzverordnung ist daher dem Thema *„Schutz von Mensch und Umwelt vor natürlichen Strahlungsquellen bei Arbeiten"* mit drei neuen Kapiteln Rechnung getragen. So ist z. B. die Kontrolle der Radon-Konzentration an Arbeitsplätzen vorgeschrieben worden, wenn diese bestimmte Grenzwerte übersteigen kann (§ 95).

Alle Arbeitgeber (sogar auch Personen, die in eigener Verantwortung arbeiten) werden damit verpflichtet, geeignete Maßnahmen zu treffen, um die Strahlenexpositionen durch natürliche Strahlenquellen so gering wie möglich zu halten (§ 94).

Ein Hinweis für die Raucher: Die Tabakpflanzen nehmen je nach Anbaugebiet über ihre Wurzeln aus dem Erdboden die Isotope Radium (^{226}Ra), Thorium (^{232}Th), Blei (^{210}Pb) und Polonium (^{210}Po) und über die Blätter aus der Luft das Isotop Radon (^{222}Rn) auf. Diese finden sich natürlich im Abbrand der Zigaretten wieder und machen als α-Strahler im Lungengewebe eine zusätzliche Strahlenexposition aus. Darüber hinaus werden beim Rauchen des Tabaks viele Aerosole erzeugt, welche die in der normalen Atemluft enthaltenen Folgeprodukte des ^{222}Rn-Isotopes anlagern.

Zusätzlich nimmt man bei der Inhalation der radon- und aerosolhaltigen Atemluft Radionuklide auf, wobei hauptsächlich das Blei-Isotop ^{210}Pb zum Problem wird. Es ist auch eindeutig in den Lungen und Bronchien von Rauchern nachgewiesen. Da es mit einer Halbwertzeit von 22 Jahren ständig das α-strahlende ^{210}Po erzeugt, ist das Lungenkrebsrisiko auch nach einer Rauchentwöhnung relativ hoch. Die durchschnittliche Radioaktivität von Zigarettenasche liegt etwa bei 2000 Bq/kg.

Bei ca. 5.000 Zigaretten pro Jahr (Durchschnittsraucher) führt dies zu einer zusätzlichen Epithel-Exposition von dem zehnfachen der natürlichen Radon-Exposition (das sind im Bronchial- und Lungengewebe immerhin ca. 80 mSv/a) mit entsprechender Steigerung der Krebsinduktionsrate!

Aber auch die Veränderung der Atemluft in der Umgebung des Rauchers ist ein wesentlicher Faktor bei der Frage nach der Kontamination der Luft. Die natürliche Konzentration an Radioaktivität (vor allem Kohlenstoff (^{14}C) und Radon (^{222}Rn)) wird je nach Umgebungsradius um 5 % bis 50 % erhöht!

Eine jüngste Untersuchung von Zigarettenasche zeigte, dass neben den Isotopen Uran (^{238}U), Thorium (^{232}Th), Radium (^{226}Ra), Blei (^{210}Pb) und Polonium (^{210}Po) auch Kalium (^{40}K) nachzuweisen ist. Die tatsächlichen Werte der spezifischen Radioaktivität schwanken dabei sehr. Sie liegen zwischen 500 bis 5000 Bq/kg.

Eigentlich gehört die Strahlenexposition durch das Rauchen zu den zivilisatorischen Expositionen, wurde hier jedoch zum direkten Vergleich zur Radonexposition direkt im Anschluss an deren Darstellung platziert.

Zivilisatorische Strahlenexposition

Unter zivilisatorischer Strahlenexposition versteht man die Exposition durch künstliche Strahlenquellen und alle zivilisatorisch bedingten Erhöhungen der natürlichen Strahlenexpositionen. Künstlich sind dabei alle Strahlenquellen, die vom Menschen hergestellt werden (Tab. 7.1). Hierzu gehören:

- Störstrahler, Geräte und Vorrichtungen, welche unbeabsichtigt Röntgenstrahlung erzeugen (z. B. Fernsehgeräte),
- Anlagen zur Erzeugung ionisierender Strahlung (Röntgenanlagen, Teilchenbeschleuniger),
- Anlagen zur Freisetzung von Kernenergie (Kernkraftwerke),
- künstlich radioaktive Stoffe (z. B. Kleinquellen für Bestrahlungszwecke).

Hierbei liegen die Ursachen für die Strahlenexpositionen fast vollständig in den medizinischen Anwendungen (vornehmlich Röntgendiagnostik). Nach den nunmehr geltenden Verordnungen (Strahlenschutzverordnung 1. August 2001 und Röntgenverordnung 1. Juli 2002) und den entsprechenden Durchführungsrichtlinien wurden durch den Angleich an die Richtlinie EURATOM 97/43 – die so genannte „Patientenschutz-Richtlinie" –

neue Regelungen bei der Anwendung von Röntgenstrahlen in Diagnostik, Therapie und Forschung erlassen, welche eine Absenkung der Expositionen bewirken sollen.

Die künstliche Strahlenexposition hat sich in den letzten Jahren merklich erhöht und liegt jetzt insgesamt etwas über 2 mSv/a. Der Anstieg geht im wesentlichen auf das Konto der bildgebenden Großsysteme (CT, Herzkatheder, interventionelle Eingriffe). Der Herzpatient zum Beispiel erhielt früher im Rahmen der kardiologischen Diagnostik Röntgenaufnahmen des Thorax p. a. und seitlich, während die Patienten heute einer weiterführenden nuklearmedizinischen und/ oder koronarographischen Abklärung unterzogen werden, wodurch die Lebensqualität und die Lebenserwartung der Patienten erheblich gesteigert werden können.

Die Anteile der Expositionen in der Medizin kann man grob etwa wie folgt aufteilen:

- Röntgendiagnostik: ≈ 90 % (inklusive interventionelle Radiologie),
- Nuklearmedizin: ≈ 4 %,
- Strahlentherapie: ≈ 6 %.

Die Anteile der künstlichen Expositionen aus den Bereichen Kerntechnik (< 0,01 mSv/a), radioak-

Tabelle 7.1   Beispiele für natürliche und künstliche Isotope

s. S. 10

Natürliche Isotope

Name	Bezeichnung/ Symbol	Symbol	Halbwertzeit	Emittierte Strahlung
Wasserstoff (Tritium)	H-3	^3H	12 Jahre	β^-
Kohlenstoff	C-14	^{14}C	5.600 Jahre	β^-
Kalium	K-40	^{40}K	1.300.000.000 Jahre	β^-/γ
Radium	Ra-226	^{226}Ra	1.620 Jahre	α/γ
Radon	Rn-222	^{222}Rn	3,8 Tage	α/γ
Polonium	Po-218	^{218}Po		α/γ

Künstliche Isotope

Name	Bezeichnung/ Symbol	Symbol	Halbwertzeit	Emittierte Strahlung
Eisen	Fe-59	^{59}Fe	47 Tage	β^-/γ
Kobalt	Co-60	^{60}Co	5,3 Jahre	β^-/γ
Technetium	Tc - 99m	^{99m}Tc	6 Stunden	γ
Caesium	Cs-137	^{137}Cs	30 Jahre	β^-/γ
Jod	J-131	^{131}J	8,1 Tage	β^-/γ

tiver Fallout (< 0,01 mSv/a), Forschung (< 0,01 mSv/a) und Beruf außerhalb der medizinischen Anwendung (< 0,02 mSv/a) liegen in der Summe unter 0,05 mSv/a und sind somit marginal!

Beispiele für einige Industrieprodukte:

- Keramische Gegenstände (mit Uranfarben gefärbte Fliesen, Uransalze als gelbe Pigmente für die Malerei, Verwendung in Glasuren, unvermeidbarer Abrieb bei Essgeschirr) führen zu erhöhtem Inkorporationsrisiko,
- Ionisationsfeuermelder (Ionisationsänderung durch Rauchgase und daraus Änderung eines Messstromes, früher Verwendung von Ra-226, heute Am-241),
- Leuchtstoffe (selbstleuchtende Ziffern und Zeiger bei Uhren usw., früher Verwendung von Ra-226, heute H-3).

Beispiele für verantwortungslosen Umgang mit ionisierender Strahlung

Schon kurz nach der Entdeckung der Röntgenstrahlung (W. C. Röntgen, 1895) und ein Jahr später der Radioaktivität (Henri Becquerel, 1896) kam es zu den kühnsten und teilweise auch absurdesten Anwendungsvorschlägen.

So wurden der ionisierenden Strahlung auch heilende Kräfte zugeschrieben. Angesichts unserer heutigen Erkenntnisse ist diese damalige Euphorie ein mahnendes Beispiel für die Notwendigkeit der intensiven und kritischen Prüfung jeglicher sog. wissenschaftlicher Fortschritte, bevor sie zum Einsatz gebracht werden.

In Frankreich wurde ein radioaktives Haarwasser auf den Markt gebracht (Markenname *Rezall*), welches die „Haarwurzeln beruhigt, das Haar konserviert und den Haarausfall und Kahlköpfigkeit, ja sogar die grauen Haare vergessen lässt"!

Die in Deutschland noch bis 1960 angebotene Zahnpasta *DORAMAD* war mit Thorium versetzt und versprach eine „radioaktive, biologische Wirkung durch die Massage des Zahnfleisches und die Erfrischung der gesamten Mundhöhle"!

Selbst in der klinischen Anwendung schreckte man nicht vor unerforschter Sinnfälligkeit zurück. In den fünfziger Jahren wurde bei der Magen-Darm-Diagnostik und der Gefäßuntersuchung thorium-haltiges Kontrastmittel mit dem Handelsnamen *Thorotrast* eingesetzt. Durch die in der Leber gespeicherte Radioaktivität kam es in der Folge zu Leberzirrhosen und -tumoren!

Bis zum In-Kraft-Treten der ersten Strahlenschutzverordnung (1960) wurden in Schuhläden hemmungslos Durchleuchtungseinrichtungen verwendet, um die Passgenauigkeit der Schuhe zu kontrollieren. Insbesondere die Kinder hatten einen riesigen Spaß, wenn sie ihre Zehenknochen im Durchleuchtungsbild beobachten konnten! Die Frage nach einer Strahlenexposition wurde nicht gestellt! Selbst radiumhaltige Fußstützen wurden unter dem Handelsnamen *Elastosan* als bahnbrechender Fortschritt der Fußpflege angeboten.

Eine besondere Erwähnung gebührt dem Angebot der als *„etwas andere Heizkissen"* bezeichneten Radium-Kompressen, die immerhin durch eine Packung von 0,1 mg ^{226}Ra (heute natürlich deutlich über der Freigrenze) bei einem Abstand von etwa 5 cm eine Dosisleistung von *mehr als 100 mSv/h* applizierten. Dabei wurde sogar vom Hersteller die völlig gefahrlose und bequeme Anwendungsweise der *„Aktivator-Heizkissen"* gepriesen!

Glücklicherweise machte die *erste Strahlenschutzverordnung* diesem Treiben 1960 ein Ende!

Strahlenunfälle

Zumindest eine Erwähnung sollen hier einige Beispiele von „Strahlenunfällen" finden, die sich bei ordnungsgemäßem Umgang mit radioaktiven Stoffen nicht ereignen können. Sie treten vor allem dann auf, wenn elementare Sicherheitsregeln, entweder bewusst oder unbewusst, nicht eingehalten werden.

In Mexiko wurde 1962 eine ^{60}Co-Strahlenquelle von *spielenden Kindern* gefunden, die gewöhnlich bei der Untersuchung von Metallstrukturen verwendet wird. Durch deren hohe Aktivität von 185 GBq hat es 4 Todesfälle gegeben!

Ein Jahr später haben wiederum spielende Kinder, diesmal in China, eine ^{60}Co-Quelle mit der doppelten Aktivität gefunden, welche dort bei der Saatgutbestrahlung zum Einsatz kommt. Hier gab es 2 Todesfälle.

In Algerien wurden 1978 versehentlich Arbeiter einer Industrieradiographie durch eine beinahe 1000 GBq-Quelle ^{192}Ir exponiert! Glücklicherweise gab es nur einen Todesfall.

Unvergessen bleibt der Fund einer ^{137}Cs-Quelle in Brasilien, die offenbar bei der „Entsorgung" einer Cäsium-Gamma-Bestrahlungsanlage auf dem normalen Müll landete! Wiederum haben spielende Kinder das glänzend blinkende Metall gefunden und das außergewöhnliche Spielzeug mit nach Hause genommen. Insgesamt sind dabei 5 Personen zu Tode gekommen!

Solch gravierende, man kann schon sagen *kriminelle Fahrlässigkeiten* kommen leider sogar im klinischen Betrieb vor. Hier muss nur an das katastrophale Beispiel vor gut 12 Jahren in Pennsylvania (USA) erinnert werden, wo nach einer Brachytherapie eine mehrere MBq ^{192}Ir-Quelle im Körper der Patientin „vergessen" wurde. Als die Patientin vier Tage später den Katheder mitsamt der Quelle ausgeschieden hatte, wurde er von der Krankenschwester einfach in den allgemeinen Abfall geworfen. Der einen Tag später eingetretene Tod der Patientin konnte somit nicht einmal in einen Zusammenhang mit diesem unglaublichen Vorfall gebracht werden! Und während der Zeit der Lagerung und dem Abfalltransport kamen unüberschaubar viele weitere Personen zweifelsfrei erheblich zu Schaden.

Die *Katastrophe in Tschernobyl* 1986 ist in den Medien ausgiebig „ausgeschlachtet" worden. Leider wurde der wichtigste Aspekt in nahezu allen Berichten völlig vergessen: Diese Katastrophe war kein „Unfall", es war vielmehr ein derart grob fahrlässig herbeigeführter „Crash", um eine drohende Strafe wegen einer Terminüberschreitung des „Plansolls" zu vermeiden! Es war diesem Crash nämlich 3 Jahre zuvor, also 1983 in dem damaligen Leningrad, das heute wieder St. Petersburg heißt, ein wirklicher Unfall vorausgegangen, dessen Auswirkungen zwar ebenfalls im Westen registriert wurden, wegen der relativ geringen Werte jedoch nicht weiter verfolgt wurden.

Tatsächlich aber ging es dabei um eine Kernschmelze in einem bautechnisch identischen Reaktor, wie dem in Tschernobyl, bedingt durch den Ausfall einer Kühlmittelpumpe. Dieser Unfall hat die damaligen Machthaber in der UdSSR aufgerüttelt. Denn aus Kostengründen wurden bevorzugt „graphitmoderierte" Reaktoren eingesetzt (im Gegensatz zur Moderierung mit Wasser ist der finanzielle Aufwand erheblich geringer), welche aus physikalischen Gründen eine „inhärente Unsicherheit" in sich bergen. Der so genannte „positive Temperaturkoeffizient" solcher Reaktoren bedeutet nämlich, dass bei einer Temperaturerhöhung des Reaktorkerns (z.B. durch Ausfall einer Kühlung) sich die Kettenreaktion der Kernspaltung au-

tomatisch erhöht! Wassermoderierte Reaktoren haben einen „negativen Temperaturkoeffizienten", was bei einer vergleichbaren Situation eine automatische Reduktion der Kernspaltungen zur Folge hat.

Der Unfall in Leningrad veranlasste die Sowjetführung, bei sämtlichen Reaktoren der betroffenen Bauart im Rahmen eines terminierten Planes nach einem vorgeschriebenen elektrotechnischen Experiment eine entsprechende Erweiterung der notwendigen Redundanzen durchzuführen. Für dieses Experiment gab es klare technische Vorgaben, die allerdings von den Verantwortlichen in Tschernobyl grob missachtet wurden. Das bewusste Abschalten einer Kühlmittelpumpe erfolgte dort unter Zeitdruck ohne ausreichende Vorbereitung der Sicherheitsketten – das Ergebnis ist uns bekannt!

Insgesamt hat die westeuropäische Bevölkerung durch dieses Ereignis durchschnittlich eine Steigerung der Strahlenexposition um ca. 25 % erfahren, wodurch mit etwa 25.000 zusätzlichen Krebstoten bis 2010 zu rechnen ist.

Strahlenexpositionen von Patienten und Personal

Röntgenuntersuchungen

Direktradiographie

Die *Größenordnung der Organdosen* liegt bei *1 mSv pro Röntgenaufnahme.* Allerdings gibt es hier eine erhebliche Schwankungsbreite, denn je nach *Strahlenqualität* (Auswahl der Röhrenspannung) ist die Organdosis bei der Aufnahmetechnik verschieden.

66 Faustregel: Änderung der Spannung um 10 kV verändert die Organdosis etwa um den Faktor 2. Eine Senkung der Spannung um 10 kV verdoppelt die Organdosis, eine Erhöhung der Spannung um 10 kV halbiert die Organdosis! **99**

Durchleuchtung

Bei der Durchleuchtung sind dank der Bildverstärkereinrichtung die Dosiswerte pro Untersuchung in der vergleichbaren Größenordnung, also *etwa 2–5 mSv/min!* Man kann somit bezüglich der

Strahlenexposition eine Durchleuchtungsminute etwa mit einigen Aufnahmen vergleichen.

> 66 Die Dosisleistung im Patienten darf dabei die Grenze 10 mSv/min nicht übersteigen. 99

Streustrahlenanteil in der Umgebung eines durchstrahlten Volumens

Allgemein kann man bei der Röntgenstrahlenanwendung davon ausgehen, dass der *Streustrahlenanteil aus einem durchstrahlten Volumen heraus 1 % der jeweiligen Dosis in dem Volumen nicht übersteigt.*

In dem Kontrollbereich einer Durchleuchtungseinrichtung kann daher nirgendwo die Ortsdosisleistung die Grenze von 6 mSv/h übersteigen! Natürlich nur, sofern das Durchleuchtungsgerät die Forderungen des Gesetzgebers bezüglich der maximalen Dosisleistung im Patienten erfüllt (regelmäßige Qualitätskontrollen!).

CT-Untersuchungen

Für die Kalkulation der Strahlenexposition bei CT-Untersuchungen wurden spezielle Begriffe definiert:

Der *Computertomographie-Dosis-Index CTDI* ist ein Maß für die Intensität der Strahlenexposition innerhalb einer einzelnen Schicht, welcher die Untersuchungsparameter wie *Schichtdicke (mm), Gesamtladung (mAs), Spannung (kV)* sowie auch gerätespezifische Eigenschaften wie Filterung und Geometrie widerspiegelt und firmenseits zur Verfügung gestellt wird.

Mit seiner Hilfe kann man sich einen Überblick über die Strahlenexpositionen verschaffen. Das so genannte *Dosis-Längen-Produkt DLP* ist ein Maß für die Strahlenexposition der gesamten CT-Untersuchung und berücksichtigt neben dem Pitch-Faktor und der Scanlänge auch die Anzahl der durchgeführten Scanserien. Der Zusammenhang ist durch die Beziehung

$$DLP = CTDI \cdot n \cdot N \cdot h$$

gegeben. Dabei sind n die Zahl der Rotationen, N die Gesamtzahl der Schichten und h die Schichtdicke. Mit seiner Hilfe können Aussagen über die effektive Dosis gemacht werden.

In der Tabelle 7.2 ist eine Zusammenstellung eigener Messwerte mit kalkulierten Werten verglichen

Nuklearmedizin

Dosisleistungskonstanten

Die Dosisleistung H' einer punktförmigen Radioaktivität A folgt in dessen Umgebung dem Abstandsquadrat-Gesetz (s. S. 19). Für die Gammastrahlung kann man daher die Dosisleistungsverteilung in der Umgebung (Abstand R) der Aktivität mit Hilfe der so genannten Gammastrahlenkonstanten $\Gamma_{H'}$ (Tab. 7.3) berechnen:

$$H'(R) = \frac{\Gamma_{H'} \cdot A}{R^2}$$

Beispiele

Die Dosisleistung einer ^{99m}Tc-Quelle der Aktivität von 1 MBq beträgt in 1 m Abstand

$$H' = 16 \cdot 10^{-6} \text{ mSv/h} = 0{,}016 \text{ µSv/h}$$

Für eine nahezu punktförmige Aktivität von 1 GBq (z. B. ein Reagenzglas direkt nach der Eluation) lässt sich der zugehörige potenzielle Kontrollbereich sehr einfach kalkulieren, denn maximal könnte sie mit konstanter Dosisleistung nur für die Zeit der mittleren Lebensdauer τ strahlen (s. S. 12). Die maximale Dosis D_∞ in 1 m Abstand ist:

$$D_\infty (1 \text{ m}) = A_0 \cdot \Gamma_{H'} \cdot \tau = 16 \cdot 10^{-6} \text{ mSv/h} \cdot 9 \text{ h}$$
$$= 144 \text{ µSv}$$

Tabelle 7.2 Strahlenexposition bei verschiedenen CT-Untersuchungen

Untersuchung	Spannung	Schichtdicke	Pitch	D_{kal}	D_{mess}
CT Abdomen	125 kV	8 mm	1,25	7,96 mSv	8,5 mSv
CT Thorax	135 kV	6 mm	1,5	4,73 mSv	5,5 mSv
CT Becken	125 kV	6 mm	1,5	5,62 mSv	5 mSv
CT Hirnschädel	135 kV	8 mm	1,0	1,94 mSv	2,5 mSv

Damit ergibt sich für den Radius R_K eines potenziellen Kontrollbereiches nach dem Abstandsquadratgesetz (Grenze 6 mSv/a, D_{LK} = 6 mSv):

$$= \left(\frac{D_\infty[1\,m]}{D_{LK}}\right)^{1/2} m = \left(\frac{0{,}144}{6}\right)^{1/2} m \approx 15\,cm!$$

Wenn sich eine Mitarbeiterin in 1m Abstand eine Viertelstunde (0,25h) neben einem Patienten aufhält, der eine Injektionsaktivität von 185 MBq erhalten hat, würde sie maximal eine Gesamtdosis von $0{,}016 \cdot 185 \cdot 0{,}25\,\mu Sv = 0{,}74\,\mu Sv$ appliziert bekommen. Dabei ist allerdings die Absorption der Strahlung im Patienten nicht berücksichtigt, so dass sich in Wirklichkeit von diesem Wert durchschnittlich nur 30 % (0,22 µSv) als wahre Dosis ergibt.

In der Umgebung eines Patienten (Abstand 2 m), der nach einer Radiojodtherapie mit einer Restaktivität von ca. 250 MBq ^{131}J entlassen wird, beträgt die Dosisleistung nach einer entsprechenden Kalkulation:

$$H' = \left(\frac{59 \cdot 10^{-6} \cdot 250}{2^2}\right) \cdot 0{,}3\,mSv/h = 1{,}1\,\mu Sv/h$$

Strahlenexposition der Patienten

Zur Beurteilung der Strahlenexposition des Patienten muss die Verweildauer der Radioaktivität im Körper bekannt sein. Diese wird durch die *physikalische Halbwertzeit* T_{phys} des Nuklids und der durch die *Biokinetik* sich ergebenden *biologischen Halbwertzeit* T_{biol} bestimmt. Beide zusammen ergeben

Tabelle 7.**3** Beispiele für die Gammastrahlenkonstanten

Nuklid	γ-Strahlenkonstante $\Gamma_{H'}$ (10^{-6} mSv · m^2/h · MBq)	Halbwertzeit $T_{1/2}$
^{11}C	159,0	20,40 min
^{15}C	325,1	2,40 s
^{13}N	159,0	9,97 min
^{15}O	159,0	2,04 min
^{18}F	155,2	1,83 h
^{51}Cr	4,8	27,70 d
^{59}Fe	169,0	44,50 d
^{57}Co	24,3	270,00 d
^{60}Co	341,0	5,23 a
^{99}Mo	38,0	65,90 d
^{99m}Tc	16,3	6,01 h
^{111}In	87,0	2,80 d
^{123}J	44,0	13,20 h
^{131}J	59,0	8,02 d
^{133}Xe	14,0	5,24 d
^{198}Au	62,0	2,70 d
^{201}Tl	12,0	72,90 h

die so genannte *effektive Halbwertzeit* T_{eff}, deren Kehrwert die Summe der Kehrwerte der beiden Halbwertzeiten ist:

$$\frac{1}{T_{eff}} = \frac{1}{T_{phys}} + \frac{1}{T_{biol}}$$

$$oder\ T_{eff} = \frac{T_{phys} \cdot T_{biol}}{(T_{phys} + T_{biol})}$$

Zur Ermittlung einer Organdosis im Patienten wird nach dem Konzept der **M**edical **I**nternal **R**adiation **D**ose (**MIRD**) das Organ als *Zielorgan (τ)* bezeichnet und die anderen Organe mit entsprechenden Aktivitäten als *Quellorgane (Σ)*. Der im Zielorgan absorbierte Anteil der Strahlenenergie (*absorbierter Bruchteil*) wird dann im Integrationsverfahren ermittelt.

Strahlenexpositionen

Die Größenordnung der effektiven Äquivalentdosis in der nuklearmedizinischen Diagnostik liegt etwa bei 1–5 mSv pro Untersuchung. Dies wird durch die bevorzugte Verwendung von ^{99m}Tc erreicht.

Bei Nierenuntersuchungen mit DTPA oder DMSA liegt man etwa bei 0,6–0,8 mSv, bei Hirnuntersuchungen mit Gluconat oder Pertechnetat bei etwa 5–6 mSv. Höhere Expositionen gibt es lediglich bei: Schilddrüsenuntersuchungen mit ^{131}J mit bis zu 70 mSv, Herzuntersuchungen mit ^{201}Tl mit etwa 20 mSv und Tumorlokalisation mit ^{131}J oder ^{111}In mit bis zu 40 mSv.

Die wichtigsten *Maßnahmen zur Senkung der Strahlenexposition* sind:

- Strenge Indikationsstellung bei Kindern, Jugendlichen und Frauen,
- optimale Wahl des Radiopharmakons, insbesondere Vermeidung von primärer β^--Strahlung,
- Qualitätsprüfung der Radiopharmaka und der Messgeräte,
- Blockade von Organen vor ungewollter Speicherung des Radiopharmakons,
- Häufige Entleerung von Blase und Darm, z.B. durch erhöhte Flüssigkeitsaufnahme oder Verabreichung von Laxanzien,
- Befragung des Patienten über vorangegangene nuklearmedizinische Untersuchungen.

8   Organisatorische und rechtliche Maßnahmen

Grundsätze des Strahlenschutzes

Das ALARA-Prinzip (**A**s **L**ow **A**s **R**easonably **A**chievable) ist gekennzeichnet durch die Rechtfertigung der Verwendung ionisierender Strahlung, der Optimierung der Strahlenschutzmaßnahmen und durch den Schutz des Individuums.

Die Grundsätze des Strahlenschutzes lassen sich nach den Empfehlungen der *Internationalen Strahlenschutzkommission (ICRP = International Commission on Radiological Protection*; Gründung 1928; Gremium, von Vertretern der einzelnen nationalen radiologischen Gesellschaften, welche Empfehlungen für die Strahlenschutzgesetzgebung erarbeiten) wie folgt zusammenfassen:

Grundsatz der Notwendigkeit und Rechtfertigung

Hierunter versteht man, ob die Anwendung überhaupt notwendig oder zweckmäßig ist (Frage nach der Indikation, § 23 RöV). Falls der Einsatz gerechtfertigt ist, sollten Alternativen in Betracht gezogen werden (z. B. Diagnosefindung mittels Ultraschall statt Einsatz eines Röntgengerätes).

Zur Vermeidung unnötiger Strahlenexposition sollten folgende Untersuchungen vermieden werden:
- Mammographie bei Frauen unter 20 Jahren,
- Thoraxaufnahmen ohne klinischen Befund/Laborbefund,
- Urogramm/Miktionszystourethrogramm bei Enu-resis mit normalem Urinstatus und Kulturen,
- Kontrasteinläufe zur Diagnose von chronischen Bauchschmerzen ohne klinischen Befund/Laborbefund,
- Urogramm/Miktionszystourethrogramm ohne klinischen Befund/ Laborbefund,
- Kontrasteinläufe zur Untersuchung von Enkopresis bei Kindern mit normaler Mobilität. Ein Morbus Hirschsprung ist zu selten und kann besser mittels Manometer diagnostiziert werden.
Enkopresis: Verunreinigung im Stuhl bei Kindern nach dem Sauberwerden (in der Regel nach dem 3. Lebensjahr).
Morbus Hirschsprung: Erkrankung, welche bereits im frühen Säuglingsalter auftritt. Es zeigt sich eine umschriebene Dickdarmerweiterung mit schweren Passagestörungen.
- Routine-Schädel-Aufnahme bei Kindern mit gut beobachteten, einfachen Krämpfen,
- Kieferhöhlenaufnahmen zur Diagnostik von Fieber ohne lokale Symptome,
- Vergleichsaufnahmen von unverletzten Extremitäten.

Grundsatz der Optimierung des Strahlenschutzes

Es gilt, dass die Strahlenexpositionen so niedrig gehalten werden, wie es unter Berücksichtigung wirtschaftlicher und sozialer Faktoren vernünftigerweise erreichbar ist. Der Anspruch der Optimierung ergibt sich aus der Tatsache, dass auch geringste Dosen Schäden bewirken können.

Grundsatz der Überwachung individueller Dosisgrenzwerte

Die Strahlenexposition für den Einzelnen soll bestimmte Dosisgrenzwerte nicht überschreiten.

Zur Sicherstellung und Einhaltung dieser Dosisgrenzwerte kommen bauliche, organisatorische und personenbezogene Maßnahmen des Strahlenschutzes in Betracht. Absolute Dosisobergrenzen lassen sich nicht festlegen. Für den Patienten gibt es keine festgelegten Grenzwerte für die Strahlenexposition.

Strahlenschutzbereiche

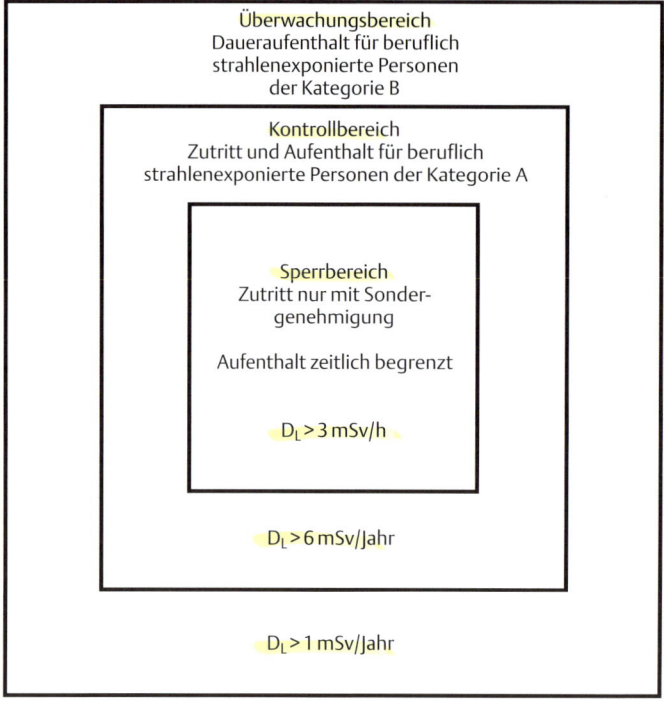

Abb. 8.**1**   Die verschiedenen Strahlenschutzbereiche mit den bereichsdefinierenden Dosisleistungen.

Sperrbereich

Sperrbereiche sind Bereiche des Kontrollbereiches, in denen die Ortsdosisleistung höher als 3 Millisievert je Stunde sein kann.

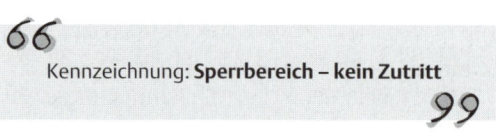

Kennzeichnung: **Sperrbereich – kein Zutritt**

Personen wird der Zutritt nur erlaubt, wenn sie unter der Kontrolle eines Strahlenschutzbeauftragten oder einer von ihm beauftragten Person zur Durchführung der im Sperrbereich vorgesehenen Betriebsvorgänge oder aus zwingenden betrieblichen Gründen tätig werden müssen.

Patienten und notwendigen Begleitpersonen darf der Zutritt zum Sperrbereich und der Aufenthalt darin nur gestattet werden, wenn dies zur Untersuchung oder zur Behandlung erforderlich ist und die Anordnung von einer Person gegeben wurde, welche zur Ausübung des ärztlichen oder zahnärztlichen Berufs berechtigt ist.

Kontrollbereich

Kontrollbereiche sind Bereiche, in welchen Personen die Körperdosis von mehr als 6 mSv/a erhalten können. Dabei ist die Aufenthaltszeit auf 2000 h pro Jahr beschränkt.

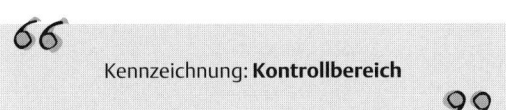

Kennzeichnung: **Kontrollbereich**

Personen darf der Zutritt zum Kontrollbereich nur erlaubt werden, wenn:

- sie zur Durchführung/ Aufrechterhaltung der darin vorgesehenen Betriebsvorgänge tätig werden müssen,
- die Ausbildung einen Aufenthalt in diesem Bereich erfordert,
- ihr Aufenthalt in diesen Bereichen als Patient, Tierhalter oder Begleitperson nach Auffassung einer zur Ausübung der ärztlichen, zahnärztlichen oder tierärztlichen berufsberechtigten fachkundigen Person zur Untersuchungen oder Behandlung erforderlich ist.

Personen unter 18 Jahren dürfen sich nicht im Kontrollbereich aufhalten. Sie dürfen den Kontrollbereich nur betreten, wenn sie untersucht oder behandelt werden.

Auszubildende und Personen zwischen 16 und 18 Jahren dürfen sich unter ständiger Aufsicht und Anleitung einer Fachkundigen im Kontrollbereich zum Zwecke der Ausbildung aufhalten, wenn dies zur Erreichung des Ausbildungszieles notwendig ist und die zuständige Behörde es gestattet. *Schwangere* dürfen sich in Kontrollbereichen aufhalten wenn gewährleistet ist, dass bis zum Ende der Schwangerschaft die *Dosis an der Leibesfrucht 1 mSv nicht übersteigt.*

Überwachungsbereich

Der Überwachungsbereich umfasst die an den Kontrollbereich angrenzenden Räume, in denen bei Daueraufenthalt im Kalenderjahr eine Körperdosis von mehr als 1 mSv pro Jahr erreicht werden kann. Der Aufenthalt ist nur beruflich strahlenexponierten Personen erlaubt.

Definition: Als beruflich strahlenexponiert bezeichnet man alle Personen, die durch ihre berufliche Tätigkeit pro Jahr eine höhere Körperdosis als 1 mSv appliziert bekommen können (s. S. 98).

Strahlenschutzmaßnahmen

Folgende Maßnahmen werden zur Reduzierung der Strahlenexposition für Personal, Patienten und der allgemeinen Bevölkerung ergriffen:

- Strahlenschutz an Geräten,
- organisatorische Maßnahmen zum Strahlenschutz,
- Strahlenschutz durch Qualitätssicherung,
- personenbezogener Strahlenschutz,
- Strahlenschutz durch bauliche Maßnahmen.

Strahlenschutz an Geräten

Gerätetechnische Maßnahmen zum Strahlenschutz sind am Gerät selbst montiert oder aber in diesem integriert. Sie sollen durch Abschirmung,

Warnung, Abstandhalten, Verriegelung u. a. bewirken, dass vor allem für beruflich Strahlenexponierte die Dosisgrenzwerte nach RöV und StrlSchV deutlich unterschritten und die Strahlenexposition für Patienten so gering wie möglich gehalten werden. Primär ist der Hersteller für die Einhaltung der DIN-Normen verantwortlich, aber nach Erwerb des Gerätes oder der Anlage geht die Verantwortung aus der Sicht der Behörde auf den Betreiber beziehungsweise den Genehmigungsinhaber über (Tab. 8.1).

Tabelle 8.**1**   Mindestwerte der Gesamtfilterung für Röntgendiagnostikeinrichtungen nach DIN 6815

Röntgendiagnostik		2,5 mm Al
Durchleuchtung	FHA ≥ 30 cm	2,5 mm Al
	FHA ≤ 30 cm	3,0 mm Al
Mammographie		0,03 mm Mo
Bei Aufnahmeeinrichtungen, bei welchen Spannungen über 100 kV angewendet werden, mindestens 2,3 mm Al mit wählbaren Zusatzfiltern entsprechend 0,1 mm Cu oder 0,2 mm Cu.		
Intraorale Dentalaufnahmetechnik mit Tubus, extraorale Dentalaufnahmetechnik einschließlich Schädel-Fern-Röntgen, Panorama-Schichttechnik	< 70 kV	1,5 mm Al
	> 70 kV	2,5 mm Al
Dental-Panorama-Aufnahmetechnik mit intraoralem Strahler und Blendensystem		3,0 mm Al
Extraorale Dentalaufnahmetechnik bei verkürztem FHA (Kontaktaufnahme)	FHA = 6 cm	3,0 mm Al
	FHA = 5 cm	3,8 mm Al

Organisatorische Maßnahmen zum Strahlenschutz

Unterweisung

Entsprechend § 36 RöV gilt für alle Personen, denen der Zutritt zum Kontrollbereich erlaubt ist und für Personen, die Röntgenstrahlen anwenden, dass sie vor Beginn ihrer Tätigkeit und danach in jährlichen Abständen über die Arbeitsmethoden, die möglichen Gefahren, die anzuwendenden Schutzmaßnahmen und den für ihre Tätigkeit wesentlichen Inhalt dieser Verordnung belehrt werden. Der Sinn und Zweck der Unterweisung ist, die Gefahr eines Strahlenschadens für beruflich Tätige, für Patienten sowie für die Allgemeinheit auf ein Minimum zu reduzieren.

Die Unterweisung muss jährlich erfolgen. Über den Inhalt und den Zeitpunkt der Unterweisung sind Aufzeichnungen zu führen, welche von den belehrten Personen zu unterzeichnen sind. Diese Protokolle sind 5 Jahre aufzubewahren und der zuständigen Behörde auf Verlangen vorzulegen.

In der Regel wird die Unterweisung durch den Strahlenschutzbeauftragten vorgenommen. Neueingestellte Personen müssen vor dem Dienstantritt unterwiesen werden.

Strahlenschutzverantwortlicher

Der Strahlenschutzverantwortliche, z. B. der Träger eines Krankenhauses (durch eine natürliche Person vertreten wie etwa als Verwaltungsleiter oder -vorsitzender), in der Industrie der Vorstand und in der Röntgenpraxis der Praxisbetreiber sind für die Einhaltung der Schutzvorschriften und Genehmigungen verantwortlich. Dieser braucht selbst weder fachkundig zu sein noch muss er den Umgang mit Radioaktivität oder den Betrieb von Anlagen persönlich überwachen. Ist der Strahlenschutzverantwortliche oder die ihn vertretende natürliche Person selbst nicht fachkundig, hat dieser einen oder mehrere Strahlenschutzbeauftragte für die Leitung/ Beaufsichtigung des Betriebes in erforderlicher Anzahl schriftlich zu bestellen, welche über die erforderliche Fachkunde verfügen.

Strahlenschutzbeauftragter

Der Strahlenschutzbeauftragte muss über den Nachweis der Fachkunde verfügen.

Der Strahlenschutzverantwortliche und der oder die bestellten fachkundigen Strahlenschutzbeauftragten, haben die Pflicht, dafür zu sorgen, dass die Strahlenschutzvorschriften der Strahlenschutzverordnung bzw. der Röntgenverordnung eingehalten werden.

Strahlenschutz durch Qualitätssicherung

Faktoren, welche die Bildqualität beeinflussen:
- Gute Einstell- und Aufnahmetechnik (max. Einblendung),
- intakte Filme, Folien und Kassetten,
- optimale Filmentwicklung (Entwicklungstemperatur, Entwicklungszeit),
- ordnungsgemäße Funktion der Apparatur.

Bei Inbetriebnahme und nach jeder Änderung des Betriebes von Röntgeneinrichtungen, welche die Bildqualität beeinflussen, sind nach §16 RöV Abnahmeprüfungen durch den Hersteller oder Lieferanten durchzuführen.

In regelmäßigen Zeitabständen, mindestens jedoch monatlich, ist durch eine Konstanzprüfung festzustellen, dass die Bildqualität im Vergleich zur Abnahmeprüfung sich nicht verändert hat. Bei Änderung der Bildqualität ist die Ursache unverzüglich zu ermitteln und zu beseitigen. Die Konstanzprüfung sollte möglichst durch den Betreiber der Anlage durchgeführt werden. Über die Konstanzprüfung sind Aufzeichnungen zu führen, welche von behördlich bestimmten ärztlichen Stellen, im allgemeinen die Kassenärztliche Vereinigung, jederzeit eingesehen werden können. Nach § 18 der RöV muss die Röntgeneinrichtung in Zeitabständen von längstens fünf Jahren durch einen von der zuständigen Behörde bestimmten Sachverständigen erneut überprüft werden. Die Durchschrift des Prüfberichtes ist der zuständigen Behörde zu übersenden.

Personenbezogener Strahlenschutz

Strahlenschutz für Patienten

Beim Strahlenschutz am Patienten sollte der Bleigleichwert der Schutzkleidung mindestens 0,4 mm Pb betragen. Insbesondere die Maßnahmen zum Schutz der Keimdrüsen verdienen besondere Beachtung. Häufig wird bei Thoraxaufnahmen auch heute noch eine Gonadenschürze röhrenseitig angebracht, was früher durchaus, wegen der aus den Blendenbacken austretenden Störstrahlung, sinnvoll war. Seit mehr als fünfzehn Jahren muss jedoch diese Störstrahlung nach den gesetzlichen Vorgaben auf maximal ein Promille der Nutzstrahlenintensität beschränkt werden, wodurch die damit eventuell verbundene Strahlenexposition der Gonaden mindestens zehnmal geringer ist, als die aus dem durchstrahlten Thoraxvolumen unvermeidbar innerhalb des Körpers erfolgende Ein-

streuung (mehr als 1 %). Es kann im Gegenteil sogar zu einer Dosiserhöhung an den Gonaden kommen, wenn eine Streustrahlung, die ohne Schürze aus dem Körper austreten würde, an der Schürzeninnenseite eine Rückstreuung erfährt!

> 66 Generell gilt: Eine Gonadenschürze macht nur einen Sinn, wenn durch sie eine Streustrahlung aus einem durchstrahlten Volumen reduziert werden kann (z. B. Aufnahmen der Extremitäten) oder eine Nutzstrahlung zusätzlich ausgeblendet wird! 99

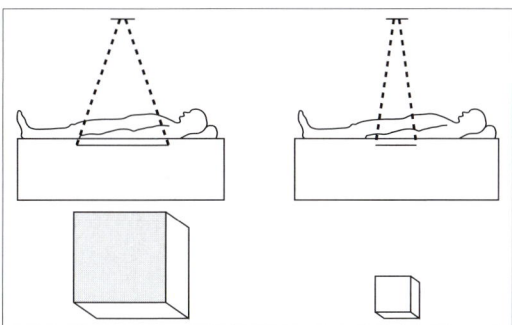

Abb. 8.**2** Auswirkung unterschiedlicher Einstelltechnik auf die Keimdrüsendosis bei Röntgenaufnahmen des Abdomens. Die Höhe der Dosis wird durch den Würfel dargestellt.

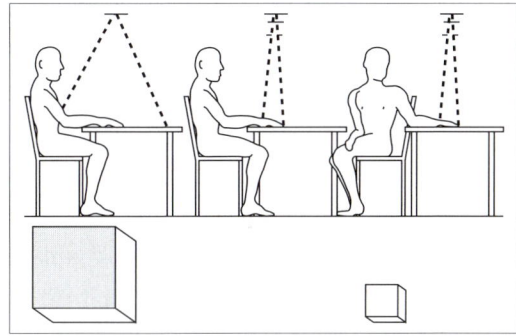

Abb. 8.**3** Schutz des Patienten durch die Einstelltechnik. Wird die Feldgröße verkleinert und der Patient so gesetzt, dass seine Keimdrüsen außerhalb der Primärstrahlung liegen und durch seinen eigenen Körper abgeschirmt sind, so kann die Keimdrüsendosis sehr stark herabgesetzt werden. Die Höhe der Dosis wird durch den Würfel dargestellt.

Die Abschirmung der Hoden sollte im allgemeinen bei Untersuchungen der Wirbelsäule, des Abdomens, des Beckens (außer die Symphyse muss sichtbar sein), der Hüften, des Kreuz- und Steißbeins, bei Ausscheidungsurogrammen, bei Untersuchungen des Dünndarmes, des Oberschenkels usw. erfolgen.

Bei Frauen bedarf es großer Erfahrung, die richtige Größe der Abschirmung zu wählen. Ein zu großer Ovarienschutz kann diagnostisch wichtige Details verdecken.

Weitere Maßnahmen zum Strahlenschutz

- Richtige Indikationsstellung und Frage nach Auswahlmöglichkeiten auf nicht-radiologische Untersuchungsmethoden,
- Abdeckung diagnostisch nicht wichtiger Bereiche bzw. Abschirmung empfindlicher Organe,
- Vermeidung von Fehlaufnahmen, welche hervorgerufen werden können durch:
  - Veratmung und Bewegung des Patienten (besonders bei der Untersuchung von Säuglingen und Kleinkindern ist die Fixierung/Immobilisation erforderlich),
  - vorbelichtete Aufnahmen, falsche Einstellung der Spannung, Stromstärke und Belichtungszeit,
  - Entwicklungsfehler (Entwicklungszeit, Entwicklungstemperatur),
- Korrekte Einstelltechnik, Herabsetzung von Wiederholungsuntersuchungen (z.B. nicht sorgfältige Vorbereitung des Darmes, besonders bei Kontrasteinläufen und Ausscheidungsurogrammen),
- Einblendung auf kleine Feldgrößen zur Verringerung der Patientendosis. Die bestrahlte Fläche wird verkleinert und die Streustrahlung entsprechend vermindert,
- Verwendung einer fokusnahen Blende,
- diagnostisch nicht wichtige Körperteile sollten aus dem Nutzstrahl entfernt werden,
- Dosisverringerung durch Film-Folien-Kombinationen mit möglichst hochverstärkenden Folien,
- Anwendung der Belichtungsautomatik,
- Verminderung der Hautexposition durch Aufhärtung der Strahlung (Patientendosis wird verringert),
- durch Kompression,
- durch Einstellung eines nicht zu kleinen Fokus-Film-Abstandes (nicht unter 30 cm bei mobilen Einrichtungen, nicht unter 40 cm bei ortsfesten Einrichtungen),
- Röntgenaufnahmen sind den Durchleuchtungsaufnahmen vorzuziehen. Die Röntgendurchleuchtung sollte in erster Linie den dynamischen Untersuchungen vorbehalten bleiben und nicht für anatomische Details angewandt werden.

Strahlenschutz für Beschäftigte durch organisatorische Maßnahmen

Die beruflich strahlenexponierten Personen werden in die beiden Kategorien A und B eingeteilt (Tab. 8.2 u. 8.3).

Kategorie A

Strahlenexponierte Personen der Kategorie A müssen mindestens einmal jährlich vom ermächtigten Arzt untersucht werden, welcher dann die Genehmigung zur Weiterbeschäftigung gibt.

Der Strahlenschutzverantwortliche erhält eine von diesem Arzt ausgestellte Bescheinigung, dass gegen die Weiterbeschäftigung keine gesundheitlichen Bedenken bestehen.

Kategorie B

Strahlenexponierte Personen der Kategorie B müssen auf Anordnung der Behörde vom ermächtigten Arzt untersucht werden, welcher dann die Genehmigung zur Weiterbeschäftigung gibt.

Bei jeder Person im Kontrollbereich muss eine Personendosismessung erfolgen.

66 Die Messungen sind am Rumpf unter der Schutzkleidung vorzunehmen. 99

Bei Tätigkeiten, bei welchen die Grenzwerte der Tabelle 8.3 überschritten werden können, muss eine entsprechende *Teilkörperdosismessung* an den exponierten Körperstellen vorgenommen werden (z.B. in der Chirurgie mit Fingerringdosimetern). Die Messung der Personendosis muss mit dem amtlich vorgeschriebenen Filmdosimeter durchgeführt werden (s. S. 65). Die Filme werden monatlich von der amtlichen Messstelle (i.a. das MPA in Dortmund) ausgewertet.

Zusätzlich kann man die Personendosis auch mit einem Stabdosimeter (s. S. 64) kontrollieren. Für Personen, die sich nur gelegentlich in Kontroll-

Tabelle 8.2 Kategorien beruflich strahlenexponierter Personen (D_L > 1 mSv/a)

A	D_L > 6mSv/a
B	nicht zu A gehörende beruflich strahlenexponierte Personen

Tabelle 8.**3** Grenzwerte der Körperdosen im Kalenderjahr für beruflich strahlenexponierte Personen in mSv

Körperdosis	Grenzwerte für beruflich strahlenexponierte Personen im Kalenderjahr	
	Kategorie A	Kategorie B
1	2	3
1. effektive Dosis: Keimdrüsen, Gebärmutter, rotes Knochenmark	20	6
2. Teilkörperdosis: Alle Organe und Gewebe, soweit nicht unter 1, 3 oder 4 genannt	150	50
3. Teilkörperdosis: Schilddrüse, Knochenoberfläche, Haut soweit nicht unter 4. genannt	300	100
4. Teilkörperdosis: Hände, Unterarme, Füße, Unterschenkel, Knöchel, einschließlich der dazugehörigen Haut	500	200

bereichen aufhalten, (z. B. „helfende Personen") ist diese Messung vorgeschrieben. Die Messwerte müssen dabei ordnungsgemäß dokumentiert und verwaltet werden.

Strahlenschutz durch bauliche Maßnahmen

Bauliche Strahlenschutzmaßnahmen sollten Kontrollbereiche und Sperrbereiche von betrieblichen Überwachungsbereichen trennen. Bauliche Vorkehrungen sollten die Zugangsmöglichkeiten zu Kontrollbereichen und Sperrbereichen kontrollierbar oder sogar unmöglich machen. Zu den baulichen Vorkehrungen gehören: Abschirmungen (z. B. Bleiglasfenster, Schutzwände, Bleivorhänge) (Tab. 8.4), Lüftungseinrichtungen, Abkling- und

Rückhaltevorrichtungen bei Umgang mit offenen radioaktiven Stoffen.

Der Betreiber einer Röntgenanlage bzw. der Inhaber einer Genehmigung für den Umgang mit radioaktiven Stoffen ist direkt verantwortlich für die Durchführung dieser baulichen Maßnahmen. Der Schutz beruflich strahlenexponierter Personen vor Strahlen ist durch Dauereinrichtungen (Abschirmung, Abstandhaltung) zu gewährleisten. Ist ein Schutz durch Dauereinrichtungen sichergestellt, haben alle Personen im Kontrollbereich Schutzkleidung zu tragen. Dies gilt nicht für die zu behandelnden/untersuchenden Patienten.

In Abhängigkeit von der Tätigkeit sollte die Auswahl der Strahlenschutzschürze erfolgen. Zum Beispiel sollten Strahlenschutzschürzen rundum getragen werden, wenn man dem Patienten wiederholt den Rücken zukehren muss.

Tabelle 8.**4** Schutzschichten bei verschiedenen Baustoffen zur Schwächung von Röntgenstrahlung bei 150 kV im Vergleich zu Blei (nach DIN 6812)

gleiche Schwächung der Röntgenstrahlen durch	Dichte [g/cm³]	Dicke [mm]								
Blei	11,35	0,5	1,0	2,0	3,0	4,0	6,0	8,0	10,0	12,0
Barybethon	3,2	7,3	15	33	51	67	100	130	165	195
Beton	2,3	60	105	180	250	300	410	530	630	
Vollziegel	1,8	84	150	260	340	420	570			
Gipsplatten	0,84	168	270							
Schaumbeton	0,63	200	340	600						

Die Verordnungen (RöV und StrlschV) schreiben hierbei das Tragen der so genannten *Euroschürze* vor mit einem *Bleigleichwert* von mindestens *0,35 mm Pb*!.

> 66 Als Bleigleichwert eines Strahlenschutzmaterials bezeichnet man die Bleischichtdicke, die das gleiche Schwächungsvermögen gegenüber Röntgenstrahlen besitzt, wie das in Frage stehende Material (DIN 6812). 99

Bleihandschuhe sollten dann angewendet werden, wenn die Hände in das Strahlenfeld oder in dessen Nähe gelangen..

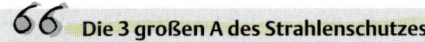

> 66 **Die 3 großen A des Strahlenschutzes:**
> - **A**BSCHIRMUNG
> - **A**BSTAND
> - **A**UFENTHALTSBEGRENZUNG 99

Abstand halten ist ein wirkungsvoller Faktor für den Strahlenschutz. Personen, welche sich nicht in der Nähe des Patienten aufhalten müssen, sollten so weit wie möglich Abstand halten. Weiterhin trägt die Begrenzung des Aufenthaltes zum Strahlenschutz bei. Je kürzer der Aufenthalt ist, desto geringer die Exposition.

Strahlenschutztechnik beim Umgang mit radioaktiven Stoffen

Praktischer Strahlenschutz

Die praktischen Strahlenschutzmaßnahmen beim Umgang mit radioaktiven Stoffen lassen sich im Wesentlichen in folgende Aktivitäten einteilen:
- Ordnungsgemäße *Planung und Verwaltung* des Umgangs und der Lagerung von radioaktiven Stoffen,
- Vorbereitung des Personals auf potenzielle Strahlenunfälle, Strahlenschutzanweisungen und *Notfallübungen, Alarmplan,*
- aktuelle und regelmäßige *Sicherheitskontrollen* der Schutzausrüstung,
- Maßnahmen zur größtmöglichen *Reduzierung von Kontaminationen,*
- Maßnahmen zur größtmöglichen *Reduzierung von Inkorporationen,*
- Sicherstellung der technischen Ausrüstung zur *Kontrolle der maximalen Dosisleistungen und Aktivitätskonzentrationen,*
- *Dichtigkeitsprüfungen* bei umschlossenen radioaktiven Stoffen,
- Planung und *Kontrolle der Abgabe radioaktiver Stoffe* unter Beachtung der Freigrenzen,
- Ordnungsgemäße *Abfallbehandlung und Endlagerung* radioaktiver Stoffe unter *Beachtung der Grenzwerte* für Aktivitätskonzentrationen.

- Aktuelle *Laboreinrichtungen*:
  - Schleuse,
  - Hand- und Fußmonitor,
  - ortsfeste Messgeräte,
  - Abzugeinrichtungen,
  - Dekontaminationsmittel,
  - Behälter für radioaktive Stoffe.
- Ordnungsgemäße Verpackung für den *Transport radioaktiver Stoffe*, Beachtung der *Transportgenehmigung*, ordnungsgemäße Durchführung des Transportes,
- Regelmäßige *Kontrolle der Aktivitätskonzentration der Atemluft*, Bereitstellung von funktionsgeprüften *Atemschutzgeräten,*
- Ordnungsgemäße *Kennzeichnung der Strahlenschutzbereiche,*
- Vorbeugung und Bewältigung von Unfällen, Bereithaltung *entsprechender Dekontaminationstechniken.*

Die jeweiligen Maßnahmen zur Durchführung der nach der Strahlenschutzverordnung vorgeschriebenen Tätigkeiten sowie die damit verbundenen Grenzwerte sind entweder in der Strahlenschutzverordnung selbst oder in den Durchführungsrichtlinien zu dieser Verordnung festgeschrieben.

9   Strahlenbiologische Wirkungen

Strahlenwirkung auf biologische Systeme, insbesondere auf Zellen und Zellkern

> 66 Definition: Eine Strahlenwirkung ist die biologische Veränderung durch die Aufnahme von Energie durch ionisierende Strahlung. 99

Der zeitliche Verlauf der Strahlenwirkung

Der zeitliche Verlauf der Strahlenwirkung lässt sich durch insgesamt vier Stadien mit sehr unterschiedlichen Zeitdauern darstellen (Abb. 9.1):

1. physikalisches Stadium:
   10^{-18}–10^{-12} Sekunden
   In dieser Zeit treten Wechselwirkungen des energiereichen Teilchens mit Atomen und Molekülen ein, was mit einer Energieabgabe verbunden ist.
2. physikalisch-chemisches Stadium:
   10^{-12}–10^{-9} Sekunden
   Ionisierte bzw. angeregte Atome und Moleküle geben Energie an die Umgebung ab, zerfallen, oder erfahren Veränderungen in der Molekülstruktur. In diesem Stadium können sich Radikale bilden.
3. chemisches Stadium:
   10^{-9}–10^{-3} Sekunden
   In diesem Stadium reagieren Moleküle mit Radikalen in der nächsten Umgebung, es kommt zu Sekundärreaktionen.
4. biologisches Stadium:
   bis zu Jahren
   Hier zeigt sich neben biochemischen Veränderungen mit zellulären Schäden die Möglichkeit des Zelltodes und des Todes des Organismus, ferner können Mutationen auftreten, die Strahlenspätschäden bewirken können.

Direkte und indirekte Wirkungen

Bei der direkten Wirkung ist der Primärprozess bereits für die ausgelöste Wirkung verantwortlich. Von indirekter Wirkung spricht man, wenn biologische Effekte erst durch sekundäre Strahlenprodukte ausgelöst werden. Tritt dabei eine Änderung des Informationsgehaltes in Chromosomen auf, wird diese als Mutation bezeichnet. Diese kann in Keimzellen als Keimzellenmutation beobachten werden. In anderen Zellen eines Organismus werden die Änderungen als somatische Mutationen bezeichnet. Somatische Mutationen sind auf das jeweilige Individuum beschränkt. Keimzellmutationen dagegen können für die nachfolgenden Generationen als genetische Änderungen relevant werden.

Zellzyklus und Strahlensensibilität

Der Zellzyklus ist hinreichend bekannt mit einer Teilungsphase (Mitosephase) und die Phase zwischen der Mitose. In der zwischen der Mitosephase liegenden Zeit werden die Zellen durch Stoffwechselvorgänge und Aufbau neuer Substanzen auf die Teilung in der Mitosephase vorbereitet. Bei der Verdopplung der Zelle und auch des Kernes wird die Information auf die geteilten Zellen übertragen.

Die einzelnen Phasen des Zellzyklus weisen bei Einwirkung von ionisierender Strahlung unterschiedliche Empfindlichkeiten auf (Abb. 9.2). Zellen, die sich in Teilung befinden, sind besonders zu Beginn der Teilungsphase einer Reihe von Reaktionen unterworfen, auf die sie entweder durch Reparatur oder Veränderung von genetischer Information reagieren können. Am Ende der G2-Phase, unmittelbar vor der Zellteilung, sind die Zellen so strahlensensibel wie in der frühen Teilungsphase. Am wenigsten strahlensensibel ist die Ruhephase

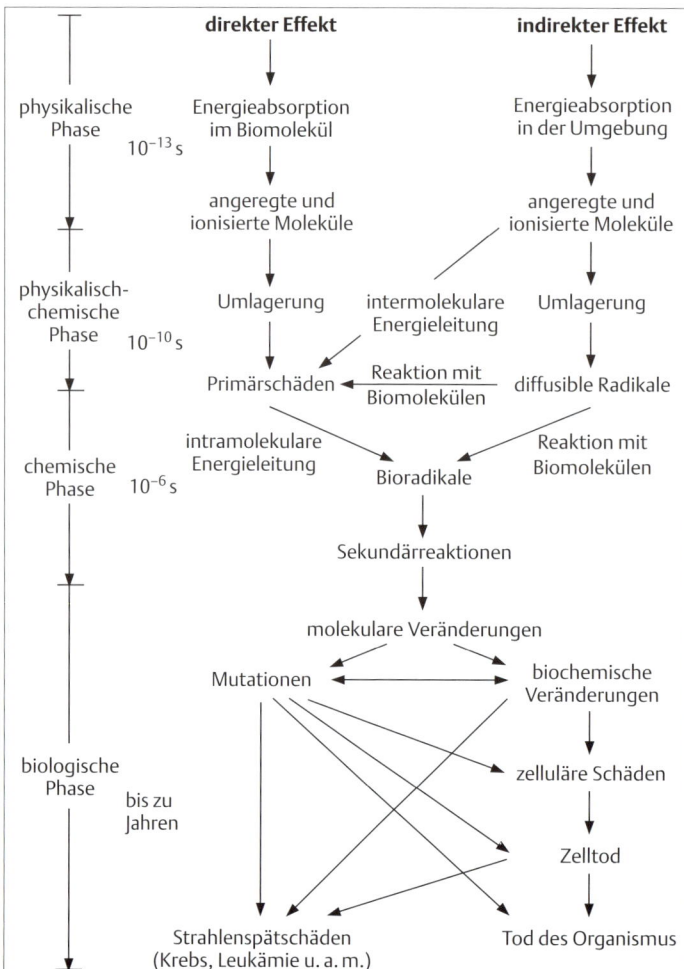

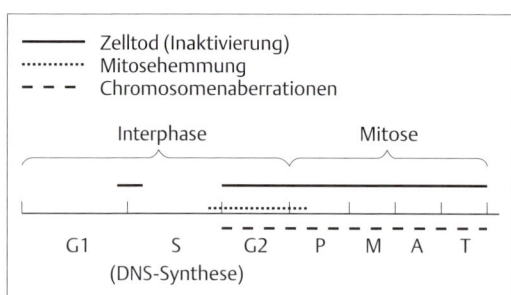

Abb. 9.2 Sensible Phase im Zellzyklus für die Kriterien: Chromosomenaberration, Mitosehemmung und Zelltod (nach Fritz-Niggli).

sowie die späte Phase der Synthese. Grundsätzlich gelten bereits früher mitgeteilte Beobachtungen über die Strahlensensibilität.

Die Strahlensensibilität ist umso größer,
- je häufiger die Zellen sich teilen,
- je länger die strahlenempfindlichen Phasen sind,
- je weniger der Zelltyp differenziert ist.

Dies bedeutet beim menschlichen Organismus, dass die Zellen und Zellsysteme besonders strahlensensibel sind, die sich ständig aus undifferenzierten Zellen entwickeln, z. B. Stammzellen des blutbildenden Gewebes (Abb. 9.3), Hautzellen, Keimdrüsen, Augenlinse, Darmepithel.

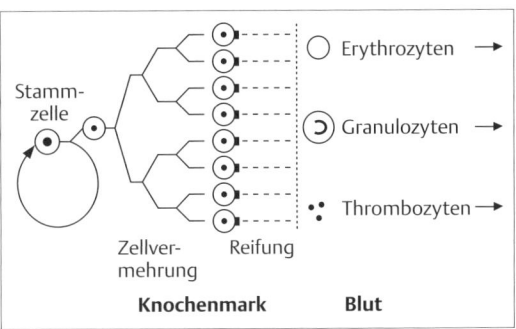

Abb. 9.**3** Entwicklung der Blutkörperchen aus den Stammzellen des Knochenmarkes.

Stochastische und deterministische (nicht-stochastische) Wirkung

In der Dosisbeziehung der Wirkung werden zwei Reaktionsformen unterschieden (Abb. 9.**4**).

Stochastische Wirkungen

Bei den stochastischen Wirkungen wird nach Definition der internationalen Strahlenschutzkommission ICRP davon ausgegangen, dass zwar die Wahrscheinlichkeit, nicht jedoch der Schweregrad als eine Funktion der Dosis betrachtet wird. Hierzu muss kein Schwellenwert vorliegen. Damit wird angenommen, dass bei steigender Dosis nicht die Schwere der Erkrankung zunimmt, sondern die Wahrscheinlichkeit strahlenbedingter Erkrankungen wie Leukämie und Krebs.

Deterministische Wirkungen

Bei der deterministischen Wirkung erleiden alle mit einer bestimmten Dosis bestrahlten Personen in etwa gleich starke und gleich verlaufende Schädigungen. Der Schweregrad der Wirkung hängt also von der Höhe der Dosis und damit der Anzahl der geschädigten Zellen ab. Hierfür besteht in den meisten Fällen ein Schwellenwert, d. h. erst nach Überschreiten der bestimmten Dosis wird ein Schaden erkennbar. Der im Organismus nachweisbare Schaden wird dadurch ermöglicht, dass die natürlicherweise mögliche Regeneration der untergegangenen Zellen durch die Schädigung nicht mehr gewährleistet ist.

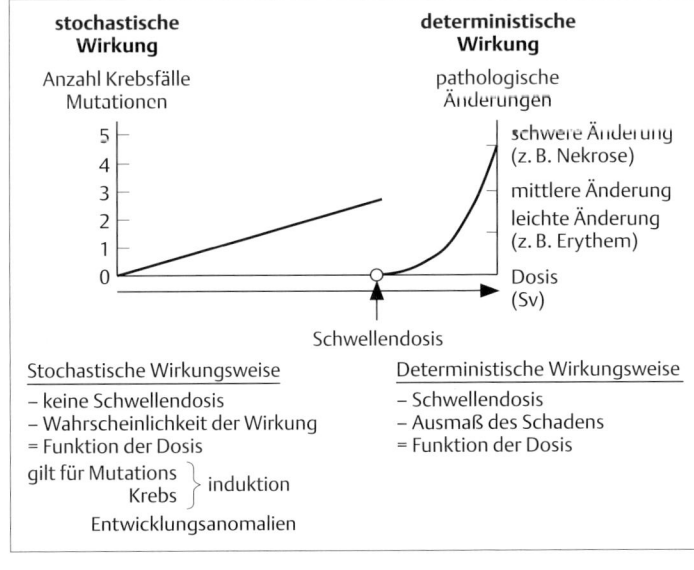

Abb. 9.**4** Stochastische und deterministische (nicht-stochastische) Wirkung ionisierender Strahlen.

Akute Strahlenkrankheiten

Tabelle 9.**1**   Folgen einer singulären Ganzkörperdosis

Folgen	Ganzkörperdosis
Keine nachweisbaren Schäden	< 300 mSv
Reparable Knochenmarksdepression	> 500 mSv
Strahlenkrankheit, Todesfälle möglich	> 1000 mSv
Mittlere letale Dosis, 50 % Sterblichkeit	> 4000 mSv
Letale Dosis, eventuelle Lebensrettung	> 7000 mSv
Absolut letale Dosis, keine Rettung	> 15 Sv

Tabelle 9.**2**   Strahlensensibilität von Gewebe

Gewebe	Schaden	Schwellendosis	irreversible Schäden
Foetus	Missbildung, Tod	> 30 mSv	> 50 mSv
Lymphgewebe	Lymphozytopenie	> 30 mSv	> 500 mSv
Gonaden	Sterilität	> 100 mSv	> 2 Sv
Knochenmark	Granulozytopenie, Anämie	> 200 mSv	> 1 Sv
Dünndarm	Stammzellenschaden, Enteritis	> 1,5 Sv	> 2 Sv
Augenlinse	Katarakt	> 2,5 Sv	> 4 Sv
Talgdrüsen	Epilation	> 3 Sv	> 6 Sv
kindliche Mamma	Wachstumsstillstand, Atrophie	> 3 Sv	> 6 Sv
Haut	Ulkus	> 3 Sv	> 8 Sv
Gefäße	Durchblutungsstörungen	> 8 Sv	> 10 Sv
Niere	Funktionsstörung, Atrophie	> 10 Sv	> 35 Sv
Leber	Funktionsstörung, Atrophie	> 25 Sv	> 35 Sv
Lunge	Funktionsstörung, Atrophie	> 25 Sv	> 40 Sv
Dickdarm	Funktionsstörung, Atrophie	> 30 Sv	> 40 Sv
Knochen, Knorpel, Muskeln, Bindegewebe	Atrophie	> 30 Sv	> 50 Sv

Tabelle 9.**3**   Symptome durch Strahlenexpositionen

Organ	Erkrankung	Symptome
Mundschleimhaut	Mukositis	Mundtrockenheit, Schleimhautschwellung
Lunge	Pneumonitis	Atemnot, Husten
Magen-Darm-Trakt	Enteritis, Gastritis, Kolitis	Übelkeit, Erbrechen
Auge	Keratkonjunktivitis	Linsentrübung
Nervensystem	Myelitis, Enzephalitis, Neuritis	Hirnödem, Parästhesien, Reflexstörungen
Knochenmark	„Späte Strahlenkrankheit"	Lymphopenie, Granulozytopenie, Anämie
Urogenitalien	Nephritis, Ureteritis, Zystitis	Harnleiterschwellung, Proteinurie

Neurale Strahlenkrankheiten

Die neurale Strahlenkrankheit tritt nach Einwirkung *sehr hoher Strahlungsdosen* (>15 Sv auf mehr als 30 % des Körpervolumens) auf und führt innerhalb von Stunden bis höchstens zwei Tagen zum Tod. Dabei kommt es zu einer Schädigung der Blutgefäße mit Flüssigkeitsverlust in das umliegende Gewebe und zum Kreislaufschock. Eine schwere Wasseransammlung im Gehirn (Hirnödem) bestimmt die klinische Symptomatik mit Erbrechen, Krampfanfällen, Koma und schließlich Atemstillstand.

Intestinale Strahlenkrankheit

Nach der Einwirkung mittlerer Strahlungsdosen (6–15 Sv auf mehr als 30 % des Körpervolumens) entsteht die intestinale Strahlenkrankheit, die nach einer durchschnittlichen Überlebenszeit von 3–5 Tagen fast immer zum Tod führt. Die intestinale Strahlenkrankheit beruht auf einer direkten Schädigung des Dünndarms mit schweren Flüssigkeits- und Salzverlusten in das Darmlumen.

Knochenmarksbedingte Strahlenkrankheit

Nach Ganzkörperdosen von 1–5 Sv entwickelt sich die knochenmarksbedingte Strahlenkrankheit. Sie wird auch als späte Strahlenkrankheit bezeichnet, weil ihre Symptome erst nach 2–3 Wochen in voller Ausprägung vorhanden sind.

Die knochenmarksbedingte Strahlenkrankheit kann sich an eine eventuell überlebte intestinale Strahlenkrankheit anschließen. Die Ursache des Krankheitsbildes ist die Zerstörung der Blutstammzellen im Knochenmark. Es kommt zu einem Mangel an sämtlichen Blutzellreihen (Panzytopenie) mit Abwehrschwäche und Blutungsneigung. Die Patienten sterben oft an schweren Infektionen und Blutvergiftung (Sepsis).

Beeinflussung der Strahlensensibilität

Verschiedene Stoffe können die Strahlensensibilität mehr oder weniger stark beeinflussen. So wirkt zum Beispiel *Sauerstoff* stark sensibilisierend, und auch *Brom-* oder *Joduracil* erhöhen die Strahlensensibilität des Gewebes. Dies macht man sich teilweise bei der Strahlentherapie durch eine entsprechende Zufuhr dieser Stoffe parallel zur Bestrahlung zu Nutze. Desgleichen wirken alle kanzerogenen Stoffe sensibilisierend. Ein erhöhter Wasseranteil in der Zelle vermehrt die Bildung von H_2O-Radikalen und steigert damit ebenfalls die Strahlensensibilität.

Eine Vorbestrahlung hingegen bewirkt eine Reduzierung der Strahlenwirkung. Dies ist der Grund für die häufig zu hörende Behauptung, dass es auch positive Wirkungen von Strahlenexpositionen gibt. Kleine Dosen können nach dieser Vorstellung die Lebenszeit von Zellen verlängern. Die Zellen werden offenbar, ähnlich wie bei einem Gewöhnungseffekt, durch regelmäßige Strahlenanregung überlebensfähiger. Dieser Effekt wird als *Hormesis* bezeichnet.

Eine beachtliche Strahlenresistenz findet man auch bei verschiedenen Lebewesen. Im Vergleich zu Säugetieren, deren Letaldosiswerte wie beim Menschen (3–5 mSv) ebenfalls bei einigen mSv effektiver Dosis liegen (z. B. Hund ca. 4 mSv, Schwein ca. 2–3 mSv), haben viele Insekten und auch Spinnen eine teilweise mehrere hundertmal höhere Strahlenresistenz. Vor allem einige Bakterien haben eine außerordentliche Fähigkeit, Strahlenschäden zu „reparieren" und überleben selbst mehrere zehntausend mSv an effektiver Dosis

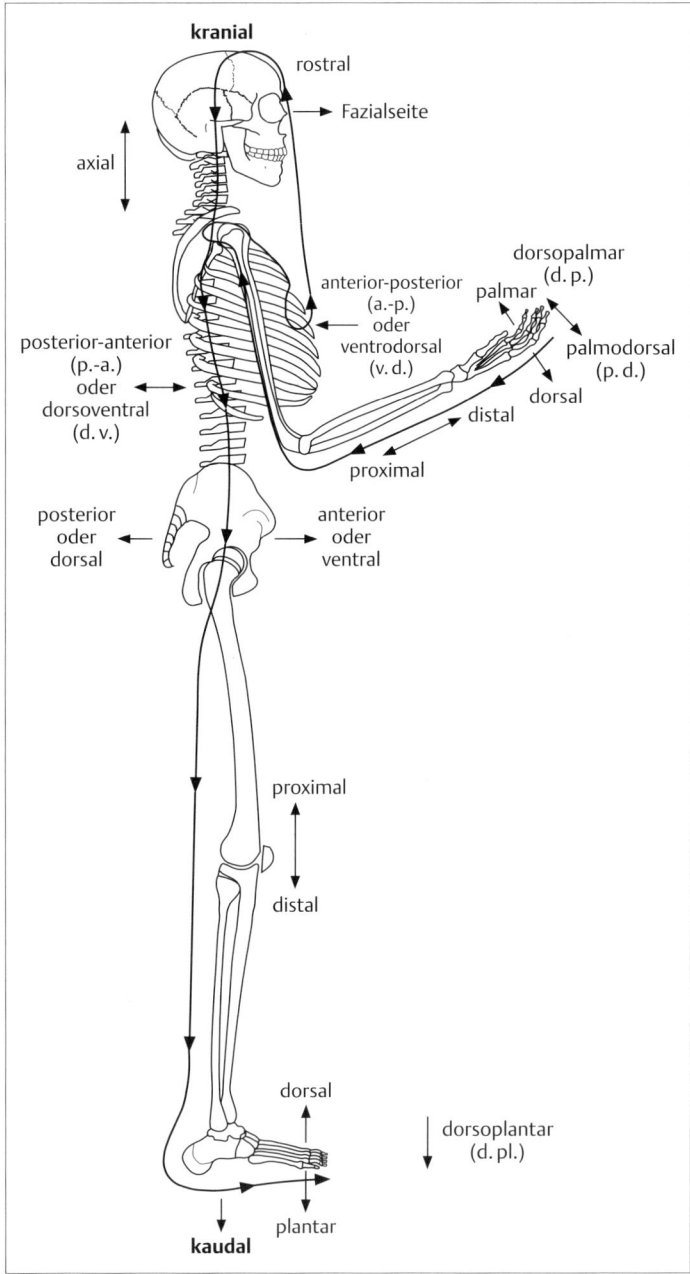

Abb. 10.**1** Richtungsbezeichnungen für die röntgenologische Diagnsotik.

Festgelegte, normierte Röntgenaufnahmen in der Einstelltechnik

Zur Darstellung eines Skelettabschnittes werden mindestens zwei Aufnahmeebenen angefertigt. Standardaufnahmen können durch Spezialaufnahmen ergänzt werden.

Bei der Darstellung von Organ und Skelettabschnitten hat eine Seitenbezeichnung zu erfolgen. Hierfür wird der Buchstabe zur Seitenbezeichnung in der Regel an die Außenseite des zu bezeichnenden Objektes auf die Kassette gelegt, so dass die Aufbelichtung durch die Röntgenstrahlung erfolgt. Sitzt bzw. steht der Patient mit dem Rücken zum Film wird der Buchstabe leserlich angebracht und spiegelbildlich wenn sich die Vorderseite des Patienten filmnah befindet.

Bei seitlichen Aufnahmen wird die filmanliegende Körperseite entsprechend gekennzeichnet. Zusatzbezeichnungen (z.B. „im Stehen", „im Liegen", „nach Miktion" usw.) werden wie oben erwähnt auf den Film aufgebracht oder durch im Handel erhältliche Aufkleber gekennzeichnet. Es werden:

- Name, Vorname und Geburtsdatum des Patienten,
- Herstellungsort (z.B. Krankenhaus, Röntgenpraxis),
- Datum der Röntgenaufnahme,

auf den Film aufgebracht. Diese Daten sollten bei der üblichen Betrachtung des Röntgenbildes leserlich (nicht spiegelverkehrt) aufbelichtet sein und es darf zu keiner Überlappung mit den Röntgenbildabschnitten kommen.

Bei Kontrastmitteluntersuchungen müssen Art, Menge und die Art der Verabreichung (z.B. i.v.) sowie vermerkt werden, nach welcher Zeit (nach Kontrastmittelgabe) die Aufnahme erfolgt ist.

Festgelegt sind neben der vorgegebenen Aufnahmeeinstellung:

- die Röhrenspannung U (kV),
- die Gesamtladung Q (mAs),
- das Filmformat/Kassettenformat (KF),
- die Film-Folien-Kombination (FFK),
- Streustrahlenraster – ja oder nein,
- Tiefenblende oder der Tubus,
- Fokus-Film-Abstand (FFA),
- die Lagerung des Patienten bzw. des betroffenen Körperabschnittes,
- Zentralstrahleinstellung.

Grundlegende Aufnahmeeinstellungen werden im folgenden als Grundlage für den praktischen Teil kurz demonstriert. Ausführliche Darstellungen über sämtliche radiologische Aufnahmeeinstellungen sowie Spezialaufnahmen liefert der „Taschenatlas Einstelltechnik" (Thieme 2000).

Die nachfolgend aufgeführten Werte für U (kV) und Q (mAs) sind Richtwerte für den so genannten „Standard-Patienten" (175 cm, 75 kg).

 Allgemeine Vorbereitung des Patienten

Je nach Aufnahmeregion Patient entkleiden lassen, Zahnprothesen, Ohrringe, Schmuckstücke usw. entfernen lassen.

Aufnahmen der verschiedenen Organregionen

1. Hand

dorsovolar	
Technische Angaben	KF: 18 cm × 24 cm hoch oder 24 cm × 30 cm quer zweigeteilt
	FFK: 200
	FFA: 105 cm
	Raster: nein
	U: 45–55 kV Q: 8–10 mAs
	Fokus: klein
Lagerung	Patient sitzt seitlich am Tisch. Ellenbogengelenk ist gebeugt, Unterarm aufliegend. Hand mit der Handfläche auf die Kassette auflegen (Fingergrundgelenke auf Kassettenmitte), Finger leicht gespreizt, Unterarm mit Sandsack fixieren
Zentrierung	Zentralstrahl senkrecht auf Mittelfingergrundgelenk und Kassettenmitte
schräg	
Technische Angaben	siehe oben
	U: 45–55 kV Q: 10 mAs
	Fokus: klein
Lagerung	Patient sitzt seitlich am Tisch. Ellenbogengelenk ist gebeugt, Unterarm aufliegend. Hand in der „Zitherspielerstellung" (Hand mit leicht gespreizten Fingern unter einem Winkel von 45° mit der Kleinfingerseite aufliegend) auf die Kassette auflegen, Grundgelenk des 2. Fingers etwa in Kassettenmitte, mittels Schaumstoffkeil abstützen, Zentralstrahl senkrecht auf das Zeigefingergrundgelenk und auf Kassettenmitte

2. Daumen

dorsovolar	
Technische Angaben	KF: 13 cm × 18 cm quer zweigeteilt
	FFK: 200
	FFA: 105 cm
	Raster: nein
	U: 45 kV Q: 8–10 mAs
	Fokus: klein
Lagerung	Patient sitzt seitlich am Tisch. Arm nach innen rotiert, so dass der Daumen flach auf der Kassette aufliegt
Zentrierung	Zentralstrahl senkrecht auf Daumengrundgelenk und Kassettenmitte

seitlich	
Technische Angaben	siehe oben
Lagerung	Patient sitzt seitlich am Tisch, Unterarm aufliegend. Daumen mit der lateralen Seite gestreckt auf die Kassette legen, Daumengrundgelenk auf Kassettenmitte, 2. bis 5. Finger kleinfingerwärts abbiegen, Handfläche unterpolstern oder Hand leicht zur Faust formen, Unterarm fixieren
Zentrierung	Zentralstrahl senkrecht auf Daumengrundgelenk und Kassettenmitte

3. Finger 2 bis 5

dorsovolar	
Technische Angaben	KF: 13 cm × 18 cm hoch zweigeteilt
	FFK: 200
	FFA: 105 cm
	Raster: nein
	U: 45–55 kV Q : 5–8 mAs
	Fokus: klein
Lagerung	Patient sitzt seitlich am Tisch, Unterarm aufliegend. Den aufzunehmenden Finger gestreckt auflegen, Mittelgelenk auf Kassettenmitte, die übrigen Finger abspreizen, Unterarm mit Sandsack fixieren
Zentrierung	Zentralstrahl senkrecht auf Fingermittelgelenk und Kassettenmitte
seitlich	
Technische Angaben	siehe oben
Lagerung	Patient sitzt seitlich am Tisch, Unterarm und Hand liegen für die Aufnahme des 2. Fingers daumenseitig, für den 3., 4., 5. Finger kleinfingerseitig auf • 2. Finger gestreckt (daumenseitig) auf Kassettenmitte auflegen, die übrigen Finger zur Faust schließen (Vermeidung von Überlagerungen) • 3. Finger bzw. 4. Finger gestreckt (kleinfingerseitig) unterpolstert lagern, parallel zur Kassette, die übrigen Finger zur Faust schließen • 5. Finger gestreckt (kleinfingerseitig) auf Kassettenmitte legen, die übrigen Finger beugen
Zentrierung	Zentralstrahl senkrecht auf Fingermittelgelenk und Kassettenmitte
Hinweis	Fixierung des aufzunehmenden Fingers mit Hilfe eines Hilfsmittels (z. B. Spatel), wenn willkürliche Streckung nicht möglich ist

4. Handgelenk

dorsovolar	
Technische Angaben	KF: 18 cm × 24 cm zweigeteilt
	FFK: 200
	FFA: 105 cm

Technische Angaben	Raster: nein
	U: 45–55 kV Q : 16–20 mAs
	Fokus: klein
Lagerung	Patient sitzt seitlich am Tisch, Unterarm aufliegend, Handgelenk mit dem Handrücken nach oben auf Kassettenmitte legen, Unterarm mit Sandsack fixieren
Zentrierung	Zentralstrahl senkrecht auf Handgelenkspalt und Kassettenmitte

seitlich

Technische Angaben	siehe oben
	U: 45–55 kV Q: 6–20 mAs
	Fokus: klein
Lagerung	Patient sitzt seitlich am Tisch, Unterarm kleinfingerseitig auflegen, Handgelenk ganz seitlich gelagert auf Kassettenmitte, Daumen und Finger sind gestreckt, Unterarm mit Sandsack fixieren
Zentrierung	Zentralstrahl senkrecht auf Handgelenkmitte und Kassettenmitte

5. Ellenbogen

anterior-posterior

Technische Angaben	KF: 18 cm × 24 cm quer zweigeteilt
	FFK: 200
	FFA: 105 cm
	Raster: nein
	U: 50–60 kV Q: 16–20 mAs
	Fokus: klein
Lagerung	Patient sitzt seitlich am Tisch. Oberarm, Ellenbogen und Unterarm müssen in einer Ebene gelagert werden. Hierfür die Kassette auf einen Holzklotz, ein Schaumstoffkissen o. Ä. legen, oder den Patienten auf einen niedrigen Sitz setzen. Bei gestrecktem Arm Handfläche nach oben, das Ellenbogengelenk auf Kassettenmitte lagern, Unterarm mit Sandsack fixieren
Zentrierung	Zentralstrahl senkrecht auf das Ellenbogengelenk und Kassettenmitte

seitlich

Technische Angaben	siehe oben
	U: 50—60 kV Q: 16–20 mAs
	Fokus: klein
Lagerung	Patient sitzt seitlich am Tisch, Oberarm und Unterarm aufliegend. Ellenbogen rechtwinklig gebeugt auf Kassettenmitte legen. Handgelenk seitlich aufliegend und mit Sandsack fixiert, Daumen zeigt nach oben
Zentrierung	Zentralstrahl senkrecht auf Ellenbogengelenk und Kassettenmitte

6. Schultergelenk

anterior-posterior

Technische Angaben	KF: 18 cm × 24 cm quer oder 24/30 hoch
	FFK: 200
	FFA: 115 cm
	Raster: ja
	U: 60–75 kV · Q: automatisch
	Fokus: klein, mittlere Messkammer
Lagerung	Patient steht oder sitzt mit dem Rücken vor dem Rasterwandstativ. Gegenseite so weit nach vorn drehen, bis die aufzunehmende Schulter fest am Stativ anliegt (ca. 35–45°). Oberarm hängt nach unten mit nach vorn gerichteter Handinnenfläche. Kopf zur Gegenseite drehen
Zentrierung	Zentralstrahl 3 Querfinger unterhalb des Schlüsselbeins auf Schultergelenk und Kassettenmitte

Außenrotation und Elevation

Technische Angaben	siehe oben
Lagerung	Grundstellung siehe 1. Ebene. Der Arm wird 90° abduziert und außenrotiert, im Ellenbogen 90° gebeugt. Kopf zur Gegenseite drehen
Zentrierung	Zentralstrahl 3 Querfinger unterhalb des Schlüsselbeins auf Schultergelenk und Kassettenmitte

7. Fuß

dorsovolar

Technische Angaben	KF: 24 cm × 30 cm hoch
	FFK: 200
	FFA: 105 cm
	Raster: nein
	U: 45–55 kV · Q: 8–10 mAs
	Fokus: klein
Lagerung	Patient sitzt auf dem Tisch, Kniegelenk beugen und anziehen, Fußsohle flach auf die Kassette aufsetzen, Kassette mit Sandsack fixieren
Zentrierung	Zentralstrahl senkrecht auf den 3. Mittelfußknochen und Kassettenmitte

schräg

Technische Angaben	siehe oben
	U: 45–55 kV · Q: 12–14 mAs
	Fokus: klein

Lagerung	Patient sitzt auf dem Tisch. Bein anziehen, Fußsohle flach auf die Kassette aufsetzen. Das Bein soweit nach innen kippen bis der Fuß 45° schräg mit der Innenkante aufliegt, 45° Keil zur Fixierung
Zentrierung	Zentralstrahl auf den 3. Mittelfußknochen und auf Kassettenmitte

8. Zehen – Vorfuß

dorso-plantar

Technische Angaben	KF: 18 cm × 24 cm quer zweigeteilt
	FFK: 200
	FFA: 105 cm
	Raster: nein
	U: 45–55 kV Q: 8–10 mAs
	Fokus: klein
Lagerung	Patient sitzt auf dem Tisch, Bein anziehen, Vorfuß flach auf die Kassette aufsetzen, Grundglieder auf Kassettenmitte, Fixierung durch Sandsack über dem Mittelfuß
Zentrierung	Zentralstrahl senkrecht auf Grundglied der 3. Zehe und auf Kassettenmitte

schräg

Technische Angaben	siehe oben
Lagerung	Patient sitzt auf dem Tisch. Kniegelenk beugen und anziehen, Vorfuß flach auf die Kassette aufsetzen, Grundglieder auf Kassettenmitte. Dann das Bein soweit nach innen kippen bis der Fuß 45° schräg mit der Innenkante aufliegt, 45° Keil zur Fixierung
Zentrierung	Zentralstrahl senkrecht auf Grundglied der 3. Zehe

Großzehe dorso-plantar

Technische Angaben	KF: 13 cm × 18 cm hoch zweigeteilt
	FFK: 200
	FFA: 105 cm
	Raster: nein
	U: 45–55 kV Q: ≈ 8 mAs
	Fokus: klein
Lagerung	Patient sitzt auf dem Tisch. Bein anziehen, Großzehe flach auf Kassettenmitte aufsetzen
Zentrierung	Zentralstrahl senkrecht auf Großzehengrundgelenk und Kassettenmitte

seitlich

Technische Angaben	siehe oben (bei dorso-plantar)

Lagerung	Patient liegt seitlich auf dem Tisch. Der Fuß liegt mit der Großzehenseite seitlich auf der Kassette, Großzeh auf Kassettenmitte. Die übrigen Zehen werden vom Patienten mit einem Band fest rückwärts gezogen, so dass die Großzehe frei projiziert wird
Zentrierung	Zentralstrahl auf Großzehengrundgelenk und Kassettenmitte

9. Fersenbein

seitlich

Technische Angaben	KF: 13 cm × 18 cm oder 18 cm × 24 cm quer zweigeteilt	
	FFK: 200	
	FFA: 105 cm	
	Raster: nein	
	U: 40–50 kV	Q: 16–20 mAs
	Fokus: klein	
Lagerung	Patient liegt in Seitenlage auf dem Tisch. Die Außenseite des zu untersuchenden Fersenbeins auf Kassettenmitte legen, Fersenbeinachse parallel zur Auflage	
Zentrierung	Zentralstrahl senkrecht auf Fersenbein und Kassettenmitte	

axial

Technische Angaben	siehe oben	
	U: 50–60 kV	Q: 16–20 mAs
	Fokus: klein	
Lagerung	Patient sitzt auf dem Tisch. Bein gestreckt, Fußspitze mit einem Band fest zu sich ziehend. Kassette liegt unter dem Fersenbein, unterer Kassettenrand mit Hautgrenze des Fersenbeins abschließend	
Zentrierung	Zentralstrahl 45° kaudo-kranial auf Fersenbein und Kassettenmitte	

10. Kniegelenk

anterior-posterior

Technische Angaben	KF: 18 cm × 24 cm hoch	
	FFK: 200	
	FFA: 115 cm	
	Raster: ja (nein)	
	U: 60–75 kV	Q : Automatik
	Fokus: klein	
	mittlere Messkammer oder Übertisch U: 50–55 kV, Q: 25–30 mAs	

Lagerung	Patient auf dem Tisch sitzend oder in Rückenlage. Bein gestreckt, den Fuß leicht nach innen drehen, Unterschenkel mit Sandsack fixieren
Zentrierung	Zentralstrahl 1 Querfinger unterhalb der Patellaspitze auf Kniegelenkspalt und Kassettenmitte

seitlich

Technische Angaben	siehe oben	
	U: 60–75 kV	Q: Automatik
	Fokus: klein	
	mittlere Messkammer	
Lagerung	Patient liegt seitlich auf dem Tisch. Kniegelenk 30°–45° gebeugt mit der Außenseite aufliegend, Fuß unterpolstern, damit der Unterschenkel parallel zur Kassette liegt, Unterschenkel mit Sandsack fixieren	
Zentrierung	Zentralstrahl 1 Querfinger unterhalb der Patellaspitze auf Gelenkspalt und Kassettenmitte	

Patella axial

Technische Angaben	KF: 13 cm × 18 cm quer	
	FFK: 200	
	FFA: 105 cm	
	Raster: nein	
	U: 45–55 kV	Q: 8–10 mAs
	Fokus: klein	
Lagerung	Patient liegt in Bauchlage auf dem Tisch. Das zu untersuchende Knie maximal anbeugen, Unterschenkel wird mit Hilfe eines Bandes vom Patienten nach hinten, unten gezogen. Patella auf Kassettenmitte	
Zentrierung	Zentralstrahl auf Patella und Kassettenmitte	

11. Beckenübersicht

anterior-posterior

Technische Angaben	KF: 35 cm × 43 cm quer	
	FFK: 400	
	FFA: 115 cm	
	Raster: ja	
	U: 77–90 kV	Q: Automatik
	Fokus: groß	
	rechte und linke Messkammer	
Lagerung	Patient liegt in Rückenlage auf dem Tisch. Arme nach oben, Beine gestreckt, leicht innenrotiert (Großzehen aneinander) und symmetrisch gelagert. Unterschenkel mit Sandsäcken fixieren	

| Zentrierung | Oberer Kassettenrand 3 Querfinger oberhalb des Beckenkamms, längsverlaufende Mittellinie des Fadenkreuzes des Lichtvisiers über der Körperlängsachse. Zentralstrahl über Objektmitte senkrecht auf Kassettenmitte |

12. Hüfte

anterior-posterior

Technische Angaben	KF: 24 cm × 30 cm	
	FFK: 400	
	FFA: 115 cm	
	Raster: ja	
	U: 70–80 kV	Q: Automatik
	Fokus: groß	
	mittlere Messkammer	
Lagerung	Patient liegt in Rückenlage auf dem Tisch. Beine gestreckt, Arme nach oben, das zu untersuchende Bein etwas abspreizen und innenrotieren, Unterschenkel mit Sandsack fixieren	
Zentrierung	Zentralstrahl senkrecht auf Schenkelhalsmitte-Leistenmitte und Kassettenmitte	
nach Lauenstein		
Technische Angaben	siehe oben	
	U: 70–80 kV	Q: Automatik
	Fokus: groß	
	mittlere Messkammer	
Lagerung	Patient liegt in Rückenlage auf dem Tisch. Arme nach oben, das zu untersuchende Hüftgelenk 45° beugen und 45° abduzieren, Knie und Oberschenkel unterpolstern	
Zentrierung	Zentralstrahl senkrecht auf Leistenmitte	

13. Halswirbelsäule

anterior-posterior

Technische Angaben	KF: 18 cm × 24 cm hoch
	FFK: 400
	FFA: 115 cm
	Raster: ja
	U: 60–75 kV Q : Automatik
	Fokus: klein
	mittlere Messkammer

Lagerung	Patient in Rückenlage auf dem Tisch oder mit dem Rücken aufrecht am Rasterwandstativ sitzend. Kinn leicht anziehen lassen, während der Aufnahme muss der Patient den Mund kontinuierlich und schnell maximal öffnen und schließen (Unterkiefer wird verwischt dargestellt)
Zentrierung	Oberer Kassettenrand 4 Querfinger oberhalb des äußeren Gehörgangs, längsverlaufende Mittellinie des Fadenkreuzes des Lichtvisiers über Körperlängsachse, Zentralstrahl auf Mitte Halswirbelsäule (ca. Kinnspitze bei geschlossenem Mund) und Kassettenmitte

seitlich

Technische Angaben	siehe oben
	U: 65–75 kV Q: Automatik
	Fokus: klein
	mittlere Messkammer
Lagerung	Patient sitzt aufrecht seitlich am Rasterwandstativ. Medianebene filmparallel, fallende Schultern, Patient einen Punkt in Augenhöhe fixieren lassen (neutrale Kopfhaltung)
Zentrierung	Oberer Kassettenrand 4 Querfinger oberhalb des äußeren Gehörgangs, Zentralstrahl auf Mitte der Halswirbelsäule und senkrecht auf Kassettenmitte

schräg

Technische Angaben	siehe oben
Lagerung	Patient sitzt aufrecht mit dem Rücken am Rasterwandgerät. Fallende Schultern (Gewichte), Patient 45° mit einer Seite des Rückens vom Rasterwandstativ wegdrehen, Knie leicht anheben
Zentrierung	Oberer Kassettenrand 4 Querfinger oberhalb des äußeren Gehörgangs, längsverlaufende Mittellinie des Fadenkreuzes des Lichtvisiers etwa 1–2 Querfinger vor dem äußeren Gehörgang, Zentralstrahl auf Mitte der Halswirbelsäule und Kassettenmitte
Hinweis	Bei diesen Aufnahmen (ventro-dorsaler Strahlengang) werden die filmfemen Zwischenwirbellöcher dargestellt!

14. Brustwirbelsäule

anterior-posterior

Technische Angaben	KF: 20 cm × 40 cm oder 18 cm × 43 cm
	FFK: 400, Verlaufsfolie (+/–) oder Ausgleichsfilter
	FFA: 115 cm
	Raster: ja
	U: 70–85 kV Q: Automatik
	Fokus: groß
	mittlere Messkammer
Lagerung	Patient in Rückenlage auf dem Tisch oder vor dem Rasterwandstativ stehend. Arme am Körper, im Liegen, Beine aufstellen
Zentrierung	Oberer Kassettenrand 2 Querfinger oberhalb der Schulterhautgrenze, Zentralstrahl senkrecht auf Sternummitte und Kassettenmitte

seitlich

Technische Angaben	KF: 20 cm × 40 cm oder 18 cm × 43 cm
	FFK: 400, Verlaufsfolie (+/–) oder Ausgleichsfilter
	FFA: 115 cm
	Raster: ja
	U: 85 kV Q: Automatik
	Fokus: groß
	mittlere Messkammer
Lagerung	Patient in Seitenlage auf dem Tisch oder seitlich vor dem Rasterwandstativ stehend, beide Arme nach oben, Ellenbogen möglichst nah aneinander (Schulterblätter weit nach vorn), im Liegen die Knie anziehen lassen, Wirbelsäule gestreckt und parallel zur Tischebene, ggf. mit Schaumstoff unterpolstern
Zentrierung	Oberer Kassettenrand in Höhe der Schulterhautgrenze, Zentralstrahl in Höhe der Schulterblattspitze auf Mitte der Brustwirbelsäule handbreit ventral der hinteren Hautgrenze und Kassettenmitte

15. Lendenwirbelsäule

anterior-posterior

Technische Angaben	KF: 20 cm × 40 cm oder 18 cm × 43 cm
	FFK: 400
	FFA: 115 cm
	Raster: ja
	U: 75–85 kV Q: Automatik
	Fokus: groß
	mittlere Messkammer
Lagerung	Patient in Rückenlage auf dem Tisch oder vor dem Rasterwandstativ stehend. Im Liegen Beine anziehen lassen (Vermeidung der Lordose), ggf. Knie unterpolstern
Zentrierung	Zentralstrahl auf Kassettenmitte, 2 Querfinger über Beckenkammhöhe und Längsachse WS

seitlich

Technische Angaben	KF: 20 cm × 40 cm oder 18 cm × 43 cm
	FFK: 400, Verlaufsfolie (+/–) oder Ausgleichsfilter
	FFA: 115 cm
	Raster: ja
	U: 85–95 kV Q: Automatik
	Fokus: groß
	mittlere Messkammer

Lagerung	Patient in Seitenlage auf dem Tisch oder seitlich vor dem Rasterwandstativ stehend. Arme über dem Kopf, im Liegen Beine anziehen, Wirbelsäule parallel zur Tischebene, ggf. mit Schaumstoff unterpolstern
Zentrierung	Zentralstrahl seitlich senkrecht zum Film, Kassettenmitte 2–3 Querfinger über Beckenkamm und handbreit ventral von der hinteren Herzgrenze

16. Schädel

anterior-posterior

Technische Angaben	KF: 24 cm × 30 cm hoch	
	FFK: 400	
	FFA: 115 cm	
	Raster: ja	
	U: 70–85 kV	Q: Automatik
	Fokus: klein	
	mittlere Messkammer	
Lagerung	Patient in Rückenlage auf dem Tisch oder mit dem Rücken vor dem Rasterwandstativ sitzend. Kinn anziehen lassen, Deutsche Horizontale (Linie zwischen dem unteren Orbitarand und der oberen Begrenzung des äußeren Gehörgangs) senkrecht zum Film	
Zentrierung	Oberer Kassettenrand 2 Querfinger oberhalb des Schädeldaches, längsverlaufende Mittellinie des Fadenkreuzes des Lichtvisiers über Medianebene. Zentralstrahl senkrecht über die Nasenwurzel auf Kassettenmitte	
Hinweis	Diese Einstellung kann auch posterior-anterior durchgeführt werden. Hierfür den Patienten in Bauchlage oder mit dem Gesicht zum Rasterwandstativ sitzend lagern. Ansonsten gelten die gleichen Einstellkriterien	

seitlich

Technische Angaben	KF: 24 cm × 30 cm hoch oder quer	
	FFK: 400	
	FFA: 115 cm	
	Raster: ja	
	U: 70 kV	Q: Automatik
	Fokus: klein	
	mittlere Messkammer	
Lagerung	Patient in Bauchlage auf dem Tisch, zu untersuchende Seite aufliegend, für rechts aufliegende Kopfseite: linkes Bein leicht anziehen und linke Hand abstützend, Medianebene parallel zum Tisch	
Zentrierung	Oberer Kassettenrand 2 Querfinger oberhalb des Schädeldaches, längsverlaufende Mittellinie des Fadenkreuzes des Lichtvisiers 1 Querfinger vor dem äußeren Gehörgang, Zentralstrahl senkrecht über Objektmitte auf Kassettenmitte	

17. Nasennebenhöhle

okzipito-nasale (p. a.)

Technische Angaben	KF: 13 cm × 18 cm oder 18 cm × 24 cm hoch
	FFK: 400
	FFA: 115 cm
	Raster: ja
	U: 70–85 kV Q: Automatik
	Fokus: klein
	mittlere Messkammer
Lagerung	Patient mit dem Gesicht zum Rasterwandstativ sitzend. Kinn anlegen, Mund weit öffnen lassen. Kopf etwas nach hinten, bis sich der äußere Gehörgang senkrecht in Höhe der Mundmitte befindet (Nasenspitze ca. 1–2 Querfinger vom Stativ entfernt), Mund weit öffnen
Zentrierung	Längsverlaufende Mittellinie des Fadenkreuzes des Lichtvisiers über der Medianebene des Schädels, querverlaufende Mittellinie der Kassette in Höhe des äußeren Orbitawinkels, Zentralstrahl über Objektmitte auf Kassettenmitte

18. Thoraxaufnahme

posterior-anterior

Technische Angaben	KF: 35 cm × 35 cm oder 40 cm × 40 cm
	FFK: 400
	FFA: 180–200 cm
	Raster: ja
	U: 125 kV Q: Automatik
	Fokus: klein
	rechte und linke laterale Messkammern
Lagerung	Patient steht mit der Brust am Rasterwandstativ, Kinn auf dem oberen Rand des Stativs aufliegend, Schultern fallend, Handrücken in die Hüfte stemmend, Schultern und Ellenbogen möglichst weit nach vorn, evtl. den Patienten das Stativ umfassen lassen
Zentrierung	Oberer Kassettenrand 2–3 Querfinger oberhalb der Schulterhautgrenze, längsverlaufende Mittellinie des Fadenkreuzes des Lichtvisiers über Wirbelsäulenlängsachse, Zentralstrahl über Objektmitte auf Kassettenmitte
Hinweis	Aufnahme in tiefer Einatmung und Atemstillstand!

seitlich

Technische Angaben	siehe oben
	U: 125 kV Q: Automatik
	Fokus: klein
	mittlere Messkammer

Lagerung	Patient mit der linken Seite seitlich zum Rasterwandstativ stehend. Arme hoch über dem Kopf, Oberkörper leicht nach vorn gebeugt (Katzenbuckel)
Zentrierung	oberer Kassettenrand 2 Querfinger oberhalb der Schulterhautgrenze. Längsverlaufende Mittellinie des Fadenkreuzes des Lichtvisiers über Brustkorbmitte. Zentralstrahl über Objektmitte auf Kassettenmitte
Hinweis	Aufnahme in tiefer Einatmung und Atemstillstand!

19. Abdomenübersicht

dorso-ventral (p. a.) im Stehen

Technische Angaben	KF: 35 cm × 43 cm hoch	
	FFK: 400	
	FFA: 115 cm	
	Raster: ja	
	U: 100–125 kV	Q: Automatik
	Fokus: groß	
	mittlere, rechte und linke Messkammer	
Lagerung	Patient mit dem Bauch vor dem Rasterwandstativ stehend. Arme etwas abgespreizt oder das Stativ umfassend	
Zentrierung	längsverlaufende Mittellinie des Fadenkreuzes des Lichtvisiers über Wirbelsäulenlängsachse und querverlaufende 2 Querfinger oberhalb des Beckenkamms, Zentralstrahl über Objektmitte auf Kassettenmitte	
Hinweis	Aufnahme in tiefer Ausatmung und Atemstillstand!	

20. Nierenleeraufnahme

ventro-dorsal (a. p.) im Liegen

Technische Angaben	siehe Abdomenübersicht	
	U: 70–90 kV	Q: Automatik
	Fokus: groß	
	mittlere, rechte und linke Messkammer	
Lagerung	Patient in Rückenlage auf dem Tisch. Kniegelenke unterpolstert, Arme liegen am Körper an	
Zentrierung	längsverlaufende Mittellinie des Fadenkreuzes des Lichtvisiers über der Wirbelsäulenlängsachse, querverlaufende in Höhe Beckenkamm, Zentralstrahl über Objektmitte auf Kassettenmitte	
Hinweis	Aufnahme in tiefer Ausatmung und Atemstillstand!	

11 Anhang –
Kommentare zu den Verordnungen

Die Strahlenschutzverordnung

Die erste in Deutschland verbindliche *„Verordnung zum Schutze gegen Schädigung durch Röntgenstrahlung und radioaktive Stoffe"* wurde 1941 in Kraft gesetzt, damals noch beschränkt auf *„nicht-medizinische"* Betriebe. Erst *1960* resultierte daraus wegen der Verpflichtung der BRD aus dem EURATOM-Vertrag die *„Erste Strahlenschutzverordnung"* und diese wurde in innerdeutsches Recht umgesetzt. Ihr folgte vier Jahre später *(1964)* die speziell den Strahlenschutz in Schulen regelnde *„Zweite Strahlenschutzverordnung"*.

Nach Erlass einer *„Röntgenverordnung"* im Jahre *1973* wurden beide Strahlenschutzverordnungen in dem Bestreben nach weiterer Konzentrierung und Harmonisierung im Jahre *1976* durch die *„Verordnung über den Schutz vor Schäden durch ionisierende Strahlung"* abgelöst. Sie erfuhr eine tief greifende Veränderung durch die am *1. November 1989* in Kraft getretene *„Zweite Verordnung zur Änderung der Strahlenschutzverordnung"*, die kaum eine Bestimmung unverändert ließ. Die Änderungen wurden vor allem deshalb so umfangreich, weil die vollständige Neuregelung der *„EURATOM-Grundnormen-Richtlinien"* in innerdeutsches Recht umgesetzt werden musste. Auch diese wurden in der Folgezeit mehrfach überarbeitet und es kam letztlich in der *„Richtlinie 96/29/EURATOM"* des Rates vom *13. Mai 1996* zur Festlegung der grundsätzlichen Sicherheitsnormen für den Schutz der Gesundheit der Arbeitskräfte und der Bevölkerung gegen die Gefahren der ionisierenden Strahlung, sowie der *„Richtlinie 97/43/EURATOM"* des Rates vom *30. Juni 1997* über den Gesundheitsschutz von Personen gegen die Gefahren ionisierender Strahlung bei medizinischer Exposition.

Diese Richtlinien machten eine so grundlegende Neuordnung der Strahlenschutzverordnung erforderlich, dass eine vollständige Ablösung des Regelwerkes durch ein komplett neues unumgänglich war. So kam es zu der *Neufassung der Strahlenschutzverordnung zum 1. August 2001*, deren wichtigste Neuerungen im Folgenden zusammengefasst sind:

- *Erweiterung* des Anwendungsbereiches auf den Schutz vor *natürlicher Radioaktivität*, insbesondere im Bereich des Arbeitsschutzes (Teil 3),
- *Einbeziehung von Flugpersonal*, das während der häufigen Flüge einer hohen kosmischen Strahlung ausgesetzt ist (§ 103),
- *Senkung der Dosisgrenzwerte* zum Schutz von Arbeitnehmern am Arbeitsplatz sowie der übrigen Bevölkerung; der Grenzwert der allgemeinen Bevölkerung wurde von 1,5 mSv/a auf 1 mSv/a gesenkt; der Grenzwert für die beruflich strahlenexponierten Personen wurde von 50 mSv/a auf *20 mSv/a* herabgesetzt (§ 46 und § 55),
- *Verminderung der Strahlenexpositionen* bei der medizinischen Anwendung, insbesondere die Einbeziehung so genannter *Medizinphysik-Experten* bei der *Behandlung* (§ 9 und § 82),
- *Ablösung des bislang noch fort geltenden DDR-Strahlenschutzgesetzes*, das nur noch für die Sanierung der Hinterlassenschaften früherer Tätigkeiten in Kraft bleibt,
- *Entlassung wenig radioaktiven Materials aus der Überwachung* durch eine behördliche Freigabe, durch die eine Befreiung von unnötigen bürokratischen Hindernissen erreicht werden soll.

Die Verordnung ist in *fünf Teile* gegliedert, wobei *Teil 1* allgemeine Vorschriften enthält, die übergreifend gelten.

Teil 2 stellt neu formulierte Strahlenschutzgrundsätze und *Grundpflichten* voran und übernimmt unter Einführung der neuen Grenzwerte im Wesentlichen die bisherigen Regelungen der Strahlenschutzverordnung, die dem Schutze des

Menschen und der Umwelt bei der zielgerichteten Nutzung radioaktiver Stoffe oder ionisierender Strahlung dienen, wobei als zielgerichtet die Nutzung aufgrund ihrer Radioaktivität, als Kernbrennstoff oder zur Erzeugung von Kernbrennstoff zu verstehen ist.

Teil 3 enthält die aufgrund der *Richtlinie 96/29/ EURATOM* neu geschaffenen Regelungen für Expositionen durch *natürliche Strahlungsquellen* (außerhalb der zielgerichteten Nutzung). Dabei werden in *Kapitel 4* die besonderen Anforderungen bei der medizinischen Anwendung radioaktiver Stoffe und ionisierender Strahlung besonders betont.

In *Teil 4* werden die nach der Richtlinie geschaffenen Regelungen über den Zusatz von radioaktiven Stoffen zu Produkten im verbrauchernahen Bereich oder deren Aktivierung behandelt.

Teil 5 enthält weitere gemeinsame Vorschriften, die für alle Teile der Verordnung gelten.

Die novellierte Röntgenverordnung

Aufgrund der *Euratom-Richtlinien* zum Strahlenschutz von 1996 und 1997 war es erforderlich, die strahlenschutzrechtlichen Regelungen in Deutschland zu ändern. Bei der Novellierung der Röntgenverordnung (RöV) wurden darüber hinaus weitere Verbesserungen zum Strahlenschutz der Patienten und des Personals eingeführt.

Die „*Verordnung zur Änderung der Röntgenverordnung und anderer atomrechtlicher Verordnungen*" vom 18. Juni 2002, die am 1. Juli 2002 in Kraft getreten ist, stellt, wie der Name sagt, nur eine Änderungsverordnung dar, d. h., es sind dort nur die Änderungen genannt. Im Übrigen gilt weiterhin die Verordnung zum Schutz vor Schäden durch Röntgenstrahlung (Röntgenverordnung – RöV) vom 3. Januar 1987 in der Form, wie sie bisher gültig war. Um den Ärzten, sonstigen *Strahlenschutzverantwortlichen, Strahlenschutzbeauftragten, Medizinphysik-Experten* und sonstigen Betroffenen die Anwendung in der Praxis zu erleichtern, werden im Folgenden die wichtigsten Neuerungen der RöV zusammengestellt, die die Anwendung am Menschen in der Humanmedizin betreffen.

In der novellierten Verordnung wurden folgende *Strahlenschutzgrundsätze* verankert:
- Alle Arten von Strahlenanwendungen müssen *gerechtfertigt* sein (§ 2a Abs. 1),
- Strahlenexpositionen im Rahmen der Heilkunde müssen einen diagnostischen oder therapeutischen Nutzen für den Einzelnen oder einen *Nutzen für die Gesellschaft* im Verhältnis zu dem möglichen *Strahlenrisiko für den Einzelnen* haben (§ 2a Abs. 2),
- die Bundesregierung wird ermächtigt, bestimmte nicht gerechtfertigte Anwendungsarten von Röntgenstrahlung am Menschen in einer Verordnung zu untersagen (§ 2a Abs. 3). Eine entsprechende Verordnung ist in Vorbereitung,
- die *Dosisgrenzwerte* sind zu beachten (§ 2b),
- *jede unnötige Strahlenexpositionen ist zu vermeiden* und bei gerechtfertigten Strahlenexpositionen ist die Dosis so niedrig wie möglich zu halten (§ 2c).

Bei den *Genehmigungsvoraussetzungen* für den Betrieb von Röntgeneinrichtungen wird für neu in Betrieb genommene Röntgeneinrichtungen zur Anwendung am Menschen eine Vorrichtung zur Anzeige der Strahlenexposition oder die Möglichkeit, die Strahlenexposition des Patienten unmittelbar zu ermitteln, gefordert (§ 3 Abs. 3 Satz 2 Buchstabe b). Dies gilt in gleicher Weise auch für den Betrieb einer Röntgeneinrichtung nach dem *Anzeigeverfahren* gemäß § 4 (§ 4 Abs. 2 Satz 1 Nr. 4).

Soweit es die Art der Untersuchung erfordert, ist die Mitwirkung eines *Medizinphysik-Experten* zur Beratung in Fragen der Optimierung, insbesondere der Patientendosimetrie und Qualitätssicherung und erforderlichenfalls in weiteren Fragen des Strahlenschutzes festgeschrieben (§ 3 Abs. 3 Satz 2 Buchstabe d).

Die *Teleradiologie* ist für den Anwendungsbereich der RöV spezifisch definiert. Diese Definition unterscheidet sich bewusst von sonst in der Medizin gebräuchlichen Formen der Telemedizin; so ist das Einholen einer konsiliarischen Zweitbefundung keine Teleradiologie im Sinn der RöV. Die Teleradiologie unterliegt strengen Kriterien; insbesondere werden hohe Anforderungen an die

Qualifikation des Personals gestellt. Die Verantwortung für die Untersuchung wird einem auf dem Gesamtgebiet der Röntgendiagnostik fachkundigen Arzt übertragen. Röntgeneinrichtungen zur Teleradiologie müssen genehmigt werden und können nicht nach dem *Anzeigeverfahren nach § 4* betrieben werden (*§ 3 Abs. 4*).

Der genehmigungsfreie Betrieb aufgrund einer *Anzeige nach § 4* ist für alle medizinischen Röntgeneinrichtungen möglich, die nach den Maßgaben des *Medizinproduktegesetzes* hergestellt und erstmalig in Verkehr gebracht worden sind. Einer Genehmigung bedürfen nur Röntgeneinrichtungen zur *Strahlentherapie* und, wie oben bereits gesagt, zur *Teleradiologie* (*§ 4 Abs. 4 Nr. 2 und 3*).

In Anlehnung an die Strahlenschutzverordnung (StrlSchV) kann die Aufsichtsbehörde jetzt auch bei der Anwendung von Röntgenstrahlung fordern, eine *Strahlenschutzanweisung* zu erlassen (*§ 15a*). Dies dient vor allem der Sicherheit der Beschäftigten und unbeteiligter Dritter bei der technischen Anwendung von Röntgenstrahlung außerhalb geschlossener Röntgenräume. Für medizinische Röntgeneinrichtungen wird im Allgemeinen keine Strahlenschutzanweisung gefordert werden.

Zur *Qualitätssicherung* bei der Untersuchung von Menschen sind entsprechend den Vorgaben der Patientenschutzrichtlinie der Europäischen Gemeinschaften die *diagnostischen Referenzwerte* eingeführt worden, die vom Bundesamt für Strahlenschutz (BfS) veröffentlicht werden und von den untersuchenden Ärzten bei der Untersuchung von Menschen zugrunde zu legen sind (*§ 16 Abs. 1*). Derzeit werden vom BfS diagnostische Referenzwerte erstellt und es wird eine Veröffentlichung vorbereitet, die sowohl im *Bundesanzeiger* als auch im *Deutschen Ärzteblatt* erfolgen soll.

Einen wesentlichen Beitrag zur Qualitätssicherung einschließlich der Dosisminimierung von Röntgenuntersuchungen leisteten bereits bisher die *ärztlichen und zahnärztlichen Stellen*.

Deren Aufgaben und Kompetenzen werden erweitert, so dass sie ihre beratende Tätigkeit noch wirksamer ausüben können. Die ärztlichen Stellen sind u. a. berechtigt, auch Unterlagen zur rechtfertigenden Indikation anzufordern (*§ 17a*). Hierbei dürfte es im Allgemeinen ausreichen, zu den zur Überprüfung eingereichten Röntgenbildern auch die Überweisungsdiagnose bzw. die klinische Fragestellung mitzuteilen.

Um sicherzustellen, dass an allen Arbeitsplätzen einer Röntgenabteilung oder einer Röntgenpraxis alle dort Beschäftigten Röntgenbilder mit der gleichen Qualität und den gleichen technischen Einstelldaten anfertigen, was entscheidend für die Dosis ist, sind für alle Arbeitsplätze *schriftliche Arbeitsanweisungen* für dort häufig vorgenommene Untersuchungen zu erstellen (*§ 18 Abs. 2*). Dadurch soll eine Einheitlichkeit und verbesserte Qualität der Röntgenaufnahmen erreicht werden. Die Arbeitsanweisungen sollten im Wesentlichen die Vorgaben der Leitlinien der Bundesärztekammer zur Qualitätssicherung in der Röntgendiagnostik und der Computertomographie enthalten. Wichtig sind aber auch Standardeinstelldaten für Röntgenaufnahmen im freien Betrieb, um die Anzahl der Fehlbelichtungen aufgrund mangelhafter individueller Erfahrungen bei der technischen Durchführung zu verringern. Ebenso sollten in den Arbeitsanweisungen Angaben etwa zu Art und Menge des zu verabreichenden Kontrastmittels und zum zeitlichen Ablauf von Untersuchungen enthalten sein. Derartige Arbeitsanweisungen können auch bei seltenen, aber strahlenschutzrelevanten Untersuchungen, z. B. bei Kindern, hilfreich sein.

Die *Fachkunde und Kenntnisse* sind, statt wie bisher nur in einer Richtlinie, jetzt in der Verordnung selbst geregelt. Für die Anerkennung der Fachkunde sind eine geeignete Berufsausbildung, praktische Erfahrung und der erfolgreiche Besuch von anerkannten Strahlenschutzkursen vorausgesetzt. Die zuständige Stelle – in den meisten Bundesländern ist das die Ärztekammer – prüft und bescheinigt die Fachkunde, was bedeutet, dass sie nicht nur nach der Aktenlage, also nach der Vorlage von Zeugnissen, entscheidet, sondern sich persönlich von der Fachkunde, z. B. in Form eines Fachgesprächs, überzeugen kann (*§ 18a Abs. 1*). *Neben Ärzten sind z. B. auch Medizinphysik-Experten und Medizinisch-technische Radiologieassistentinnen und -assistenten (MTRAs) für ihre Bereiche fachkundig.*

Die Vorschriften wurden dadurch ergänzt, dass alle Personen, die über die erforderliche Fachkunde oder Kenntnisse im Strahlenschutz verfügen, diese spätestens alle 5 Jahre in einem anerkannten Kurs aktualisieren müssen. Dabei sollen wesentliche Grundlagen des Strahlenschutzes, neue Techniken und neue Rechtsvorschriften gelehrt werden. So wird sichergestellt, dass das Strahlenschutzwissen der beteiligten Personen stets auf dem neuesten Stand ist. Die Aktualisierung kann sowohl durch die erfolgreiche Teilnahme an einem anerkannten Kurs erfolgen, der ein höchstens eintägiger Kurs sein wird, als auch durch die Teilnahme an anerkannten sonstigen Fortbildungsmaßnahmen (§ 18a Abs. 2). Zuständig für die Anerkennung der Fortbildungsmaßnahmen ist in den meisten Fällen die Stelle, die auch die Fachkunde bescheinigt.

Die *Strahlenschutzbereiche* sind jetzt bei niedrigeren Dosiswerten festzulegen, wobei außer der effektiven Dosis auch Organdosiswerte zu beachten sind. Ab einer möglichen *effektiven Dosis von 6 mSv im Kalenderjahr* und möglichen Organdosiswerten von *45 mSv für die Augenlinse und 150 mSv für die Haut, die Hände, die Unterarme, die Füße und die Knöchel* ist ein Kontrollbereich abzugrenzen und zu kennzeichnen. Die entsprechenden Werte für *Überwachungsbereiche* sind *1 mSv für die effektive Dosis* und 15 bzw. 50 mSv für die Organdosiswerte (§ 19). *Wegen dieser herabgesetzten Dosiswerte vergrößern sich die Schutzzonen* beim Betrieb beweglicher Röntgeneinrichtungen (Bettaufnahmen auf Station, C-Bogen-Geräte). Auch die an Röntgenräume angrenzenden Räume sind an Hand der bei der Sachverständigenprüfung gemessenen Ortsdosen neu zu bewerten. Unter Umständen werden organisatorische oder sogar bautechnische Maßnahmen erforderlich.

Für *schwangere Frauen* ergibt sich eine lange diskutierte Änderung. *Das grundsätzliche Betretungsverbot des Kontrollbereiches ist aufgehoben, so dass für berufstätige Frauen keine sozialen Härten in Form eines de facto Berufsverbotes entstehen (§ 22 Abs. 1 Nr. 2 Buchstabe d).* Allerdings sind die entsprechenden Grenzwerte für die Strahlenexposition zum Schutz des ungeborenen Kindes sehr niedrig. Es darf bei Frauen bis zum bekannt werden einer Schwangerschaft die *Organdosis des Uterus* statt, wie bisher 5 mSv, nur noch maximal 2 mSv pro Monat betragen. Des Weiteren ist nach Bekanntgabe der Schwangerschaft eine maximale Dosis von 1 mSv für das ungeborene Kind bis zum Ende der Schwangerschaft festgelegt. Bei einem derart niedrigen Dosisgrenzwert ist davon auszugehen, dass keine Schädigungen des ungeborenen Kindes auftreten kann *(§ 31a Abs. 4).*

Neu wurde der Begriff *„rechtfertigende Indikation"* in die RÖV eingeführt. Man versteht darunter die Entscheidung eines Arztes mit der erforderlichen Fachkunde im Strahlenschutz, dass und in welcher Weise Röntgenstrahlung am Menschen in der Heilkunde angewendet wird *(§ 2 Nr. 10)*. Die Feststellung, ob eine gewünschte Röntgenuntersuchung geeignet ist, die diagnostische Fragestellung zu beantworten und ob und wie sie ggf. durchzuführen ist, ist also einem fachkundigen Arzt vorbehalten. Das gilt auch, wenn die Anforderung eines überweisenden Arztes vorliegt. Ein Zielauftrag auf einer Überweisung, bei dem die Durchführung einer Röntgenuntersuchung durch einen nicht fachkundigen Arzt festgelegt wird, ist daher nicht zulässig. Für die rechtfertigende Indikation ist der gesundheitliche Nutzen gegenüber dem Strahlenrisiko abzuwägen, alternative Untersuchungsverfahren mit geringerer oder ohne Strahlenexposition zu berücksichtigen *(§ 23 Abs. 1)* und zusammen mit dem überweisenden Arzt Informationen über bisherige medizinische Erkenntnisse heranzuziehen *(§ 23 Abs. 2)*.

Der Begriff *Anwendung von Röntgenstrahlung am Menschen* wurde neu definiert als die *technische Durchführung und die Befundung einer Röntgenuntersuchung* bzw. die Überprüfung und Beurteilung des Therapieerfolgs einer Röntgenbehandlung, nachdem ein Arzt mit der erforderlichen Fachkunde im Strahlenschutz die *rechtfertigende Indikation* gestellt hat *(§ 2 Nr. 1)*. Da in der *Anwendung* demnach auch die *Befundung* enthalten ist, heißt dies, dass die Anwendung Ärzten vorbehalten ist. Die zur Anwendung von Röntgenstrahlung am Menschen berechtigten Personen sind wie bisher Ärzte mit Fachkunde und Ärzte ohne Fachkunde, wenn sie unter ständiger Aufsicht und Verantwortung eines fachkundigen Arztes stehen und Kenntnisse im Strahlenschutz besitzen *(§ 24 Abs. 1)*.

Die *technische Durchführung* von Untersuchungen ist als ein Teil der Anwendung gesondert definiert. Sie umfasst das Einstellen der technischen Parameter an der Röntgeneinrichtung, das Lagern des Patienten unter Beachtung der Einstelltechnik, das Zentrieren und Begrenzen des Nutzstrahls, das Durchführen von Strahlenschutzmaßnahmen und das Auslösen der Strahlung *(§ 2 Nr. 7)*. Die technische Durchführung ist außer Ärzten, die zur Anwendung berechtigt sind, den Medizinisch-technischen Radiologieassistentinnen und ihnen gleichgestellten Personen vorbehalten. Sie ist aber auch Personen in der Ausbildung erlaubt, wenn dies zur Ausbildung erforderlich ist und sie unter Aufsicht tätig sind, und *„sonstigen Personen"*, die Röntgenuntersuchungen oder -behandlungen unter Aufsicht technisch durchführen. Für letztere ist jetzt zusätzlich zu den erforderlichen Kenntnissen im Strahlenschutz eine abgeschlossene medizinische Ausbildung erforderlich *(§ 24 Abs. 2)*. Einzelheiten werden in einer Fachkunde-Richtlinie erläutert werden, deren Erscheinen unmittelbar bevorsteht.

Bei den *Anwendungsgrundsätzen* wurde ein Satz eingefügt, der freiwillige Röntgenreihenuntersuchungen zur Früherkennung von Krankheiten wie z. B. ein Mammographie-Screening grundsätzlich erlaubt, allerdings unter strengen Kriterien. So muss z. B. die jeweils zuständige oberste Landesbehörde der Früherkennungsmaßnahme zustimmen *(§ 25 Abs. 1)*.

Aus der *Patientenschutzrichtlinie* wurde auch der Begriff der *helfenden Personen* übernommen, die außerhalb ihrer beruflichen Tätigkeit freiwillig Personen unterstützen oder betreuen, an denen Röntgenuntersuchungen oder -behandlungen durchgeführt werden. Für sie gelten wie für Patienten keine Dosisgrenzwerte. Die Dosis soll jedoch so weit wie möglich beschränkt werden *(§ 25 Abs. 5)*. Außerdem haben *helfende Personen* im Kontrollbereich ein Dosimeter zu tragen, was zweckmäßigerweise ein *sofort ablesbares Dosimeter* ist.

Die *konservative Röntgenbehandlung* ist zwar eine selten angewendete Methode, hat sich aber bei einigen gut- und bösartigen Erkrankungen erhalten. Soweit es die Art der Behandlung erfordert, ist in Zusammenarbeit mit einem Medizinphysik-Experten ein Bestrahlungsplan mit allen erforderlichen Daten schriftlich festzulegen.

Bei den *Aufzeichnungspflichten* ist neu, dass auch Angaben zur *rechtfertigenden Indikation* aufzuzeichnen und die erhobenen Befunde schriftlich zu fixieren sind *(§ 28 Abs. 1)*. Der Röntgenpass, in dem für Patienten als Gedächtnisstütze und zur Information des Arztes die durchgeführten Röntgenuntersuchungen einzutragen sind, muss jetzt dem Patienten nach jeder Untersuchung angeboten werden. Die Ärzte bzw. Krankenhäuser haben entsprechende Vordrucke bereit zu halten *(§ 28 Abs. 2)*. Die Vorschriften über die elektronische Speicherung der Aufzeichnungen wurden wesentlich erweitert und an die moderne Technik angepasst *(§ 28 Abs. 6)*.

Die umfangreichen Vorschriften über Röntgenuntersuchungen oder -behandlungen von Menschen im Rahmen der *medizinischen Forschung* betreffen nur einen kleinen Kreis von Interessenten. Sie hatten in ähnlicher Weise bisher bereits bestanden, waren jedoch in der Verordnung selber nicht ausdrücklich genannt *(§ 28a–28g)*. Näheres hierzu ist in dem Artikel „*Anwendung ionisierender Strahlung in der medizinischen Forschung*" zu finden.

Der Strahlenschutz des Personals wird auch durch die Vorschriften über *beruflich strahlenexponierte Personen* und deren Dosisgrenzwerte entscheidend geändert. Für die beruflich strahlenexponierten Personen wurden die Dosiswerte zur Festlegung der Kategorien A und B neu festgelegt. Ab einer möglichen Strahlenexposition von *6 mSv pro Jahr* sind sie in die *Kategorie A* einzustufen. Personen gelten jetzt bereits ab einer möglichen effektiven Dosis von *mehr als 1 mSv als beruflich strahlenexponiert in der Kategorie B*. Dies entspricht dem Grenzwert für die Einzelpersonen der Bevölkerung. Die bisherige Grauzone möglicher Strahlendosen zwischen 1,5 mSv und 5 mSv ist dadurch entfallen *(§ 31)*.

Die meisten *Dosisgrenzwerte* wurden herabgesetzt. Dies betrifft im Wesentlichen die Grenzwerte für die effektive Dosis der beruflich strahlenexponierten Personen und Einzelpersonen der Bevölkerung. Der Grenzwert für beruflich strahlenexponierte Personen wurde von *50 mSv auf 20 mSv pro Jahr* herabgesetzt *(§ 31a Abs. 1)*, derjenige für *Einzelpersonen der Bevölkerung von 1,5 mSv auf 1 mSv (§ 32 Abs. 1)*. Zusätzlich wurden für beruflich strahlenexponierte Personen und für Einzelpersonen der Bevölkerung Organdosisgrenzwerte im Einzelnen festgelegt, so dass auch bei höherer Strahlenexposition kleinerer Körperabschnitte Schutzmaßnahmen greifen *(§ 31a Abs. 2 und § 32 Abs. 2)*. Die *Berufslebensdosis* liegt weiterhin bei 400 mSv *(§ 31b)*.

Für Auszubildende und Studierende im Alter über 18 Jahren gelten die gleichen Grenzwerte wie für beruflich strahlenexponierte Personen. Im Alter zwischen 16 und 18 Jahren sind die Grenzwerte für Einzelpersonen der Bevölkerung zugrunde zu legen. Ausnahmen mit höheren Grenzwerten sind möglich, wenn die Behörde dies auf Antrag festlegt, weil das Ausbildungsziel anders nicht erreicht werden kann.

Die Liste der *Ordnungswidrigkeiten* wurde deutlich erweitert, so dass die zuständigen Behörden eher die Möglichkeit haben, Verstöße gegen die RöV auf diesem Wege zu verfolgen *(§ 44)*. In einer Reihe von *Übergangsvorschriften* wurden Regelungen getroffen, die berechtigte Interessen im Sinne der Besitzstandswahrung mit den ebenso berechtigten Interessen des Strahlenschutzes in Übereinstimmung bringen (§ 45). Für den medizinischen Bereich sind besonders die Regelungen über den befugten Betrieb einer Röntgeneinrichtung nach den Absätzen 1 und 2 und die Regelungen über die Fachkunde nach Abs. 6 wichtig. Die

einmal erworbene Fachkunde gilt grundsätzlich fort; wer jedoch seine Fachkunde zwischen 1973 bis 1987 erworben hat, muss die Aktualisierung bereits bis zum 1.7.2005 nachweisen, und wer sie sogar vor 1973 erworben hat, muss die Aktualisierung bis zum 1.7.2004 nachweisen.

Auszüge aus den Verordnungen

Grenzwerte und deren Überwachung (Auszüge aus der Röntgenverordnung)

§ 31a   Dosisgrenzwerte bei beruflicher Strahlenexposition

1. Für beruflich strahlenexponierte Personen darf die effektive Dosis den Grenzwert von *20 Millisievert* im Kalenderjahr nicht überschreiten. Die zuständige Behörde kann im Einzelfall für ein einzelnes Jahr eine effektive Dosis von 50 *Millisievert* zulassen, wobei für fünf aufeinander folgende Jahre *100 Millisievert* nicht überschritten werden dürfen.
2. Für beruflich strahlenexponierte Personen darf die Organdosis
   - für die Augenlinse den Grenzwert von *150 Millisievert,*
   - für die Haut, die Hände, die Unterarme, die Füße und Knöchel jeweils den Grenzwert von *500 Millisievert,*
   - für die Keimdrüsen, die Gebärmutter und das Knochenmark (rot) jeweils den Grenzwert von *50 Millisievert,*
   - für die Schilddrüse und die Knochenoberfläche jeweils den Grenzwert von *300 Millisievert,*
   - für den Dickdarm, die Lunge, den Magen, die Blase, die Brust, die Leber, die Speiseröhre, andere Organe oder Gewebe gemäß Anlage 3 Fußnote 1, soweit nicht unter Nummer 3 genannt, jeweils den Grenzwert von 150 Millisievert im Kalenderjahr nicht überschreiten.
3. Für Personen unter 18 Jahren darf die effektive Dosis den Grenzwert von *1 Millisievert* im Ka-

lenderjahr nicht überschreiten. Die Organdosis für die Augenlinse darf den Grenzwert von *15 Millisievert,* für die Haut, die Hände, die Unterarme, die Füße und Knöchel jeweils den Grenzwert von *50 Millisievert* im Kalenderjahr nicht überschreiten. Abweichend von den Sätzen 1 und 2 kann die zuständige Behörde für Auszubildende und Studierende im Alter zwischen 16 und 18 Jahren festlegen, dass die effektive Dosis den Grenzwert von *6 Millisievert,* die Organdosis der Augenlinse den Grenzwert von *45 Millisievert* und die Organdosis der Haut, der Hände, der Unterarme, der Füße und Knöchel jeweils den Grenzwert von *150 Millisievert* im Kalenderjahr nicht überschreiten darf wenn dies zur Erreichung des Ausbildungszieles notwendig ist.
4. Bei gebärfähigen Frauen darf die über einen Monat kumulierte Dosis der Gebärmutter den *Grenzwert von 2 Millisievert* nicht überschreiten. Für ein ungeborenes Kind, das auf Grund der Beschäftigung der Mutter einer Strahlenexposition ausgesetzt ist, darf die Äquivalentdosis vom Zeitpunkt der Mitteilung der Schwangerschaft bis zu deren Ende den Grenzwert von *1 Millisievert* nicht überschreiten. Als Äquivalentdosis des ungeborenen Kindes gilt die Organdosis der Gebärmutter der schwangeren Frau.
5. Bei der Ermittlung der Körperdosis ist die berufliche Strahlenexposition aus dem Anwendungsbereich der Strahlenschutzverordnung sowie die berufliche Strahlenexposition, die außerhalb des räumlichen Geltungsbereiches dieser Verordnung erfolgt, einzubeziehen. Die natürliche Strahlenexposition, die medizinische Strahlenexposition und die Exposition als helfende Person sind nicht zu berücksichtigen.

§ 31b   Berufslebensdosis

Die Summe der in allen Kalenderjahren ermittelten effektiven Dosen beruflich strahlenexponierter Personen darf den Grenzwert von *400 Millisievert* nicht überschreiten. Die zuständige Behörde kann im Benehmen mit dem Arzt nach § 41 Abs. 1 Satz 1 eine weitere berufliche Strahlenexposition zulassen, wenn diese *10 Millisievert* effektive Dosis im Kalenderjahr nicht überschreitet und die beruflich strahlenexponierte Person schriftlich einwilligt.

§ 31c   Dosisbegrenzung bei Überschreitung

Wurde unter Verstoß gegen § 31a Abs. 1 oder 2 ein Grenzwert im Kalenderjahr überschritten, so ist eine Weiterbeschäftigung als beruflich strahlenexponierte Person nur zulässig, wenn die Expositionen in den folgenden vier Kalenderjahren unter Berücksichtigung der erfolgten Grenzwertüberschreitung so begrenzt werden, dass die Summe der Dosen das Fünffache des jeweiligen Grenzwertes nicht überschreitet. Ist die Überschreitung eines Grenzwertes so hoch, dass bei Anwendung von Satz 1 die bisherige Beschäftigung nicht fortgesetzt werden kann, kann die zuständige Behörde im Benehmen mit einem Arzt nach *§ 41 Abs. 1 Satz 1* Ausnahmen von Satz 1 zulassen.

§ 32   Begrenzung der Strahlenexposition der Bevölkerung

1. Für Einzelpersonen der Bevölkerung darf die effektive Dosis den Grenzwert von *1 Millisievert im Kalenderjahr* nicht überschreiten.
2. Unbeschadet des Absatzes 1 darf die Organdosis für die Augenlinse den Grenzwert von *15 Millisievert* im Kalenderjahr und die Organdosis für die Haut den Grenzwert von *50 Millisievert* im Kalenderjahr nicht überschreiten.

§ 35   Zu überwachende Personen und Ermittlung der Körperdosis

1. An Personen, die sich aus anderen Gründen als zu ihrer ärztlichen oder zahnärztlichen Untersuchung oder Behandlung im Kontrollbereich

aufhalten, ist unverzüglich die Körperdosis zu ermitteln. Ist beim Aufenthalt von Personen im Kontrollbereich sichergestellt, dass im Kalenderjahr eine effektive Dosis von *1 Millisievert* oder höhere Organdosen als ein Zehntel der Organdosisgrenzwerte des § 31a Abs. 2 nicht erreicht werden können, so kann die zuständige Behörde Ausnahmen von Satz 1 zulassen. Die in Satz 1 genannten Personen haben die erforderlichen Messungen zu dulden.
2. Wer eine Anzeige nach § 6 Abs. 1 Nr. 3 zu erstatten hat, hat dafür zu sorgen, dass die unter seiner Aufsicht stehenden Personen in Kontrollbereichen nur beschäftigt werden, wenn jede einzelne beruflich strahlenexponierte Person im Besitz eines vollständig geführten, bei der zuständigen Behörde registrierten Strahlenpasses ist. Wenn er selbst in Kontrollbereichen tätig wird, gilt Satz 1 entsprechend. Die zuständige Behörde kann Aufzeichnungen über die Strahlenexposition, die außerhalb des Geltungsbereiches dieser Verordnung ausgestellt worden sind, als ausreichend im Sinne von Satz 1 anerkennen, wenn diese dem Strahlenpass entsprechen. Die Bundesregierung erlässt mit Zustimmung des Bundesrates allgemeine Verwaltungsvorschriften über Inhalt, Form, Führung und Registrierung des Strahlenpasses.
3. Beruflich strahlenexponierten Personen nach Absatz 2 darf eine Beschäftigung im Kontrollbereich nur erlaubt werden, wenn diese den Strahlenpass nach Absatz 2 Satz 1 vorlegen und ein Dosimeter nach Absatz 4 Satz 3 tragen.
4. Die Körperdosis ist durch Messung der Personendosis zu ermitteln. Die zuständige Behörde bestimmt Messstellen für Messungen nach Satz 1. Die Personendosis ist mit einem Dosimeter zu messen, das bei einer nach Satz 2 bestimmten Messstelle anzufordern ist. Die Anzeige dieses Dosimeters gilt als Maß für die effektive Dosis, sofern die Körperdosis für einzelne Körperteile, Organe oder Gewebe nicht genauer ermittelt worden ist. Wenn auf Grund der Messung der Personendosis oder sonstiger Tatsachen der Verdacht besteht, dass die Dosisgrenzwerte des § 31a überschritten werden, so ist die Körperdosis unter Berücksichtigung der Expositionsbedingungen zu ermitteln.
5. Die Dosimeter sind an einer für die Strahlenexposition als repräsentativ geltenden Stelle der Körperoberfläche, in der Regel an der Vorder-

seite des Rumpfes, zu tragen. Ist vorauszusehen, dass im Kalenderjahr die Organdosis für die Hände, die Unterarme, die Füße und Knöchel oder die Haut größer ist als *150 Millisievert* oder die Organdosis der Augenlinse größer ist als 45 *Millisievert,* so ist die Personendosis durch weitere Dosimeter auch an diesen Körperteilen festzustellen.

6. Der zu überwachenden Person ist auf ihr Verlangen ein Dosimeter zur Verfügung zu stellen, mit dem die Personendosis jederzeit festgestellt werden kann. Sobald eine Frau ihren Arbeitgeber darüber informiert hat, dass sie schwanger ist, ist ihre berufliche Strahlenexposition arbeitswöchentlich zu ermitteln und ihr mitzuteilen.

7. Die Dosimeter nach Absatz 4 Satz 3 und Absatz 5 Satz 2 sind der Messstelle jeweils nach Ablauf eines Monats unverzüglich einzureichen; hierbei sind die jeweiligen Personendaten (Familienname, Vornamen, Geburtsdatum und -ort, Geschlecht), bei Strahlenpassinhabern nach Absatz 2 Satz 1 und 2 die Registriernummer des Strahlenpasses sowie die Beschäftigungsmerkmale und die Expositionsverhältnisse mitzuteilen. Die zuständige Behörde kann

   – gestatten, dass Dosimeter in Zeitabständen bis zu sechs Monaten der Messstelle einzureichen sind, oder
   – anordnen, dass die Dosimeter der Messstelle in kürzeren als einmonatigen Zeitabständen einzureichen sind, wenn nach der Art des Betriebes der Röntgeneinrichtung oder des Störstrahlers nach § 5 Abs. 1 eine besondere Gefährdung möglich erscheint. Die Messstelle nach Absatz 4 Satz 2 hat Personendosimeter bereitzustellen, die Personendosis festzustellen, die Messergebnisse aufzuzeichnen und demjenigen, der die Messung veranlasst hat, schriftlich mitzuteilen. Sie hat ihre Aufzeichnungen 30 Jahre lang nach der jeweiligen Feststellung aufzubewahren. Die Messstelle hat der zuständigen Behörde auf Verlangen die Ergebnisse ihrer Feststellungen einschließlich der Angaben nach Satz 1 mitzuteilen.

8. Die zuständige Behörde kann
   – anordnen, dass abweichend von Absatz 4 Satz 1 oder Absatz 5 Satz 2 zur Ermittlung der Körperdosis zusätzlich oder allein die Ortsdosis oder die Ortsdosisleistung gemes-

sen wird, wenn dies nach den Expositionsbedingungen erforderlich erscheint,
   – bei unterbliebener oder fehlerhafter Messung eine Ersatzdosis festlegen sowie
   – anordnen, dass die Personendosis nach einem anderen oder nach zwei voneinander unabhängigen Verfahren gemessen wird.

9. Die Ergebnisse der Ermittlungen und Messungen nach den Absätzen 1 bis 6 und 8 sind unverzüglich aufzuzeichnen. Die Aufzeichnungen sind so lange aufzubewahren, bis die überwachte Person das 75. Lebensjahr vollendet hat oder vollendet hätte, mindestens jedoch 30 Jahre nach Beendigung der jeweiligen Beschäftigung. Sie sind spätestens 95 Jahre nach der Geburt der betroffenen Person zu löschen. Sie sind auf Verlangen der zuständigen Behörde vorzulegen oder bei einer von dieser bestimmten Stelle zu hinterlegen. § 28 Abs. 4 gilt entsprechend. Bei einem Wechsel des Beschäftigungsverhältnisses sind die Ermittlungsergeb-nisse dem neuen Arbeitgeber auf Verlangen mitzuteilen, falls weiterhin eine Beschäftigung als beruflich strahlenexponierte Person ausgeübt wird. Aufzeichnungen, die infolge Beendigung der Beschäftigung als beruflich strahlenexponierte Person nicht mehr benötigt werden, sind der nach Landesrecht zuständigen Stelle zu übergeben. Einer beruflich strahlenexponierten Person ist auf Verlangen die im Beschäftigungsverhältnis erhaltene berufliche Strahlenexposition schriftlich mitzuteilen, sofern nicht bereits ein Strahlenpass nach Absatz 2 Satz 1 geführt wird.

10. Die Messstellen nach Absatz 4 Satz 2 nehmen an Maßnahmen zur Qualitätssicherung teil, die von der Physikalisch-Technischen Bundesanstalt durchgeführt werden.

11. Überschreitungen der Grenzwerte nach § 31a Abs. 1 bis 4 sind der zuständigen Behörde unter Angabe der Gründe, der betroffenen Person und der ermittelten Körperdosen unverzüglich mitzuteilen. Der betroffenen Person ist unverzüglich die Körperdosis mitzuteilen.

Schutz von Mensch und Umwelt vor natürlichen Strahlenquellen (Auszüge aus der Strahlenschutzverordnung)

§ 93 Dosisbegrenzung

Wer in eigener Verantwortung eine Arbeit der in Kapitel 2 oder Kapitel 4 genannten Art (Umgang mit radioaktiven Stoffen oder ionisierender Strahlung) ausübt oder ausüben lässt, hat dafür zu sorgen, dass die Dosisgrenzwerte in den genannten Kapiteln nicht überschritten werden.

§ 94 Dosisreduzierung

Wer in eigener Verantwortung eine Arbeit der in Kapitel 2 oder Kapitel 4 genannten Art (Umgang mit radioaktiven Stoffen oder ionisierender Strahlung) plant, ausübt oder ausüben lässt, hat geeignete Maßnahmen zu treffen, um unter Berücksichtigung aller Umstände des Einzelfalls die Strahlenexposition so gering wie möglich zu halten.

§ 95 Natürlich vorkommende radioaktive Stoffe an Arbeitsplätzen

1. Wer in seiner Betriebsstätte eine Arbeit ausübt oder ausüben lässt, die einem der in Anlage XI genannten Arbeitsfelder zuzuordnen ist, hat je nach Zugehörigkeit des Arbeitsfeldes zu Teil A oder B der Anlage XI innerhalb von sechs Monaten nach Beginn der Arbeiten eine auf den Arbeitsplatz bezogene Abschätzung der Radon-222-Exposition oder der Körperdosis durchzuführen. Die Abschätzung ist unverzüglich zu wiederholen, wenn der Arbeitsplatz so verändert wird, dass eine höhere Strahlenexposition auftreten kann. Satz 1 gilt auch für denjenigen, der in einer fremden Betriebsstätte in eigener Verantwortung Arbeiten nach Satz 1 ausübt oder unter seiner Aufsicht stehende Personen Arbeiten ausüben lässt. In diesem Fall hat der nach Satz 1 Verpflichtete ihm vorliegende Abschätzungen für den Arbeitsplatz bereitzustellen.

2. Der nach Absatz 1 Verpflichtete hat der zuständigen Behörde innerhalb von drei Monaten nach Durchführung der Abschätzung nach Absatz 1 Anzeige gemäß Satz 2 zu erstatten, wenn die Abschätzung nach Absatz 1 ergibt, dass die effektive Dosis 6 Millisievert im Kalenderjahr überschreiten kann. Aus der Anzeige müssen die konkrete Art der Arbeit, das betreffende Arbeitsfeld oder die betreffenden Arbeitsfelder, die Anzahl der betroffenen Personen, die eine effektive Dosis von mehr als 6 Millisievert im Kalenderjahr erhalten können, die nach Absatz 10 Satz 1 vorgesehene Ermittlung und die nach § 94 vorgesehenen Maßnahmen hervorgehen. Bei Radonexpositionen kann davon ausgegangen werden, dass die effektive Dosis von 6 Millisievert im Kalenderjahr durch diese Expositionen nicht überschritten ist, wenn das Produkt aus Aktivitätskonzentration von Radon-222 am Arbeitsplatz und Aufenthaltszeit im Kalenderjahr den Wert von 2×10^6 Becquerel pro Kubikmeter mal Stunden nicht überschreitet. Bei deutlichen Abweichungen des Gleichgewichtsfaktors zwischen Radon und seinen kurzlebigen Zerfallsprodukten von dem zugrunde gelegten Wert von 0,4 kann die Behörde abweichende Werte für das Produkt aus Radon-222-Aktivitätskonzentration und Aufenthaltszeit im Kalenderjahr festlegen.

3. Der nach Absatz 1 Satz 3 Verpflichtete hat dafür zu sorgen, dass er selbst und die unter seiner Aufsicht stehenden Personen in fremden Betriebsstätten anzeigebedürftige Arbeiten nur ausüben, wenn jede Person im Besitz eines vollständig geführten, bei der zuständigen Behörde registrierten Strahlenpasses ist.

4. Für Personen, die anzeigebedürftige Arbeiten ausüben, beträgt der Grenzwert der effektiven Dosis 20 Millisievert im Kalenderjahr. Der Grenzwert der Organdosis beträgt für die Augenlinse 150 Millisievert, für die Haut, die Hände, die Unterarme, die Füße und Knöchel jeweils 500 Millisievert. Bei Radonexpositionen kann davon ausgegangen werden, dass die effektive Dosis von 20 Millisievert im Kalenderjahr durch diese Expositionen nicht überschritten ist, wenn das Produkt aus Aktivitätskonzentration von Radon-222 am Arbeitsplatz und Aufenthaltszeit im Kalenderjahr den Wert von 6×10^6 Becquerel pro Kubikmeter mal Stunden nicht überschreitet. Absatz 2 Satz 4 gilt entsprechend.

5. Der Grenzwert für die Summe der in allen Kalenderjahren ermittelten effektiven Dosen beruflich strahlenexponierter Personen beträgt 400 Millisievert. Die zuständige Behörde kann im Benehmen mit einem Arzt nach § 64 Abs. 1 Satz 1 eine weitere berufliche Strahlenexposition zulassen, wenn diese nicht mehr als 10 Millisievert effektive Dosis im Kalenderjahr beträgt und die beruflich strahlenexponierte Person einwilligt. Die Einwilligung ist schriftlich zu erteilen.

6. Wurde unter Verstoß gegen Absatz 4 Satz 1 oder 2 ein Grenzwert im Kalenderjahr überschritten, so ist eine Weiterbeschäftigung als beruflich strahlenexponierte Person nur zulässig, wenn die Expositionen in den folgenden vier Kalenderjahren unter Berücksichtigung der erfolgten Grenzwertüberschreitung so begrenzt werden, dass die Summe der Dosen das Fünffache des jeweiligen Grenzwertes nicht überschreitet. Ist die Überschreitung eines Grenzwertes so hoch, dass bei Anwendung von Satz 1 die bisherige Beschäftigung nicht fortgesetzt werden kann, kann die Behörde im Benehmen mit einem Arzt nach § 64 Abs. 1 Satz 1 Ausnahmen von Satz 1 zulassen.

7. Für Personen unter 18 Jahren beträgt der Grenzwert der effektiven Dosis 6 Millisievert im Kalenderjahr. Der Grenzwert der Organdosis beträgt für die Augenlinse 50 Millisievert, für die Haut, die Hände, die Unterarme, die Füße und Knöchel jeweils 150 Millisievert im Kalenderjahr.

8. Für ein ungeborenes Kind, das aufgrund der Beschäftigung seiner Mutter einer Strahlenexposition ausgesetzt ist, beträgt der Grenzwert für die Summe der Dosis aus äußerer und innerer Strahlenexposition vom Zeitpunkt der Mitteilung über die Schwangerschaft bis zu deren Ende 1 Millisievert.

9. Sobald eine Frau, die eine anzeigebedürftige Arbeit nach Anlage XI Teil B ausübt, den nach Absatz 1 Verpflichteten darüber informiert hat, dass sie schwanger ist oder stillt, hat er ihre Arbeitsbedingungen so zu gestalten, dass eine innere berufliche Strahlenexposition ausgeschlossen ist.

10. Für Personen, die anzeigebedürftige Arbeiten ausüben, hat der nach Absatz 1 Verpflichtete die Radon-222-Exposition und die Körperdosis auf geeignete Weise durch Messung der Ortsdosis, der Ortsdosisleistung, der Konzent-

ration radioaktiver Stoffe oder Gase in der Luft, der Kontamination des Arbeitsplatzes, der Personendosis, der Körperaktivität oder der Aktivität der Ausscheidung nach Maßgabe des Satzes 3 zu ermitteln. Die Radon-222-Exposition kann auch durch direkte Messung ermittelt werden. Die Ermittlungsergebnisse müssen spätestens neun Monate nach erfolgter Strahlenexposition der die anzeigebedürftige Arbeit ausführenden Person vorliegen. Für die Messungen kann die zuständige Behörde die anzuwendenden Messmethoden und Messverfahren festlegen und für Messungen Messstellen bestimmen. § 41 Abs. 8 gilt entsprechend.

11. Der nach Absatz 1 Verpflichtete darf Personen, die anzeigebedürftige Arbeiten ausüben, eine Beschäftigung oder Weiterbeschäftigung nur erlauben, wenn sie innerhalb des jeweiligen Kalenderjahrs von einem Arzt nach § 64 Abs. 1 Satz 1 untersucht worden sind und dem nach Absatz 1 Verpflichteten eine von diesem Arzt ausgestellte Bescheinigung vorliegt, nach der der Beschäftigung keine gesundheitlichen Bedenken entgegenstehen. Satz 1 gilt entsprechend für Personen, die in eigener Verantwortung in eigener oder in einer anderen Betriebsstätte Arbeiten ausüben. § 60 Abs. 3 und die §§ 61 und 62 gelten entsprechend. Die in entsprechender Anwendung des § 61 Abs. 1 Satz 1 angeforderten Unterlagen sind dem Arzt nach § 64 Abs. 1 Satz 1 unverzüglich zu übergeben. Der Arzt hat die ärztliche Bescheinigung dem Verpflichteten nach Absatz 1 Satz 1, der beruflich strahlenexponierten Person und, soweit gesundheitliche Bedenken bestehen, auch der zuständigen Behörde unverzüglich zu übersenden.

12. Bei einer Arbeit nach Absatz 1, die zu einer effektiven Dosis von weniger als 6 Millisievert im Kalenderjahr führt, kann die Pflicht nach § 94 auch dadurch erfüllt werden, dass Strahlenschutzmaßnahmen auf der Grundlage von Vorschriften des allgemeinen Arbeitsschutzes Anwendung finden. Die zuständige Behörde kann entsprechende Nachweise verlangen.

§ 96 Dokumentation und weitere Schutzmaßnahmen

1. Wer in eigener Verantwortung eine anzeigebedürftige Arbeit nach § 95 Abs. 2 ausübt oder ausüben lässt, hat die Ergebnisse der Ermittlungen nach § 95 Abs. 10 Satz 1 unverzüglich aufzuzeichnen. Die Radon-222-Exposition ist gemäß den Vorgaben des § 95 Abs. 2 Satz 3 und 4 in einen Wert der effektiven Dosis umzurechnen.
2. Der nach Absatz 1 Verpflichtete hat
   – 1. die Aufzeichnungen nach Absatz 1
      a) so lange aufzubewahren, bis die überwachte Person das 75. Lebensjahr vollendet hat oder vollendet hätte, mindestens jedoch 30 Jahre nach Beendigung der jeweiligen Beschäftigung,
      b) spätestens 95 Jahre nach der Geburt der betroffenen Person zu löschen,
      c) auf Verlangen der überwachten Person oder der zuständigen Behörde vorzulegen oder bei einer von dieser Behörde zu bestimmenden Stelle zu hinterlegen,
      d) bei einem Wechsel des Beschäftigungsverhältnisses dem neuen Arbeitgeber auf Verlangen mitzuteilen, falls weiterhin eine Beschäftigung als beruflich strahlenexponierte Person ausgeübt wird,
   – 2. Überschreitungen der Grenzwerte der Körperdosis nach § 95 Abs. 4 Satz 1 oder 2, Abs. 5 Satz 1, Abs. 7 und 8 der zuständigen Behörde unter Angabe der Gründe, der betroffenen Personen und der ermittelten Körperdosen unverzüglich mitzuteilen,
   – 3. den betroffenen Personen im Fall der Nummer 2 die Körperdosis unverzüglich mitzuteilen.
3. Der nach Absatz 1 Verpflichtete hat die nach Absatz 1 Satz 2 umgerechnete oder nach § 95 Abs. 10 Satz 1 ermittelte Körperdosis und die in § 112 Abs. 1 Nr. 2 und 3 genannten Angaben der zuständigen Behörde oder einer von ihr bestimmten Stelle zur Weiterleitung an das Strahlenschutzregister binnen Monatsfrist nach der Aufzeichnung zu übermitteln. Das Bundesamt für Strahlenschutz bestimmt das Format und das Verfahren der Übermittlung. Auskünfte aus dem Strahlenschutzregister werden dem nach Absatz 1 Verpflichteten erteilt, soweit es für die Wahrnehmung seiner Aufgaben erforderlich ist. § 112 Abs. 4 Satz 1 Nr. 1 und 3 und Satz 2 findet Anwendung.
4. Soweit die Expositionsbedingungen es erfordern, ordnet die zuständige Behörde bei anzeigebedürftigen Arbeiten geeignete Maßnahmen entsprechend den §§ 30, 34 bis 39, 43 bis 45, 47 Abs. 3 Satz 1, § 48 Abs. 2, § 67 sowie § 68 Abs. 1 Satz 1 Nr. 3 und 4 an. Sie kann auch anordnen, auf welche Weise die bei anzeigebedürftigen Arbeiten anfallenden Materialien zu entsorgen sind.
5. Treten in anderen als den in Anlage XI Teil B genannten Arbeitsfeldern Expositionen auf, die denen der in Anlage XI Teil B genannten Arbeitsfeldern entsprechen, kann die zuständige Behörde in entsprechender Anwendung der Absätze 1 bis 4 und des § 95 die erforderlichen Anordnungen treffen.

§ 103 Schutz des fliegenden Personals vor Exposition durch kosmische Strahlung

1. Wer Flugzeuge, die in der deutschen Luftfahrzeugrolle nach § 3 des Luftverkehrsgesetzes in der Fassung der Bekanntmachung vom 27. März 1999 (BGBl. I S. 550) in der jeweils geltenden Fassung eingetragen sind, gewerblich oder im Rahmen eines wirtschaftlichen Unternehmens betreibt, oder wer als Unternehmer mit Sitz im Geltungsbereich dieser Verordnung Flugzeuge betreibt, die in einem anderen Land registriert sind und Personal, das in einem Beschäftigungsverhältnis gemäß dem deutschen Arbeitsrecht steht, einsetzt, hat die effektive Dosis, die das fliegende Personal durch kosmische Strahlung während des Fluges einschließlich der Beförderungszeit nach § 4 Abs. 1 Satz 1 der Zweiten Durchführungsverordnung zur Betriebsordnung für Luftfahrtgerät vom 12. November 1974 (BGBl. I S. 3181), die zuletzt durch die Verordnung vom 6. Januar 1999 (BAnz. S. 497) geändert worden ist, in der jeweils geltenden Fassung erhält, nach Maßgabe des Satzes 2 zu ermitteln, soweit die effektive Dosis durch kosmische Strahlung 1 Millisievert im Kalenderjahr überschreiten kann. Die Ermittlungsergebnisse müssen spätestens sechs Monate nach dem Einsatz vorliegen. Die Sätze 1 und 2 gelten auch für Flugzeuge, die im Geschäftsbereich des Bundesministeriums der Verteidigung betrieben werden.

2. Für das fliegende Personal beträgt der Grenzwert der effektiven Dosis durch kosmische Strahlung 20 Millisievert im Kalenderjahr. Der Pflicht zur Dosisreduzierung nach § 94 kann insbesondere bei der Aufstellung der Arbeitspläne und bei der Festlegung der Flugrouten und -profile Rechnung getragen werden.

3. Der Grenzwert für die Summe der in allen Kalenderjahren ermittelten effektiven Dosen beruflich strahlenexponierter Personen beträgt 400 Millisievert. Die zuständige Behörde kann im Benehmen mit einem Arzt nach § 64 Abs. 1 Satz 1 eine weitere berufliche Strahlenexposition zulassen, wenn diese nicht mehr als 10 Millisievert effektive Dosis im Kalenderjahr beträgt und die beruflich strahlenexponierte Person einwilligt. Die Einwilligung ist schriftlich zu erteilen.

4. Wurde unter Verstoß gegen Absatz 2 Satz 1 der Grenzwert der effektiven Dosis im Kalenderjahr überschritten, so ist eine Weiterbeschäftigung als beruflich strahlenexponierte Person nur zulässig, wenn die Expositionen in den folgenden vier Kalenderjahren unter Berücksichtigung der erfolgten Grenzwertüberschreitung so begrenzt werden, dass die Summe der Dosen das Fünffache des Grenzwertes nicht überschreitet. Ist die Überschreitung eines Grenzwertes so hoch, dass bei Anwendung von Satz 1 die bisherige Beschäftigung nicht fortgesetzt werden kann, kann die zuständige Behörde im Benehmen mit einem Arzt nach § 64 Abs. 1 Satz 1 Ausnahmen von Satz 1 zulassen.

5. Für ein ungeborenes Kind, das aufgrund der Beschäftigung seiner Mutter einer Strahlenexposition ausgesetzt ist, beträgt der Grenzwert der Dosis aus äußerer Strahlenexposition vom Zeitpunkt der Mitteilung über die Schwangerschaft bis zu deren Ende 1 Millisievert.

6. Der nach Absatz 1 Verpflichtete hat das fliegende Personal mindestens einmal im Kalenderjahr über die gesundheitlichen Auswirkungen der kosmischen Strahlung und über die zum Zweck der Überwachung von Dosisgrenzwerten und der Beachtung der Strahlenschutzgrundsätze erfolgende Verarbeitung und Nutzung personenbezogener Daten zu unterrichten; hierbei sind Frauen darüber zu unterrichten, dass eine Schwangerschaft im Hinblick auf die Risiken einer Strahlenexposition für das ungeborene Kind so früh wie möglich mitzuteilen ist. Die Unterrichtung kann Bestandteil er-

forderlicher Unterweisungen nach anderen Vorschriften sein. Der nach Absatz 1 Verpflichtete hat über den Inhalt und Zeitpunkt der Unterrichtung Aufzeichnungen zu führen, die von der unterrichteten Person zu unterzeichnen sind. Er hat die Aufzeichnungen fünf Jahre lang nach der Unterrichtung aufzubewahren und der zuständigen Behörde auf Verlangen vorzulegen.

7. Der nach Absatz 1 Verpflichtete hat
   – 1. die Ergebnisse der Dosisermittlung nach Absatz 1 unverzüglich aufzuzeichnen,
   – 2. die Aufzeichnungen nach Nummer 1
     a) so lange aufzubewahren, bis die überwachte Person das 75. Lebensjahr vollendet hat oder vollendet hätte, mindestens jedoch 30 Jahre nach Beendigung der jeweiligen Beschäftigung,
     b) spätestens 95 Jahre nach der Geburt der betroffenen Person zu löschen,
     c) auf Verlangen der überwachten Person oder der zuständigen Behörde vorzulegen oder bei einer von dieser Behörde zu bestimmenden Stelle zu hinterlegen,
     d) bei einem Wechsel des Beschäftigungsverhältnisses dem neuen Arbeitgeber auf Verlangen zur Kenntnis zu geben, falls weiterhin eine Beschäftigung als beruflich strahlenexponierte Person ausgeübt wird,
   – 3. Überschreitungen des Grenzwertes der effektiven Dosis nach Absatz 2 Satz 1 der zuständigen Behörde unter Angabe der Gründe, der betroffenen Personen und der ermittelten Dosen unverzüglich mitzuteilen,
   – 4. den betroffenen Personen im Fall der Nummer 3 die effektive Dosis unverzüglich mitzuteilen,

8. Der nach Absatz 1 Verpflichtete hat die ermittelte effektive Dosis und die in § 112 Abs. 1 Nr. 2 und 3 genannten Angaben dem Luftfahrt-Bundesamt oder einer vom Luftfahrt-Bundesamt bestimmten Stelle zur Weiterleitung an das Strahlenschutzregister mindestens halbjährlich zu übermitteln. Auskünfte aus dem Strahlenschutzregister werden dem nach Absatz 1 Verpflichteten erteilt, soweit es für die Wahrnehmung seiner Aufgaben erforderlich ist. § 112 Abs. 4 Satz 1 Nr. 1 und 3 und Satz 2 findet Anwendung.

9. Der nach Absatz 1 Verpflichtete darf Personen, bei denen die Ermittlung nach Absatz 1 ergeben hat, dass eine effektive Dosis von mehr als 6 Millisievert im Kalenderjahr überschritten werden kann, eine Beschäftigung oder Weiterbeschäftigung nur erlauben, wenn sie innerhalb des jeweiligen Kalenderjahrs von einem Arzt nach § 64 Abs. 1 Satz 1 untersucht worden sind und dem gemäß Absatz 1 Verpflichteten eine von diesem Arzt ausgestellte Bescheinigung vorliegt, nach der der Beschäftigung keine gesundheitlichen Bedenken entgegenstehen.

Die in entsprechender Anwendung des § 61 Abs. 1 Satz 1 angeforderten Unterlagen sind dem Arzt nach § 64 Abs. 1 Satz 1 unverzüglich zu übergeben. Der Arzt hat die ärztliche Bescheinigung dem Verpflichteten nach Absatz 1 Satz 1, der beruflich strahlenexponierten Person und, soweit gesundheitliche Bedenken bestehen, auch der zuständigen Behörde unverzüglich zu übersenden. Die Untersuchung kann im Rahmen der fliegerärztlichen Untersuchung erfolgen.

Diagnostische Referenzwerte (DRW)

In der Publikation 73 der ICRP wird ein Konzept der sog. diagnostischen Referenzwerte vorgestellt, welche alle Betreiber radiologischer Anlagen als Orientierungshilfe dienen soll, ihre eigenen Patientendosen zu beurteilen.

Das Konzept dient der Optimierung des Strahlenschutzes in der Medizin. Das bedeutet, dass der Nettonutzen für den Patienten, der ja Voraussetzung für die Rechtfertigung einer Untersuchung mit ionisierenden Strahlen ist, auf diese Weise maximiert werden soll.

Dies kann durch eine „Kettenwirkung" geschehen. Mit Hilfe der DRW können diejenigen Anwender identifiziert werden, deren Patientendosen ungewöhnlich hoch sind. Das geschieht durch eine geeignete Wahl der Anfangswerte der DRW als Prozentwert einer beobachteten Patientendosisverteilung (gewöhnlich die 75%-Perzentile). Die 25% der Anwender, deren Mittelwerte der Patientendosis über den DRW liegen, sollen dann ihre Vorgehensweise oder ihren Gerätestandard so ändern, dass auch sie die DRW einhalten. Dies führt dann bei einer wiederholten Überprüfung der Patientendosen automatisch zu einer Verschiebung der Patientendosisverteilung zu niedrigeren Dosen und aufgrund der Wahl als 75%-Perzentile auch zu niedrigeren DRWs, die dann zu einer weiteren Dosisreduktion führen können. In Großbritannien konnte dieser Ansatz bereits in der Praxis realisiert werden.

Folgerichtig wurde in der Richtlinie des Rates der Europäischen Union 97/43/Euratom, der sog. Patientenschutzrichtlinie, von den Mitgliedstaaten die Erstellung und Anwendung der DRW für strahlendiagnostische Untersuchungen gefordert (Art. 4). Dabei sind DRW für den Bereich der Röntgendiagnostik definiert als Dosiswerte für typische Untersuchungen, für Gruppen von Standardpatienten oder für Standardphantome und für allgemein definierte Gerätearten, die bei guter und üblicher Praxis nicht überschritten werden sollen. Bei beständiger Überschreitung der DRW sorgen die Mitgliedsstaaten dafür, dass geeignete lokale Überprüfungen vorgenommen und gegebenenfalls Abhilfemaßnahmen getroffen werden (Art. 6).

Nach Artikel 8 sorgen die Mitgliedsstaaten dafür, *dass vom Betreiber der radiologischen Anlage geeignete Qualitätssicherungsprogramme, einschließlich Qualitätskontrollmaßnahmen und Ermittlung der Patientendosis, durchgeführt werden.* Gleichzeitig müssen die zuständigen Behörden spezifische Kriterien für die Zulässigkeit der Geräte festlegen. Neue radiodiagnostische Geräte müssen, sofern durchführbar, eine Dosisanzeige besitzen.

Nach Artikel 13 sorgen die Mitgliedsstaaten für ein Inspektionssystem zur Durchsetzung der aufgrund dieser Richtlinie eingeführten Bestimmungen.

Aktuelle diagnostische Referenzwerte (Stand Oktober 2004) bei verschiedenen Untersuchungen sind im Anhang auf S. 155 u. 156 zusammengestellt.

Leitlinien der Bundesärztekammer zur Qualitätssicherung in der Röntgendiagnostik[*]

Präambel

Die Qualität der radiologischen Diagnostik wird bestimmt durch die kritische ärztliche Indikation mit festgelegter Fragestellung, die optimierte Durchführung der Untersuchung, die Darstellung der diagnostisch wichtigen Bildinformationen mit einer medizinisch vertretbar niedrigen Strahlenexposition und die fachkundige Auswertung der Untersuchung und der dokumentierten Ergebnisse im Befundbericht.

Die Leitlinien fassen die ärztlichen Qualitätsforderungen, die Empfehlungen für die Aufnahmetechnik und die physikalischen und technischen Parameter des Bilderzeugungssystems zusammen, mit denen eine gute diagnostische Qualität zu erreichen ist. Diese Leitlinien beschreiben den derzeitigen medizinischen Standard und den Stand der Technik der radiologischen Basisuntersuchungen.

I. Ärztliche Qualitätsforderungen

Die ärztlichen Qualitätsforderungen umfassen:
- Charakteristische Bildmerkmale,
- wichtige Bilddetails und
- kritische Strukturen.

1. Die charakteristischen Bildmerkmale beschreiben organtypische Bildelemente und Strukturen, die im Röntgenbild eines Körperabschnittes bei Wahl typischer Projektionen gut wahrnehmbar und erkennbar dargestellt sein sollen.
2. Die wichtigen Bilddetails geben die Abmessungen von Einzelstrukturen und Musterelementen im Röntgenbild an, die als charakteristische Teile des Gesamtbildes wesentliche diagnostische Bedeutung besitzen und ausreichend wahrnehmbar dargestellt sein sollen. Sie sind zum Teil das Ergebnis von Vielfachüberlagerungen kleiner, nicht direkt abgebildeter anatomischer Substrate.
3. Die kritischen Strukturen heben die Merkmale des Röntgenbildes hervor, die für die diagnostische Aussage wichtig und für die Qualität des Bildes repräsentativ sind.

II. Aufnahmetechnische Leitlinien

Die technischen Mindestanforderungen an die Röntgeneinrichtung (Generatortyp und -leistung, Brennflecknennwert, Grenzwerte der Schaltzeit, der Dosis und Dosisleistung) sind in der Anlage 1 der „Richtlinie für Sachverständigenprüfungen" nach RÖV, 1994 und in den Qualifikationsvoraussetzungen gem. § 135 Abs. 2 8GB V vom 10.2.93 (Vereinbarung zur Strahlendiagnostik und -therapie) in der jeweils gültigen Fassung festgelegt.

1. Die Untersuchungs- und Aufnahmetechnik muss dem Stand der Technik entsprechen. Die aufnahmetechnischen Leitlinien führen typische Daten für die wesentlichen Faktoren auf, mit denen die geforderte adäquate Bildqualität erreicht werden kann. Von den Leitlinien darf bei speziellen Fragestellungen und besonderen Voraussetzungen nur begründet abgewichen werden, die Begründung ist zu dokumentieren.
2. Als Aufnahmeeinrichtung sind angegeben Rastertisch/Rasterwandgerät mit Streustrahlenraster oder Aufnahmetisch ohne Verwendung eines Rasters sowie Durchleuchtungsgerät oder Spezialeinrichtung. Aufnahmeeinstellungen erfolgen allgemein in Standardprojektionen, Projektionsänderungen sind abhängig von der Fragestellung. Objektangepasste Filmformate sind zu verwenden. Die Feldeinblendung soll am Bildrand sichtbar sein. Der Gonadenschutz ist besonders zu beachten.
3. Die Filmidentifikation muss durch dauerhafte Angabe des Namens und der Anschrift der ausführenden Stelle, des Namens, Vornamens und Geburtsdatums des Patienten und des Untersuchungsdatums erfolgen (DIN 6827 Teil 4).
4. Die Seitenbezeichnung, Aufnahmeeinstellung und Projektionsrichtung müssen auf dem Röntgenbild gekennzeichnet sein (zum Beispiel Angabe des Strahlenganges und der Röntgenröhrenposition, der Körperlage – Stehen oder Liegen – , bei Schrägprojektionen Angabe der filmnahen Körperseite, Funktionsaufnahmen) (DIN 6848 Teil 1).
5. Die Aufnahmespannung wird als Einstellwert der Spitzenspannung der Röntgenröhre bei Einsatz eines 6-Puls- oder 12-Puls-Generators

---

[*] mit freundlicher Genehmigung des Deutschen Ärzteblattes (Deutsches Ärzteblatt 1995; 34–35: 2272–2285)

oder eines Konvertergenerators angegeben. Dabei sind die Aufnahmespannungen als Richtwerte genannt.

6. Die Brennfleckgröße ist als Brennflecknennwert aufgeführt (DIN 6823 Teil 2).

7. Die Gesamtfilterung umfasst alle zwischen Fokus und Patient befindlichen Filterschichten. Die Härtungsgleichwerte in mm Al sind nach DIN 6815 den Leitlinien zugrunde gelegt. Gesondert werden Zusatzfilterungen insbesondere bei Kindern aufgeführt, dabei soll die Aufnahmespannung aber nicht herabgesetzt werden.

8. Der Fokus-Film-Abstand wird bei den leistungsfähigen Strahlenerzeugungssystemen mit Obertischröhrenanordnung am Rastertisch oder Rasterwandgerät in der Regel mit 115 cm (100–150) und am Aufnahmetisch bei Kassettenlage auf der Tischplatte mit 105 cm (100–120) gewählt. Größere Abstände sind zusätzlich in Klammern aufgeführt. Sie können die Bildqualität z. B. bei Aufnahmen des Schädels, des Thorax und der Wirbelsäule im Stehen verbessern.

9. Bei Aufnahmen mit Belichtungsautomatik ist das zu wählende Messfeld angegeben. Der Abschaltwert der Bildempfängerdosis ist im wesentlichen durch die Aufnahmespannung und die Empfindlichkeit der Film-Folien-Systeme bestimmt. Dabei ist die kürzeste Schaltzeit zu beachten.

10. Die Expositionszeit wird als oberer Richtwert der Schaltzeit in ms angegeben.

11. Beim Streustrahlenraster wird der bevorzugte Rastertyp mit Angabe des Schachtverhältnisses r genannt, dabei soll die Lamellenzahl bei bewegtem Raster mindestens 36/cm und bei stehendem mindestens 60/cm betragen. Stehende Viellinienraster weisen bei gleicher Selektivität ein höheres Schachtverhältnis r auf. Spezialraster z. B. bei der Mammographie.

12. Die Wahl der geeigneten Film-Folien-Systeme (FFS) ist für die erforderliche diagnostische Information und die Größe der Strahlenexposition von entscheidender Bedeutung. Die Empfindlichkeit S eines Film-Folien-Systems ist das quantitative Maß des Ansprechvermögens auf die Strahleneinwirkung unter vorgegebenen Bedingungen. Die Dosis K_S des FFS wird dabei nach DIN 6867 Teil 1 (neu) bzw. ISO 9236/1 für die Nettodichte 1,0 der belichteten und verarbeiteten Filme für vier Strahlenqua-

litäten (50, 70, 90, 120 kV) hinter Phantomen ermittelt, die die in der Praxis gegebenen Bedingungen (Extremitäten, Schädel, LWS und Dickdarm, Thorax) annähernd simulieren. Die Empfindlichkeit S errechnet sich in Abhängigkeit von der Dosis K_S nach $S = K_0/K_S$, wobei $K_0 = 1000\ \mu Gy$ ist, d. h. $K_S = 5\ \mu Gy$ entspricht $S = 200$, $K_S = 2,5\ \mu Gy$ entspricht $S = 400$, $K_S = 1,25\ \mu Gy$ entspricht $S = 800$ (Tabelle 11.1).

Beim Messen mit den verschiedenen Strahlenqualitäten wird die Spannungsabhängigkeit der Empfindlichkeit 5 der verschiedenen Film-Folien-Systeme deutlich, die vor allem bei niedrigen Spannungen < 65 kV wegen der Abnahme von 5 beachtet werden muss.

Wenn ein einziger Orientierungswert für die Systemempfindlichkeit aus praktischen Gründen angegeben wird, soll der Wert für 70 kV (Schädel) verwendet werden. Dieser Wert der Empfindlichkeit eines Film-Folien-Systems wird auch der groben Einteilung in Empfindlichkeitsklassen (SC) zugrunde gelegt, wobei sich die Empfindlichkeit von Klasse zu Klasse jeweils verdoppelt oder halbiert.

Unter Berücksichtigung der Spannungsabhängigkeit von S bei einem Teil der Folien wird bei Spannungen ≤ 65 kV für K_S ein unterer Grenzwert für die einzelnen Empfindlichkeitsklassen (SC) angegeben und zwar für SC 200 – K_S ≤ 8 μGy, SC 400 – KS ≤ 3 μGy und SC 800 – K_S ≤ 1,5 μGy.

Die bei der Abnahmeprüfung (DIN 6868 Teil 50) ermittelte Nenndosis K_N darf, 6 × K_S nicht überschreiten.

Tabelle 11.1 Dosis K_s und Grenzwert des visuellen Auflösungsvermögens bei Direktaufnahmen mit Film-Folien-Systemen nach DIN 6868 T50

Dosisbedarf K_s (μGy)	Empfindlichkeit S[1]	Grenzwerte des visuellen Auflösungsvermögens R_{Gr} (mm⁻¹)
40,00	25	4,8
20,00	50	4,0
10,00	100	3,4
5,00	200	2,8
2,50	400	2,4
1,25	800	2,0

[1] Für Zwischenwerte sind die entsprechenden Werte aus K_s = 1000 mGy/S zu ermitteln und R_{Gr} entsprechend anzupassen.

Die hochempfindlichen dosissparenden Film-Folien-Systeme sind stets einzusetzen, wenn damit die geforderte diagnostische Bildqualität erreicht wird. Die wesentlichen Kenngrößen der Film-Folien-Systeme (S, Dichtekurve, G, MÜF, spektrale Empfindlichkeit des Films und optisches Spektrum der Folie) müssen vom Hersteller in einem Datenblatt beschrieben sein. Der Typ der Verstärkungsfolie und des Filmes muss mit Angabe des Herstellers, des Typs und nach Möglichkeit der Emulsionsnummer oder einer ähnlichen Kodierung auf dem verarbeiteten Film erkennbar sein.

Da das Rauschen bei den einzelnen Film-Folien-Systemen vor allem bei hoher Empfindlichkeit unterschiedlich stark ist und den Informationsgehalt des Bildes deutlich einschränken kann, muss die Höhe des Rauschens (Wiener-Spektrum, visueller Eindruck) bei der Wahl des geeigneten FFS unbedingt berücksichtigt werden.

Wenn in einem Film-Folien-System eine Systemkomponente (Verstärkungsfolie, Film, Filmverarbeitung, Entwicklertyp) geändert wird, muss festgestellt werden, ob die optimale Empfindlichkeitsausnutzung des neuen Systems erreicht (DIN 686B Teil 2, Teil 55) und die Möglichkeit der Dosisersparnis ausgeschöpft wird.

13. Die digitale Radiographie mit Speicherfolie und geeigneter Bildverarbeitung muss die diagnosewichtigen Informationen darstellen, wie sie in den organtypischen Bildmerkmalen und Details für die einzelnen Körperregionen beschrieben sind. Dabei soll die Einfalldosis diejenige der sonst vorgeschriebenen bei Film-Folien-Kombinationen nicht überschreiten. Es ist zu beachten, dass die direkte Abhängigkeit zwischen optischer Dichte und Dosis nicht besteht.

    Wenn in der digitalen Radiographie andere Detektoren wie z.B. Selen angewendet werden, darf die Patientendosis diejenige bei sonst eingesetzten Film-Folien-Kombinationen nicht überschreiten.

14. Aufnahmen vom Ausgangsschirm des Bildverstärkers werden als Indirektradiographie vor allem bei Kontrastmitteluntersuchungen (Speiseröhre, Magen, Dickdarm, Harnwege, Miktionsurethrozystographie bei Säuglingen und Kindern), als Cineradiographie (Herz, Schluckakt) oder als digitale Bildverstärker-

Tabelle 11.**2**   Dosis K_S und Grenzwert des visuellen Auflösungsvermögens bei Aufnahmen vom Ausgangsschirm des Bildverstärkers (Nenndurchmesser 25 cm)

	Dosis K_S in µGy	Grenzwerte des visuellen Auflösungsvermögens R_{Gr} (mm^{-1})
Bildverstärkeraufnahmen (100 × 100 mm)	< 2,0	> 2,0
Kino-Technik	< 2,0	> 1,0
Digitale BV-Radiographie (Matrix 1000 · 1000)	< 2,5	> 1,4

Radiographie (DBR) angefertigt. Die Anwendung dieser Techniken hängt von der ärztlichen Fragestellung ab, da die Auflösung der Systeme z.T. deutlich eingeschränkt ist (s. Tabelle 11.**2**).

15. Die Röntgenfernsehdurchleuchtung muss mit einer möglichst niedrigen BV-Eingangsdosisleistung (um 0,2 pGy/s) eine ausreichende Erkennbarkeit der diagnostisch wichtigen Strukturen erreichen. Der obere Wert von 0,6 pGy/s darf nur aus zwingenden Gründen überschritten und die Hochkontrastdurchleuchtung nur kurzzeitig eingesetzt werden. Bei digitaler Durchleuchtung sind die Möglichkeiten zur Dosisersparnis wie gepulste Durchleuchtung, „Last image hold" und die Technik der „gleitendgewichteten Mittelwertbildung" zu nutzen. Auf die objektangepasste Einblendung ist besonders zu achten. Die Durchleuchtungszeit ist möglichst kurz zu halten.

16. Die Strahlenexposition des Patienten muss aus den Aufzeichnungen nach § 28 RöV zu ermitteln sein. Diese Angaben enthalten die Standarddaten, die individuellen Untersuchungsparameter und die personenbezogenen Daten. Die Mitmessung des Dosisflächenproduktes, das vor allem bei längeren Durchleuchtungszeiten bestimmt werden muss, ermöglicht eine relativ zuverlässige Schätzung der Patientenexposition. Die Schätzung der Organdosis wird durch die Ermittlung der Kenndosis (Energiedosis der Primärstrahlung gemessen in Luft in einem bestimmten Abstand [LB. 1 m] vom Fokus) oder der Einfalldosis erleichtert, die im Rahmen der Prüfungen nach § 16 RöV

gemessen werden kann. Ausgehend von der Einfalldosis oder dem Dosisflächenprodukt und den vorliegenden organbezogenen Konversionsfaktoren lassen sich die Organdosis und die Patientendosis realistisch schätzen.

17. Der Strahlenschutz verpflichtet, die geforderte diagnostische Information mit einer vertretbar niedrigen Strahlendosis zu erreichen. Die erforderlichen Strahlenschutzmittel sind in Anlage III zur „Richtlinie für Sachverständigenprüfungen nach Röntgenverordnung" von 1994 in Anlehnung an DIN 6813 zusammengestellt. Diese Patientenschutzmittel müssen bei jeder röntgendiagnostischen Einrichtung bereitgehalten werden.

Bei standardisierter Lagerung und Einstellung ist eine korrekte objekt- und fragestellungsbezogene Einblendung notwendig. Dabei soll nach Möglichkeit die Einblendung am Bildrand erkennbar sein. Eine zusätzliche Bleiabdeckung der an den Rand des Strahlenfeldes angrenzenden Körperabschnitte ist vor allem bei Kindern und jüngeren Patienten wichtig.

Bei Männern müssen bei allen Röntgenuntersuchungen des Abdomens, des Harntrakts, des Magen-Darm-Traktes sowie des Beckens und der Lendenwirbelsäule grundsätzlich umschließende Hodenkapseln angewandt werden.

Bei entfernteren Strahlenfeldern genügt eine Gonaden- oder Patientenschutzschürze, hierzu gehören auch die Thoraxuntersuchungen.

Bei weiblichen Personen ist die Anwendung eines Ovarienschutzes als direkte Abdeckung oder als indirekter Ovarienschutz durch Einschieben einer Bleiplatte in die Tiefenblende grundsätzlich zu fordern, soweit hierdurch der Informationsgehalt der Untersuchung nicht wesentlich eingeschränkt wird oder die Wahrscheinlichkeit von Wiederholungsaufnahmen nicht deutlich erhöht wird.

III. Ärztliche Qualitätsforderungen bei Neugeborenen, Säuglingen, Kindern und Jugendlichen

1. Die Fragestellungen in diesen Lebensaltern sind in vielen Fällen andere als bei erwachsenen Patienten. Bei diesen besonderen Indikationen kann durch eine genaue Anpassung der Untersuchungsbedingungen in Planung und Durchführung die Strahlenexposition des Patienten geringer gehalten werden. Außerdem bestehen in den einzelnen Lebensaltern besondere Untersuchungs- und Abbildungsbedingungen, die bei der Qualitätssicherung berücksichtigt werden müssen. Speziell ist für eine korrekte Ruhigstellung Sorge zu tragen.

2. Allgemein gültige, organspezifische Qualitätskriterien können in diesen Altersgruppen nicht für alle Fälle berücksichtigt werden. Vielmehr ist für den Einzelfall eine individuelle Überprüfung der Planungs-, Durchführungs- und Bildqualität in bezug auf die jeweilige Fragestellung erforderlich.

3. Im Katalog diagnostischer Qualitätskriterien, aufnahmetechnischer Hinweise und physikalischer Größen des Bilderzeugungssystems werden die für Neugeborene, Säuglinge und Kinder (DIN 6814 Teil 5) geltenden Kriterien als pädiatrische Besonderheiten aufgeführt. Diese sind bei allen Röntgenuntersuchungen dieser Altersgruppe zu berücksichtigen. Sie modifizieren die für die Untersuchung erwachsener Patienten gültigen Kriterien oder sind zusätzlich zu beachten (5. Qualitätskriterien für Röntgenaufnahmen in der Pädiatrie, Europäische Kommission 1992). In Bezug auf die wichtigen Bilddetails kann, wenn ein entsprechender Hinweis fehlt, eine Verdoppelung der angegebenen unteren Werte toleriert werden.

4. Bei Aufnahmen am Körperstamm von Säuglingen, Kleinkindern und Kindern müssen Generatoren, die die Einstellung einer kürzesten Schaltzeit von ≤ 5 ms erlauben, und Film-Folien-Systeme einer Empfindlichkeitsklasse von ≥ 400 bezogen auf die jeweils geforderte Röhrenspannung eingesetzt werden. (Anlage 1 Richtlinie Sachverständigen-Prüfungen nach RöV 1994 und ISO 9236). Die Schaltzeiten sollten aufgezeichnet werden.

5. Streustrahlenraster (r = 8) sind erst bei Körperdurchmessern größer als 12–15 cm erforderlich und einzusetzen. An Durchleuchtungsgeräten für Kinder sollte das Raster auf einfache Weise entfernt werden können.

6. Auf exakte Einblendung des Nutzstrahlenfeldes mit erkennbaren Feldgrenzen und Bleiabdeckung der angrenzenden Körperabschnitte und der Gonaden ist besonders zu achten.

7. Für eine ausreichende Immobilisation und exakte Projektion ist Sorge zu tragen. Bei nicht kooperierenden Kindern sollte das Halten

durch Eltern, Pflege- und Assistenzpersonal nur als Ausnahme und bei besonderen Fragestellungen und unter Verwendung von Strahlenschutzmitteln erfolgen.

IV. Physikalische Größen des Bilderzeugungssystems

1. Die aufnahmetechnischen Leitlinien, die die Verwirklichung der ärztlichen Qualitätsforderungen zum Ziel haben, bestimmen die physikalischen Parameter des Bilderzeugungssystems. Sollten die ärztlichen Forderungen nicht erreicht werden, empfiehlt es sich, die Aufnahmetechnik durch Überprüfung der physikalischen Parameter des Bilderzeugungssystems zu kontrollieren. Die angegebenen Grenzwerte sollen nach Durchführung korrigierender Maßnahmen eingehalten werden.

2. Die nachfolgend aufgeführten physikalischen Parameter mit ihren Grenzwerten sind auf die zu untersuchende Körperregion abzustimmen, damit ein hinreichender Aussagewert bei der Bilderzeugung erreicht wird. Zur Festlegung und Überprüfung erscheinen Prüfkörper der DIN-Reihe 6868 und körperregionsadäquate Phantome geeignet.

3. Die optische Dichte (D) in der Dominanten der Röntgenaufnahme (auch im Messfeldbereich des Belichtungsautomaten) ist für den diagnostischen Informationsgehalt von wesentlicher Bedeutung.

4. Das visuelle Auflösungsvermögen (Erkennbarkeitsgrenze der Ortsfrequenz in Lp/mm) gibt einen Anhalt für die Wahrnehmung kleiner Details. Aussagefähiger sind die Modulationsübertragungsfunktion, das Signal-Rausch-Verhältnis und das Kontrast-Detail-Diagramm.

5. Der Kontrast innerhalb der Wiedergabe einer Körperregion wird durch den Strahlenkontrast (Objektkontrast) und den Filmkontrast beeinflusst. Da der mögliche Strahlenkontrast über das Minimierungsgebot für die Strahlenexposition weitgehend festgeschrieben ist, hängt die Abbildung einer Körperregion mit ihren charakteristischen Bildmerkmalen entscheidend von den Eigenschaften des verwendeten Röntgenfilmes ab, wobei der mittlere Gradient G in ausreichendem Maße die Filmgradation kennzeichnet.

6. Der Bildkontrast kann als Differenz der optischen Dichte (AD) zweier Stufen eines Stufenkeiles im Prüfkörperbild angegeben werden. Allgemein gültige Toleranzen für den Kontrast sind nur schwer festzulegen, da außer den Aufnahmedaten auch die Gradation des Filmes und die Art der Filmverarbeitung maßgeblich beteiligt sind.

7. Der Einfluss des Rauschens und der Körnigkeit auf die Detailerkennbarkeit kann in kritischen Fällen durch die Bestimmung des Wiener-Spektrums oder das Kontrast-Detail-Diagramm geschätzt werden.

8. Die Bildempfängerdosis (K_B) für eine bestimmte optische Dichte im Bild eines Prüfkörpers, beziehungsweise die Bildempfängerdosis für die Nettodichte 1 (KN = Nenndosis) werden nach DIN 6868 Teil 50 bestimmt. Sie gestatten Rückschlüsse auf die Strahlenexposition des Patienten.

9. Die in der Röntgenverordnung und in der Richtlinie zur Durchführung der Qualitätssicherung nach § 16 der RÖV vorgesehenen Abnahme- und Konstanzprüfungen erfolgen nach der DIN-Reihe 6865. Ihre Ergebnisse sind für die Erfüllung der ärztlichen Qualitätsforderungen und der aufnahmetechnischen Leitlinien von wesentlicher Bedeutung.

Grenzwerte der physikalischen Größen für alle Körperregionen

10. Die mittlere optische Dichte D der Röntgenaufnahmen mit Film-Folien-Systemen, angegeben als Bruttodichte, liegt für die Beurteilung günstig im Bereich D 1,2 ± 0,2. Werte D < 0,4 (0,6) und D > 2,2 gehen in der Regel mit einer Einschränkung des Informationsgehaltes einher. Die Dichte von Schleier und Unterlage soll D = 0,25 nicht überschreiten. Ausnahme der mittleren optischen Dichte z.B. bei Mammographie.

11. Der Grenzwert des visuellen Auflösungsvermögens soll in der Regel größer als 2,4 Lp/mm sein. Er kann unterschritten werden, wenn die Strahlenexposition bewusst niedriger gehalten werden soll und der Informationsverlust nicht kritisch ist. Höherer Wert bei Mammographie.

12. Strahlenkontrast und Filmkontrast sollen so aufeinander abgestimmt sein, dass die diagno-

se-wichtigen Strukturen im Dichtebereich 0,6–2,2 (Bildkontrast 1,6) dargestellt sind. Der Einfluss des Kontrastes kann im Falle der Nichterfüllung der ärztlichen Qualitätsforderungen mit einem Testkörper, im Kontrast-Detail-Diagramm oder mit einem patientenäquivalenten Phantom untersucht werden.

13. Der aus der sensitometrischen Kurve ermittelte mittlere Gradient G soll für die Standardfilme zwischen 2,5 und 3,2 liegen. Es ist zu bedenken, dass Filme mit höheren Gradienten den darstellbaren Objektumfang einengen. Für Lungenaufnahmen, aber auch Aufnahmen anderer Körperabschnitte haben sich so genannte „L-Filme" (L: Latitude) bewährt, deren mittlerer Gradient G zwischen 2,2 und 2,7 liegt.

14. Die mittlere optische Dichte von Aufnahmen einer bestimmten Körperregion, die mit der selben Röntgeneinrichtung angefertigt werden, soll nicht mehr als D ± 0,3 variieren. Bei Verwendung von Standardfilmen bedeutet dies in der Regel, dass die Schwankungen der Exposition durch das strahlenerzeugende System (Generator, Röhre, Belichtungsautomatik u. a.) und die Schwankungen der Empfindlichkeit S des Aufzeichnungssystems (Film-Folien-Kombination und Filmverarbeitung) gemeinsam ± 25 % nicht übersteigen dürfen.

Betrachtungsbedingungen von Röntgenaufnahmen (Durchsichtsbilder)

15. Ein Betrachtungsgerät zur Befundung von Durchsichtsbildern gehört zu jeder Röntgeneinrichtung. Es muss nachfolgende Anforderungen erfüllen (DIN 6856 Teil 1 und 2).

16. Die großen Unterschiede der optischen Dichte der Röntgenbilder erfordern bei der Betrachtung eine Anpassung der Leuchtdichte des Betrachtungsgerätes an die Eigenschaften des Durchsichtsbildes, um den Informationsgehalt voll ausschöpfen zu können.

17. Die Helligkeit des Betrachtungsgerätes soll so groß sein, dass die Leuchtdichte des zu betrachtenden Bereiches des Durchsichtsbildes etwa 100 cd/m beträgt. Die Leuchtdichte des Röntgenschaukastens muss daher in der Regel 2000 cd/m betragen. Für optische Dichten > 2,0 ist eine Erhöhung auf 4–5000 cd/m und mehr erforderlich. Hohe Leuchtdichten werden auch mit Grellleuchten (> 10 000 cd/m)

erreicht, die in Helligkeit und Blendendurchmesser regulierbar sein sollen.

18. Die Ausleuchtung der Betrachtungsfläche muss gleichmäßig sein. Die Leuchtdichte soll von der Mitte zum Randbereich höchstens um 30 Prozent abweichen.

19. Das Licht soll weitgehend diffus sein und eine einheitliche Farbe besitzen.

20. Die Größe der Betrachtungsfläche muss den Vergleich von mindestens 2 Röntgenaufnahmen des größten verwendeten Formates ermöglichen.

21. Für die Befundung ist eine Einblendung (Abdunklung) der Betrachtungsfläche auf den einzelnen Röntgenfilm oder einen Ausschnitt durch Jalousien oder Masken erforderlich.

22. Die Möglichkeit zur Lupenbetrachtung mit zwei- bis vierfacher Vergrößerung oder auch zur Verkleinerung soll gegeben sein.

23. Der Betrachtungsraum soll bei der Befundung nur schwach (< 100 lx) beleuchtet sein.

V. Übersichtsschema zu Qualitätskriterien röntgendiagnostischer Untersuchungen

Unterschieden werden
- ärztliche Qualitätsforderungen,
- aufnahmetechnische Leitlinien und
- physikalische Größen des Bilderzeugungssystems, die in bestimmten Abständen zu überprüfen sind.

1. Ärztliche Qualitätsforderungen

- Bildmerkmale, die charakteristische Strukturen im Röntgenbild beschreiben.
- Wichtige Bilddetails, die Abmessungen von kleinen diagnoserelevanten Einzelstrukturen oder Mustern im Röntgenbild angeben.
- Kritische Strukturen, die für die diagnostische Aussage wichtig und für die Qualität des Bildes repräsentativ sind.

2. Aufnahmetechnische Leitlinien

- Anwendungsgerät und Aufnahmeart,
- Aufnahmespannung – angegeben als Einstellwert der Spitzenspannung der Röntgenröhre

bei 6-Puls-oder 12-Puls-Generator oder Konvertergenerator,

- Gesamtfilterung – angegeben als Härtungsgleichwert in mm Al einschließlich Zusatzfilter,
- Brennfleckgröße – angegeben als Nennwert (DIN 6823),
- Fokus-Film-Abstand – angegeben als Richtwert in cm,
- Belichtungsautomatik – Angabe des zu wählenden Messfeldes,
- Expositionszeit – oberer Richtwert in ms,
- Streustrahlenraster – angegeben mit dem Schachtverhältnis r,
- Film-Folien-System – angegeben in Empfindlichkeit S beziehungsweise orientierend als Empfindlichkeitsklasse (SC), bei Kindern allgemein als S oder SC im jeweiligen kV-Bereich. (Dabei sind in der Praxis die Eigenschaften der Folie, des Films, der Kassette und der Verarbeitung als Einheit zu berücksichtigen.) Die Abhängigkeit der Empfindlichkeit S von der Aufnahmespannung muss beachtet werden.

3. Physikalische Parameter des Bilderzeugungssystems

Die angegebenen Parameter gelten für alle Körperregionen, die in den Leitlinien aufgeführt sind.

- Optische Dichte – als gemessene optische Bruttodichte D eines umschriebenen Bildausschnittes oder als Dn (Nettodichte) gemessen als optische Dichte abzüglich der Dichte von Schleier und Unterlage des Röntgenfilmes,
- Visuelles Auflösungsvermögen als Erkennbarkeitsgrenze der Ortsfrequenz in Lp/mm,
- Kontrast – angegeben als Differenz der optischen Dichten zweier festgelegter Areale im Bild eines Prüfkörpers unter Berücksichtigung des Detaildurchmessers,
- Filmgradation – angegeben als mittlerer Gradient (G) der sensitometrischen Kurve, bestimmt nach DIN 6867 Teil 1 (neu),
- Die Abschaltwerte der Bildempfängerdosis KB werden bei der Abnahmeprüfung (DIN 6868 Teil 50 ff) für die verwendeten Film-Folien-Systeme und die Empfindlichkeitsstufen der Belichtungsautomatik gemessen und durch die folgenden Konstanzprüfungen (DIN 6868 Teil 3 ff) kontrolliert,

- Im Text mit ( ) aufgeführte Angaben geben abweichende, teils bessere, teils noch vertretbare Lösungen an.

VI. Katalog diagnostischer Qualitätskriterien und aufnahmetechnischer Hinweise bei Röntgen-Untersuchungen

Thorax

1. Thorax pa/ap

Ärztliche Qualitätsforderungen

1.1   Bildmerkmale
- Symmetrische Darstellung des Thorax in Inspiration,
- Abbildung der Gefäße bis in die Lungenperipherie,
- Darstellung der kostopleuralen Grenze von der Lungenspitze,
- bis zum Zwerchfell-Rippenwinkel,
- visuell scharfe Abbildung von Gefäßen, Hilus, Herzrand und
- Zwerchfell.
- Einsicht in retrokardiale, paravertebrale Lunge und Mediastinum.

1.2   Pädiatrische Besonderheiten
- Abbildung der Gefäßzeichnung im Lungenkern,
- Darstellung der zervikalen und thorakalen Trachea, der
- Bifurkation und der zentralen Bronchien,
- Abbildung der Wirbelsäule und paraspinaler Strukturen,
- visuell scharfe Darstellung des Zwerchfells und der Zwerchfellrippenwinkel,
- Darstellung aller Feldgrenzen, mindestens aber der unteren und der seitlichen.

1.3   Wichtige Bilddetails
- rundlich: 0,7–1,0 mm,
- streifig: 0,3 mm breit.

1.4   Kritische Strukturen
- Kleine rundliche Details in Lungenperipherie und Lungenkern,
- Gefäßstruktur und lineare Elemente in der Lungenperipherie,
- visuell scharf begrenzte Lungengefäße,
- ausreichende Erkennbarkeit der retrokardialen Lunge und des Mediastinums.

Aufnahmetechnische Leitlinien

1.5 Aufnahmetechnik
- Aufnahmeart: Rasterwandgerät,
- Aufnahmespannung: 125 (110–150) kV,
- Brennflecknennwert: < 1,3,
- Fokus-Film-Abstand: 180 (150–200) cm,
- Belichtungsautomatik: seitl. Messfeld,
- Expositionszeit: < 20 ms,
- Streustrahlenraster: r12 (8),
- Film-Folien-System: (Empfindlichkeitsklasse) 400 (200).

1.6 Pädiatrische Besonderheiten
- Aufnahmen in aufrechter Position (Hängen, Sitzen, Stehen), nur in Ausnahmefällen im Liegen. Bei kooperierenden Patienten pa-, bei nichtkooperierenden ap-Richtung,
- Aufnahmeart: nur bei älteren Kindern mit Streustrahlenraster,
- Aufnahmespannung: 60–80 kV, bei älteren Kindern (ab 7 Jahre) und Jugendlichen mit Raster 100–120 kV,
- Zusatzfilterung: 1 mm Al + 0,1–0,2 mm Cu,
- Brennflecknennwert: 0,6 (< 1,3),
- Belichtungsautomatik: Freie Einstellung an Hand körpergewichtsbezogener Tabellen ist bei Säuglingen und Kindern vorzuziehen. BLA nur bei größeren Kindern und Jugendlichen mit Streustrahlenraster,
- Expositionszeit: < 5 (10) ms,
- Streustrahlenraster: nur bei besonderen Fragestellungen und Jugendlichen r8,
- Film-Folien-System: (Empfindlichkeitsklasse) 400–800 (bei Neugeborenen und besonderen Fragestellungen 200–400),
- Strahlenschutz: Bleigummiabdeckung der unmittelbar an die Einblendung des Nutzstrahlenfeldes anschließenden Körperabschnitte.

2. Thorax seitlich

2.1 Bildmerkmale
- Exakte seitliche Einstellung mit erhobenen Armen,
- Sternum „tangential" und abstandsabhängige Deckung der dorsalen Rippen beider Seiten,
- visuell scharfe Darstellung der großen Lungengefäße und des hinteren Herzrandes,
- Erkennbarkeit der Trachea Darstellung des Zwerchfells und der Zwerchfell-Rippen-Winkel.

Aufnahmetechnische Leitlinien

2.2 Aufnahmetechnik
- Aufnahmeart: Rasterwandgerät,
- Aufnahmespannung: 125 (110–150) kV,
- Brennflecknennwert: < 1,3,
- Fokus-Film-Abstand: 180 (150–200) cm,
- Belichtungsautomatik: mittleres Messfeld,
- Expositionszeit: < 40 ms,
- Streustrahlenraster: r12 (8),
- Film-Folien-System: (Empfindlichkeitsklasse) 400 (200).

2.3 Pädiatrische Besonderheiten
- (wie Thorax ap/pa)

Seitliche Thoraxaufnahmen nur bei besonderen Fragestellungen und nach Auswertung der ap/pa-Aufnahmen

Skelett

Extremitäten

1. Ärztliche Qualitätsforderungen

1.1 Bildmerkmale
- Abbildung in typischen Projektionen und ausreichenden Formaten, in der Regel mit einem angrenzenden Gelenk,
- objektangepasste mittlere optische Dichte,
- Darstellung der regionaltypischen Strukturen von Compactal Spongiosa,
- visuell scharfe Abbildung der gelenknahen Knochenkonturen, auch in Schrägprojektion,
- Darstellung der skelettnahen Weichteile, abhängig von der Fragestellung.

1.2 Pädiatrische Besonderheiten
- Abbildung der skelettnahen Weichteile, „Fettstreifen".

1.3 Wichtige Bilddetails: 0,3–2 mm

1.4 Kritische Strukturen
- Spongiosastruktur, Konturen der Compacta, gelenknahe Knochengrenzen.

1.5 Abbildung der Wachstumsfugen

2. Aufnahmetechnische Leitlinien

2.1 Hüftgelenk und Oberschenkel
2.11 Aufnahmetechnik
- Aufnahmeart: Rastertisch oder Rasterwandgerät,
- Aufnahmespannung: 70–80 kV,

- Brennflecknennwert: <1,3,
- Fokus-Film-Abstand: 115 cm,
- Belichtungsautomatik: mittleres Messfeld,
- Expositionszeit: < 200 ms,
- Streustrahlenraster: r8(12),
- Film-Folien-System: (Empfindlichkeitsklasse) 400.

2.12   Pädiatrische Besonderheiten
- Aufnahmeart: bei Neugeborenen und Säuglingen,
- Aufnahmetisch, bei Körperdurchmesser größer 12–15 cm, Rastertisch,
- Aufnahmespannung: 65–75 kV,
- Zusatzfilterung: 1 mm Al + 0,1–0,2 Cu,
- Brennflecknennwert: 0,6 (< 1,3),
- Belichtungsautomatik: nur wenn Streustrahlenraster verwendet wird,
- Streustrahlenraster: r8 nur bei Hüftgelenk von Kindern und Jugendlichen, nicht bei Säuglingen,
- Film-Folien-System: (Empfindlichkeitsklasse) 400–800,
- Strahlenschutz: bei Knaben immer Hodenkapsel; bei Mädchen Ovarienabdeckung oder indirekter Ovarienschutz durch Bleieinschub in die Tiefenblende, wenn diagnostisch möglich. (Röntgenuntersuchung der Hüftgelenke bei Neugeborenen, Säuglingen und Kleinkindern nur nach vorausgehender Sonographie).

2.2   Schulter, Oberarm, Rippen, Sternum, Kniegelenk, Unterschenkel
2.21   Aufnahmetechnik
- Aufnahmeart: Rastertisch oder Rasterwandgerät, Knie und Unterschenkel auch ohne Raster,
- Aufnahmespannung: 60–75 kV,
- Brennflecknennwert: < 1,3,
- Fokus-Film-Abstand: 115 cm,
- Belichtungsautomatik: wenn angewandt, dann mittleres Feld,
- Expositionszeit: < 100 ms,
- Streustrahlenraster: r8 (12),
- Film-Folien-System: (Empfindlichkeitsklasse) 200–400.

2.22   Pädiatrische Besonderheiten
- Aufnahmeart: Aufnahmetisch, abh. vom Alter: Rastertisch,
- Zusatzfilterung: 1 mm Al + 0,1 mm Cu,
- Brennflecknennwert: 0,6 (< 1,3),
- Belichtungsautomatik: ohne,
- Film-Folien-System: (Empfindlichkeitsklasse) 400–800,

- Strahlenschutz: Bleigummiabdeckung der unmittelbar anschließenden Körperabschnitte.

2.3   Ellenbogen, Unterarm, Sprunggelenk, Fußwurzel
2.31   Aufnahmetechnik
- Aufnahmeart: Aufnahmetisch,
- Aufnahmespannung: 50–60 kV,
- Brennflecknennwert: 0,6 (< 1,3),
- Fokus-Film-Abstand: 105 cm,
- Belichtungsautomatik: ohne,
- Streustrahlenraster: ohne,
- Expositionszeit: – ,
- Film-Folien-System: (Empfindlichkeitsklasse) 200.

2.32   Pädiatrische Besonderheiten
- Aufnahmeart: Aufnahmetisch,
- Zusatzfilterung: 1 mm Al + 0,1 mm Cu,
- Brennflecknennwert: 0,6 (1,3),
- Belichtungsautomatik: ohne,
- Streustrahlenraster: ohne,
- Film-Folien-System: (Empfindlichkeitsklasse) 400, bei besonderer Fragestellung 200,
- Strahlenschutz: Bleigummiabdeckung der unmittelbar ans Nutzstrahlenfeld anschließenden Körperabschnitte.

2.4   Hand, Finger, Vorfuß, Zehen
2.41   Aufnahmetechnik
- Aufnahmeart: Aufnahmetisch,
- Aufnahmespannung: 45–55 kV,
- Brennflecknennwert: 0,6 (< 1,3),
- Fokus-Film-Abstand: 105 cm,
- Belichtungsautomatik: ohne,
- Expositionszeit: – ,
- Streustrahlenraster: ohne,
- Film-Folien-System: (Empfindlichkeitsklasse) 200 (bei spezieller Fragestellung hochauflösende FFS).

2.42   Pädiatrische Besonderheiten
- Aufnahmeart: Aufnahmetisch,
- Zusatzfilterung: 1 mm Al + 0,1 mm Cu,
- Brennflecknennwert: 0,6,
- Belichtungsautomatik: ohne,
- Film-Folien-System: (Empfindlichkeitsklasse) 400 (200).

Schädel

1.   *Ärztliche Qualitätsforderungen*

1.1   Bildmerkmale: Schädelaufnahmen pa/ap
- Symmetrische Darstellung beider Schädelhälften mit Kalotte, Orbita und Felsenbein,

- Projektion der Pyramidenoberkante in die Mitte der Orbita,
- visuell scharfe Begrenzung der Stirnhöhlen, Siebbeinzellen und Pyramidenoberkante mit innerem Gehörgang,
- Darstellung der Lamina externa.

1.2 Bildmerkmale: Schädelaufnahme seitlich
- Weitgehende Deckung der Konturen der vorderen Schädelgrube, der kleinen Keilbeinflügel und der Klinoidfortsätze,
- gute Deckung der Kieferwinkel und der aufsteigenden Unterkieferäste,
- visuell scharfe Darstellung des Sellabodens und der Klinoidfortsätze,
- visuell scharfe Darstellung der Gefäßkanäle und der Spongiosastruktur des anliegenden Knochens,
- visuell scharfe Abbildung der randbildenden Schädelkalotte.

1.3 Wichtige Bilddetails: 0,3–015 mm
1.4 Kritische Strukturen
- Begrenzung der Stirnhöhle und der Siebbeinzellen sowie der Pyramidenkanten, der Konturen der Sella und der Gefäßkanäle.

1.5 Pädiatrische Besonderheiten
- Schädelnähte in ihrem ganzen Verlauf und Fontanelle je nach Alter erkennbar, Nasennebenhöhlen, soweit entwickelt.

2. *Aufnahmetechnische Leitlinien*

2.1 Aufnahmetechnik
- Aufnahmeart: Rastertisch, Rasterwandgerät, Spezialgerät,
- Aufnahmespannung: pa/ap 70–85 kV, seitl. 70–50 kV,
- Brennflecknennwert: 0,6 (Ü 1,3),
- Fokus-Film-Abstand: 115 (90–150) cm,
- Belichtungsautomatik: mittleres Messfeld,
- Expositionszeit: < 100 ms,
- Streustrahlenraster: r8 (12),
- Film-Folien-System: (Empfindlichkeitsklasse) 200–400.

2.2 Pädiatrische Besonderheiten
- Streustrahlenraster: r8 (12),
- Zusatzfilterung: 1 mm Al + 0,1–0,2 mm Cu,
- Film-Folien-System: (Empfindlichkeitsklasse) 400–800.

Wirbelsäule

1. *Ärztliche Qualitätsforderungen*

1.1 Bildmerkmale
- Strichförmige Darstellung der Deck- und Bodenplattenflächen im Zentralstrahlbereich,
- guter Einblick in die Zwischenwirbelräume,
- weitgehende Deckung der strichförmigen dorsalen Wirbelkanten,
- Abgrenzung der ovalen Bogenwurzeln,
- Wirbellöcher mit kleinen Wirbelgelenken regionalhängig einsehbar *und* abgrenzbar,
- Abgrenzung der Spinalfortsätze,
- Abbildung der Transversal- und Kostotransversalfortsätze,
- visuell scharfe Darstellung der regional typischen Kortikalis und Spongiosa,
- Abbildung der paraspinalen Weichteile.

1.2 Wichtige Bilddetails: 0,5 mm
1.3 Kritische Strukturen:
- Konturen der Wirbelkörper, der Spinal- und Transversalfortsätze und die Strukturen der regionaltypischen Spongiosa.

2. *Aufnahmetechnische Leitlinien*

2.1 Aufnahmeart:
- Rastertisch oder Rasterwandgerät. Zentrierung abhängig von der Fragestellung. Schräg- und Funktionsaufnahmen exakt beschriften und kennzeichnen.

2.2 Pädiatrische Besonderheiten
- Wirbelsäulenganzaufnahmen nur bei strenger Indikation. Verlaufskontrollen auch ohne Raster. Bei Mädchen pa Strahlenrichtung vorzuziehen, bei seitlicher Darstellung strenge Ausblendung und oder Bleiabdeckung der Mammae bzw. der Brustanlage des Kleinkindes.

2.3 Halswirbelsäule
2.31 Aufnahmetechnik
- Aufnahmespannung: ap und seitlich 65–75 kV,
- Brennflecknennwert: < 1,3,
- Fokus-Film-Abstand: 115 (150) cm,
- Belichtungsautomatik: mittleres Messfeld,
- Expositionszeit: < 100 ms,
- Streustrahlenraster: r12 (8),
- Film-Folien-System: (Empfindlichkeitsklasse) 200–400.

2.32 Pädiatrische Besonderheiten
- Aufnahmeart: Aufnahmetisch, Rastertisch,
- Zusatzfilterung: 1 mm Al + 0,1–0,2 mm Cu,

- Streustrahlenraster: r8 (12),
- Film-Folien-System: (Empfindlichkeitsklasse) 400, bei besonderen Fragestellungen 200.

2.4 Brustwirbelsäule

2.41 Aufnahmetechnik

- Aufnahmespannung: 70–85 kV,
- Brennflecknennwert: < 1,3,
- Fokus-Film-Abstand: 115 (150) cm,
- Belichtungsautomatik: in der Regel mittleres Messfeld,
- Expositionszeit: < 200 ms,
- Streustrahlenraster: r12 (8),
- Film-Folien-System: (Empfindlichkeitsklasse) 400 eV. Ausgleichsfilter oder Verlaufsfolie.

2.42 Pädiatrische Besonderheiten

- Aufnahmeart: Aufnahmetisch, Rastertisch,
- Zusatzfilterung: 1 mm AI + 0,1–0,2 mm Cu,
- Streustrahlenraster: r8 (12),
- Film-Folien-System: (Empfindlichkeitsklasse) 400–800,
- Strahlenschutz: Bleigummiabdeckung der unmittelbar anschließenden Körperabschnitte.

2.5 Lendenwirbelsäule ap

2.51 Aufnahmetechnik

- Aufnahmespannung: 75–85 kV,
- Brennflecknennwert: < 1,3,
- Fokus-Film-Abstand: 115 (150) cm,
- Belichtungsautomatik: mittleres Messfeld,
- Expositionszeit: < 500 ms,
- Streustrahlenraster: r12 (8),
- Film-Folien-System: (Empfindlichkeitsklasse) 400 bei spezieller Fragestellung unter Einbeziehung des Kreuzbeins.

2.52 Pädiatrische Besonderheiten

- Aufnahmeart: Aufnahmetisch, Rastertisch,
- Aufnahmespannung: 70–80 kV,
- Zusatzfilterung: 1 mm AI + 0,1–0,2 mm Cu,
- Streustrahlenraster: r8 (12)
- Film-Folien-System: (Empfindlichkeitsklasse) 400–800,
- Strahlenschutz: bei Knaben Hodenkapsel, Bleiabdeckung der unmittelbar angrenzenden Körperabschnitte.

2.6 Lendenwirbelsäule seitlich

2.61 Aufnahmetechnik

- Aufnahmespannung: 85–95 kV,
- Brennflecknennwert: < 1,3,
- Fokus-Film-Abstand: 115 (150) cm,
- Belichtungsautomatik: in der Regel mittleres Messfeld,
- Expositionszeit: < 1,0 s,
- Streustrahlenraster: r12 (8),

- Film-Folien-System: (Empfindlichkeitsklasse) 400–800,
- bei spezieller Fragestellung mit Steißbein (Ausschnittsaufnahme).

2.62 Bemerkung:

- Je nach Aufnahmebedingungen Keilfilter oder Verlaufsfolien, Aufnahmen im Stehen möglichst in 150 cm Abstand, soweit die Leistung der Röntgeneinrichtung es erlaubt. Bei Funktionsaufnahmen eingeschränkte Qualitätsforderungen.

2.63 Pädiatrische Besonderheiten

- Aufnahmeart: Aufnahmetisch, Rastertisch,
- Aufnahmespannung: 70–85 kV,
- Zusatzfilterung: 1 mm AI + 0,1–0,2 mm Cu,
- Streustrahlenraster: r8 (12),
- Film-Folien-System: (Empfindlichkeitsklasse) 400–800,
- Strahlenschutz: bei Knaben Hodenkapsel, Einblenden,
- Keilfilter anstelle von Verlaufsfolien.

Becken und Sacrum

1. Ärztliche Qualitätsforderungen

1.1 Bildmerkmale

- Symmetrische Darstellung beider Beckenhälften,
- seitengleiche Abbildung der Hüftpfannenkonturen,
- Einblick in die Iliosakralgelenke,
- unverkürzte Darstellung der Schenkelhälse,
- Abbildung der regionaltypischen Spongiosa und Kortikalis mit Begrenzung der großen und kleine Trochanteren.

1.2 Pädiatrische Besonderheiten

- Vollständiger Einblick in die Y-Fuge (Vermeidung von Beckenkippung um eine Querachse),
- symmetrische Lagerung der Oberschenkel in standardisierter Mittelposition oder bei Funktionsaufnahmen in standardisierten Positionen,
- Erkennbarkeit der periartikulären Weichteile.

1.3 Wichtige Bilddetails: 0,5 mm

1.4 Kritische Strukturen: Konturen der Beckenknochen, des Femurkopfes und des Iliosakralgelenkes, Strukturen der regionaltypischen Spongiosa. Projektion der Schenkelhälse.

2. Aufnahmetechnische Leitlinien

2.1 Becken

2.11 Aufnahmetechnik

- Aufnahmeart: Rastertisch,
- Aufnahmespannung: 75–90 kV,
- Brennflecknennwert: < 1,3,
- Fokus-Film-Abstand: 115 cm,
- Belichtungsautomatik: mittleres oder beide seitlichen Messfelder,
- Expositionszeit: < 200 ms,
- Streustrahlenraster: r12 (8),
- Film-Folien-System: (Empfindlichkeitsklasse) 400,
- Strahlenschutz: Hodenkapsel, bei Frauen in gebärfähigem Alter und abh. von Fragestellung direkten Ovarienschutz oder indirekten Ovarienschutz durch Bleieinschub in Tiefenblende.

2.12 Pädiatrische Besonderheiten

- Aufnahmeart: bei Säuglingen und Kleinkindern Aufnahmetisch, bei Körperdurchmesser größer 12–15 cm Rastertisch,
- Aufnahmespannung: 70–80 kV,
- Zusatzfilterung: 1 mm Al + 0,1–0,2 mm Cu,
- Belichtungsautomatik: nur wenn Streustrahlenraster verwendet wird,
- Streustrahlenraster: r8 (12),
- Film-Folien-System: (Empfindlichkeitsklasse) 400–800,
- Strahlenschutz: bei Knaben immer Hodenkapsel; bei Mädchen Ovarienschutz oder indirekter Ovarienschutz durch Bleieinschub in Tiefenblende.

2.2 Sacrum seitlich

2.21 Aufnahmetechnik

- Aufnahmespannung: 80–90 kV,
- Film-Folien-System: (Empfindlichkeitsklasse) 400 (800).

2.22 Pädiatrische Besonderheiten

- Aufnahmespannung: 65–75 kV,
- Zusatzfilterung: 1 mm Al + 0,1–0,2 mm Cu,
- Film-Folien-System: (Empfindlichkeitsklasse) 400–800,
- Strahlenschutz: bei Knaben Hodenkapsel, Einblenden.

Gallenblase und Gallenwege

1. Ärztliche Qualitätsforderungen

1.1 Bildmerkmale Übersichtsaufnahme:

- Möglichst überlagerungsfreie Abbildung der Gegend der Gallenblase und der großen Gallenwege.

1.2 Bildmerkmale nach oraler Kontrastmittelgabe:

- Darstellung der kontrastierten Gallenblase,
- gute Verteilung des kontrastmittelhaltigen Gallenblaseninhalts (Zielaufnahmen im Liegen und Stehen),
- visuell scharfe Begrenzung des Gallenblasenrandes,
- Funktionsprüfung nach Reizmittelgabe.

1.3 Bildmerkmale nach intravenöser Kontrastmittelgabe:

- Richtige zeitliche Anpassung an die Kontrastmittelanreicherung in den großen Gallengängen,
- gute Kontrastierung der extrahepatischen Gallengänge und der Gallenblase,
- scharfe Begrenzung der Gallengänge zur Umgebung,
- Erkennbarkeit schwacher Kontraste,
- Darstellung des distalen Ductus choledochus,
- gute Erfassung des Kontrastgalleabflusses ins Duodenum.

1.4 Wichtige Bilddetails: 1–2 mm

1.5 Kritische Strukturen

- Ausreichend kontrastierte Gallenblase und Gallengänge,
- Erkennbarkeit schwacher Kontraste und von Kontrastmittelaussparungen,
- scharfe Randkonturen.

2. Aufnahmetechnische Leitlinien

2.1 Aufnahmetechnik

2.11 Aufnahmeart: Rastertisch

- Aufnahmespannung: 70–80 kV,
- Brennflecknennwert: < 1,3
- Fokus-Film-Abstand: 115 cm,
- Belichtungsautomatik: mittleres Messfeld,
- Expositionszeit: < 100 ms,
- Streustrahlenraster: r12 (8),
- Film-Folien-System: (Empfindlichkeitsklasse) 400.

2.12 Aufnahmeart: Zielaufnahmen am Untersuchungsgerät

- Aufnahmespannung: 70–80 kV,

- Brennflecknennwert: < 1,3,
- Objekt-Film-Abstand: möglichst gering,
- Belichtungsautomatik: mittleres Messfeld,
- Expositionszeit:: < 100 ms,
- Streustrahlenraster: r8,
- Film-Folien-System: (Empfindlichkeitsklasse) 400.

2.2 Bemerkung:
- Anstelle der Direktradiographie mit FF5 kann die Indirekttechnik oder die digitale BV-Radiographie eingesetzt werden.

Magen und Duodenum

1. Ärztliche Qualitätsforderungen

1.1 Bildmerkmale
- Gute Entfaltung aller Magenabschnitte in Doppelkontrasttechnik mit speziellem Kontrastmittel in Hypotonie,
- ausreichend dichter noch transparenter Kontrastmittelbeschlag,
- Abbildung aller Abschnitte in unterschiedlichen Projektionen einschließlich der Kardia, des Pylorus und des Bulbus duodeni,
- visuell scharfe Darstellung feiner Details und der Randkonturen,
- Darstellung des gesamten Duodenums im Doppelkontrast bei entsprechender Fragestellung.

1.2 Pädiatrische Besonderheiten
- Im wesentlichen nur Beurteilung von Form, Lage, Größe und Entleerungsfunktion im Monokontrast erforderlich, nur bei bestimmten Fragestellungen Bildmerkmale wie bei erwachsenen Patienten.

1.3 Wichtige Bilddetails: 1–2 mm

1.4 Kritische Strukturen
- Schleimhautoberfläche mit Einsenkungen und Erhabenheiten (Areae gastricae, Erosionen, Ulzerationen, Infiltrationen).

2. Aufnahmetechnische Leitlinien

2.1 Aufnahmetechnik
- Aufnahmeart: Durchleuchtungsgezielte Aufnahmen am Zielgerät. Einblenden. Kurze DL-Zeiten.,
- Aufnahmespannung: > 100 kV,
- Brennflecknennwert: < 1,3 (0,6),
- Objekt-Film-Abstand: möglichst gering oder Spezialgerät,

- Belichtungsautomatik: mittleres Messfeld,
- Expositionszeit: < 100 ms,
- Streustrahlenraster: r8,
- Film-Folien-System: (Empfindlichkeitsklasse) 400.

2.2 Bemerkung:
- Die Indirekttechnik oder die digitale BV-Radiographie kann anstelle der Direktradiographie mit FFS eingesetzt werden.

2.3 Pädiatrische Besonderheiten
- Einführung des Kontrastmittels falls erforderlich mit besonderen Hilfsmitteln, meist Monokontrast,
- Aufnahmespannung: > 80 kV,
- Zusatzfilterung: 1 mm Al + 0,1–0,2 mm Cu,
- Brennflecknennwert: 0,6 (< 1,3),
- Objekt-Film-Abstand: möglichst gering,
- Belichtungsautomatik: mittleres Messfeld, dabei Vermeidung größerer Oberdeckungen der Dominante durch Kontrastmittel,
- Streustrahlenraster: im allgemeinen entbehrlich,
- Film-Folien-System: (Empfindlichkeitsklasse) 400–800 oder Bildverstärker-Aufnahmetechnik,
- Einhaltung kleiner angepasster Feldgrößen.

Dünndarm

1. Ärztliche Qualitätsforderungen

1.1 Bildmerkmale:
- Gute Entfaltung und Füllung aller Dünndarmabschnitte,
- Darstellung in Doppelkontrasttechnik in ausreichender Transparenz und gleichmäßigem Wandbeschlag,
- Abbildung in übersichtlichen Projektionen Abbildung der Kontrastmittelpassage der letzten Ileumschlinge und des Übertrittes ins Coecum.

1.2 Wichtige Bilddetails: 1–3 mm

1.3 Kritische Strukturen:
- Schleimhautoberfläche, Wanddehnbarkeit

2. Aufnahmetechnische Leitlinien

2.1 Aufnahmetechnik:
- Aufnahmegerät mit BV-TV-Durchleuchtung,
- Verfolgung der Dünndarmpassage mit intermittierender Durchleuchtung und Zielaufnahmen,

- Aufnahmespannung: > 100kV,
- Brennflecknennwert: < 1,3,
- Belichtungsautomatik: mittlere Kammer, KM-Überlagerung berücksichtigen,
- Expositionszeit: < 100 ms,
- Streustrahlenraster: r8,
- Film-Folien-System: (Empfindlichkeitsklasse) 400,
- Strahlenschutz: Hodenkapsel, Einblenden.

2.2 Bemerkungen:
- Doppelkontrastdarstellung mit Barium-Luft, Barium-Wasser, Barium-Methylzellulose, *Barium-Guaranpulver,*
- günstige Auffüllung über Sonde, plaziert im Bereich der Flexura duodenojejunalis,
- die einfache oder fraktionierte Kontrastmittelpassage des Dünndarms ist diagnostisch meist unzureichend und nur ausnahmsweise gerechtfertigt!

2.3 Die Indirekttechnik oder die digitale BV-Radiographie kann anstelle der Direktradiographie mit FF5 eingesetzt werden.

Kolon

1.   Ärztliche Qualitätsforderungen

1.1   Bildmerkmale
- Gute Kolonreinigung,
- Entfaltung aller Dickdarmabschnitte,
- ausreichend dichter, gleichmäßiger Kontrastmittelbeschlag,
- Doppelkontrast mit speziellem Kontrastmittel in Hypotonie,
- Abbildung aller Abschnitte in unterschiedlichen Projektionen,
- scharfe Darstellung der Konturen und feinen Details.

1.2   Pädiatrische Besonderheiten
- Im Wesentlichen nur Beurteilung von Form, Lage, Größe und Funktion erforderlich. Nur bei bestimmten Fragestellungen Bildmerkmale wie bei erwachsenen Patienten.

1.3   Wichtige Bilddetails: 1–3 mm

1.4   Kritische Strukturen
- Schleimhautoberfläche mit Einsenkungen und Erhabenheiten (Polypen, Ulcera).

2.   Aufnahmetechnische Leitlinien

2.1   Aufnahmetechnik
- Aufnahmeart: Durchleuchtungsgezielte Aufnahmen am Zielgerät und Übersichtsaufnahmen,
- Aufnahmespannung: > 100 kV,
- Brennflecknennwert: < 1,3,
- Objekt-Film-Abstand: möglichst gering oder Spezialgerät,
- Belichtungsautomatik: mittleres Messfeld,
- Expositionszeit: < 100 ms,
- Streustrahlenraster: r8,
- Film-Folien-System: (Empfindlichkeitsklasse) 400,
- Strahlenschutz: Hodenkapsel, Einblenden.

2.11   Pädiatrische Besonderheiten
- Bei nicht kooperierenden Kindern ausreichende Immobilisation, die eine schnelle und exakte Durchführung der Untersuchung gewährleistet. Bei den speziellen Fragestellungen meist Monokontrast zur Darstellung von Kalibersprüngen und des anorektalen Überganges in verschiedenen Funktionsphasen,
- Aufnahmespannung: 75–90 kV,
- Zusatzfilterung: 1 mm Al + 0,1–0,2 mm Cu,
- Objekt-Film-Abstand: möglichst gering,
- Belichtungsautomatik: mittleres Messfeld, dabei Vermeidung größerer Überdeckungen der Dominante durch Kontrastmittel,
- Streustrahlenraster: im allgemeinen entbehrlich,
- Film-Folien-System: (Empfindlichkeitsklasse) 400–800 oder Bildverstärker-Aufnahmetechnik,
- Strahlenschutz: bei Knaben Hodenkapsel, Einblenden.

2.2   Aufnahmeart: Übersichtsaufnahme am Rastertisch oder Rasterwandgerät
- Aufnahmespannung: > 100 kV,
- Brennflecknennwert: < 1,3,
- Fokus-Film-Abstand: 115 cm,
- Belichtungsautomatik: Messfeld abhängig von Aufnahmeposition,
- Expositionszeit: < 100 ms,
- Streustrahlenraster: r8 (12),
- Film-Folien-System: (Empfindlichkeitsklasse) 400.

2.21   Pädiatrische Besonderheiten
- Bei nicht kooperierenden Kindern ausreichende Immobilisation.
- Aufnahmespannung: 80–90 kV

- Zusatzfilterung: 1 mm Al + 0,1–0,2 mm Cu
- Brennflecknennwert: < 1,3
- Belichtungsautomatik: Messfeld abhängig von Aufnahmeposition, Überdeckung der Dominante durch Kontrastmittel vermeiden, im Zweifelsfall freie Belichtung vorzuziehen,
- Streustrahlenraster: r8,
- Film-Folien-System: (Empfindlichkeitsklasse) 400–800,
- Strahlenschutz: Bleigummiabdeckung der unmittelbar anschließenden Körperabschnitte, vor allem des Sternums und der Rippen. Bei Knaben Hodenkapsel.

2.3   Bemerkung:
Die Indirekttechnik und digitale Bildverstärker-Radiographie kann anstelle der Direktradiographie mit FFS eingesetzt werden.

Harntrakt

1.   Ärztliche Qualitätsforderungen

1.1   Bildmerkmale ohne Kontrastmittelgabe:
- Darstellung des gesamten Bereichs der Nieren und ableitenden
- Harnwege vom oberen Nierenpol bis zum Blasenboden,
- abgrenzbare Nierenkontur,
- Abgrenzung des seitlichen Psoasrandes,
- Abbildung feiner Verkalkungen,
- visuell scharfe Konturen der mitabgebildeten Knochen.

1.2   Bildmerkmale nach Kontrastmittelgabe:
- Dichtezunahme des Nierenparenchyms durch nephrographischen Effekt,
- Nierenbecken mit Kelchen gut differenzierbar,
- Fornices gut abgrenzbar,
- Harnabfluss durch die Ureteren gut zu verfolgen. – Auffüllung und Darstellung der ganzen Harnblase.

1.3   Pädiatrische Besonderheiten:
- Planung und Durchführung der Untersuchung nur in Kenntnis und nach Auswertung der entsprechenden sonographischen Befunde in verschiedenen Funktionsphasen.

1.4   Wichtige Bilddetails: 1 mm

1.5   Kritische Strukturen:
- Kleine Verkalkungen, Abgrenzung der Nierenränder und der Fornices.

2.   Aufnahmetechnische Leitlinien

2.1   Aufnahmetechnik
- Bestimmung der Aufnahmefolge durch den beaufsichtigenden Arzt,
- Aufnahmeart: Rastertisch, (Rasterwandgerät bei spezieller Fragestellung),
- Aufnahmespannung: 70–90 kV,
- Brennflecknennwert: < 1,3,
- Fokus-Film-Abstand: 115 cm,
- Belichtungsautomatik: Messfelder je nach Fragestellung,
- Expositionszeit: < 100 ms,
- Streustrahlenraster: r12 (8),
- Film-Folien-System: (Empfindlichkeitsklasse) > 400.

2.2   Bemerkungen:
- Aufnahme im Stehen: Aufnahmespannung: 80–100 kV,
- Zur überlagerungsfreien Darstellung der Nieren Schichtaufnahmen, besser Zonographie Schichtabstand 2 cm,
- Bei Schwangeren: Aufnahme nur bei unabweisbarer Indikation,
- Aufnahmespannung: > 100 kV,
- Film-Folien-System: (Empfindlichkeitsklasse) 800.

2.3   Pädiatrische Besonderheiten
- Dosierte Kompression des Oberbauchs zur Unterdrückung der Bewegungsunschärfe und Herabsetzung der Strahlendosis,
- Festlegung der zeitlichen Abfolge der Aufnahmen nach Kontrastmittelgabe und Lagerung des Patienten nur nach Auswertung der vorausgehenden Aufnahmen durch Anordnung des die Untersuchung ständig und unmittelbar beaufsichtigenden Arztes,
- Aufnahmeart: Aufnahmetisch, Rastertisch,
- Aufnahmespannung: 65–80 kV,
- Zusatzfilterung: 1 mm Al + 0,1–0,2 mm Cu,
- Brennflecknennwert: 0,6 (< 1,3),
- Belichtungsautomatik: Messfelder je nach Durchstrahlungsbedingungen,
- Expositionszeit: < 50 ms,
- Streustrahlenraster: r8 (12),
- Film-Folien-System: (Empfindlichkeitsklasse) 400–800,
- Strahlenschutz: Bleigummiabdeckung der unmittelbar anschließenden Körperabschnitte, vor allem des Sternums und der Rippen, bei Frühaufnahmen der Nieren nach Kontrastmit-

telgabe auch Bleigummiabdeckung des Unterbauchs, bei Knaben Hodenkapsel.

2.4 Bemerkungen:

Retrograde Darstellung von Harnröhre, Blase, Harnleiter und Nierenbecken sowie Miktionscystoureterographie mit durchleuchtungsgezielter Untersuchung, auch Aufnahmen mit Indirekttechnik und digitaler Bildverstärker-Radiographie. Strahlenschutzoptimierung.

Abdomen

1. Ärztliche Qualitätsforderungen

1.1 Bildmerkmale
- Darstellung des Abdomens vom Zwerchfell bis zum Beckenboden,
- Abbildung der Weichteilschatten und lumbalen Fettlinien,
- Abbildung des seitlichen Psoasrandes,
- Abbildung der Nierenkonturen,
- Erkennbarkeit des unteren Leberrandes,
- Erkennbarkeit der Verteilung von Gas und Flüssigkeit im Magen-Darmkanal, Peritonealraum sowie retro- und extraperitoneal,
- Verhalten der Darmwand und Nachbarorgane,
- Ausreichende Darstellung der mitabgebildeten Knochen.

1.2 Pädiatrische Besonderheiten
- Abbildung der Fettlinien, Nierenkonturen und der Psoaskonturen je nach Alter und Darmgasverteilung.

2. Aufnahmetechnische Leitlinien

2.1 Aufnahmetechnik

2.11 Aufnahmeart: Übersichtsaufnahme in Rückenlage, Rastertisch,
- Aufnahmespannung: 80–90 kV,
- Brennflecknennwert: < 1,3,
- Fokus-Film-Abstand: 115 cm,
- Belichtungsautomatik: mittleres oder beide seitlichen Messfelder,
- Expositionszeit: < 100 ms,
- Streustrahlenraster: r12 (8),
- Film-Folien-System: (Empfindlichkeitsklasse) 400.

2.12 Aufnahmeart: Aufnahme in linker Seitenlage auf Aufnahmetisch mit horizontalem Strahlengang vor Rasterstativ oder Viellinienraster.

- Aufnahmespannung: 100–125 kV,
- sonst wie 2.11.

2.3 Bemerkungen:
- Aufnahme im Stehen vor Rasterstativ nur bei besonderer Fragestellung.

2.4 Pädiatrische Besonderheiten
- Aufnahmeart: Aufnahmetisch, Rastertisch in Rücken- oder Bauchlage, selten Aufnahme in Seitenlage,
- Aufnahmespannung: 65–85 kV (Seitenlage 100 kV),
- Zusatzfilterung: 1 mm Al + 0,1–0,2 mm Cu,
- Brennflecknennwert: < 1,3,
- Expositionszeit: 20 (40) ms,
- Streustrahlenraster: r8,
- Film-Folien-System: (Empfindlichkeitsklasse) 400–800,
- Strahlenschutz: angrenzenden Thorax mit Bleigummi abdecken, Hodenkapsel, Ovarienschutz abhängig von Fragestellung.

Mamma

1. Ärztliche Qualitätsforderungen

1.1 Bildmerkmale
- Darstellung in zwei Ebenen,
- tolerable Mammakompression,
- Mammille parallel zum Film,
- vollständige Erfassung des Drüsenparenchyms von der Haut bis zur Brustwand,
- Kontrastreiche Abbildung des Mammagewebes,
- scharfe Darstellung feiner linearer Strukturen,
- Begrenzung rundlicher Details,
- Erkennbarkeit von Mikroverkalkungen,
- Erkennbarkeit der Kutis und Subkutis bei Grelllicht.

1.2 Wichtige Bilddetails: < 0,2 mm

1.3 Kritische Strukturen
- Mikroverkalkungen in Größe, Form und Anordnung,
- rundliche Details und Art ihrer Begrenzung,
- Schärfe und Gestalt linearer Strukturen.

2. Aufnahmetechnische Leitlinien

2.1 Aufnahmetechnik
- Aufnahmeart: Spezialeinrichtung,
- Aufnahmespannung: 25–35 kV – bezogen auf Dicke und Dichte,

- Brennflecknennwert: < 0,4,
- Fokus-Film-Abstand: > 60 cm, bei Spezialeinrichtung > 55 cm,
- Vergrößerungstechnik zur Klärung spezieller Fragestellungen (z. B. Mikrokalk),
- Belichtungsautomatik: Messfeldlage speziell einstellbar, gute Anpassung an Dicke, Dichte und Röhrenspannung. Mittlere optische Bruttodichte D = 1,2–1,6,
- Expositionszeit: < 2 s,
- Streustrahlenraster: bewegtes Spezialraster r 4,27 L/cm; r 5, 30 L/cm,
- Film-Folien-System: (Empfindlichkeitsklasse) 25 (12) (Iso 923613 E),
- Separate Konstanzprüfung der Verarbeitung der Mammographie-Filme (DIN 6868 Teil 2).

Zähne

1. Ärztliche Qualitätsforderungen

1.1 Bildmerkmale
- Intraorale Aufnahme eines oder mehrerer Zähne,
- vollständige Abbildung der einzelnen Zähne mit Krone und apikaler Region,
- größengerechte und überlagerungsfreie Darstellung,
- visuell scharfe Grenze der Alveoleninnencorticalis,
- Darstellung der regionaltypischen Knochenstruktur des Kiefers.

1.2 Wichtige Bilddetails: 0,3–0,8 mm

1.3 Kritische Strukturen:
- Apikale Region, Approximalwände der Zahnkrone, Alveolenrand, interdentales Septum, Knochenstruktur des Kiefers.

2. Aufnahmetechnische Leitlinien

2.1 Aufnahmetechnik
- Aufnahmeart: Intraorale Aufnahme,
- Aufnahmespannung: > 60 kV,
- Brennflecknennwert: < 1,5,
- Fokus-Film-Abstand: > 20 cm,
- Filme: Hochempfindliche Zahnfilme, Bildempfängerdosis: < 300 µGy (500 µGy), Einsatz digitaler Systeme bei Reduktion der Strahlenexposition,
- Ergänzende Untersuchungen: Übersichten und Vergleichsaufnahmen beider Seiten mit der

Direktradioraphie, der Pantomographie und Panoramazonographie unter Verwendung von empfindlichen Film-Folien-Systemen (S > 200),
- Strahlenschutz: Patientenschutzschürze am Hals anschließend oder Patientenschutzschild.

Angiographie

Arteriographie – Allgemeine Kriterien

1. Ärztliche Qualitätsforderungen

1.1 Bildmerkmale:
- Übersichtliche Darstellung der Gefäße des untersuchten Stromgebietes,
- kontrastreiche Abbildung des Gefäßverlaufes,
- Darstellung der Gefäßverzweigungen in geeigneten Projektionen,
- visuell scharfe Darstellung von Gefäßkonturen, Stenosen und umschriebenen Ausweitungen in der Regel in zwei Projektionen,
- Abbildung der feinen arteriellen Verzweigungen und von Kollateralen,
- Abbildung der Besonderheiten der Gefäßregion und der Ein- und Ausstrombahn der parenchymatösen Organe, des Schädels und der Extremitäten.

Eine spezielle Fragestellung bei der Arteriographie kann methodische Erweiterungen oder Vereinfachungen bedingen.

1.2 Wichtige Bilddetails: 1–2 mm (im Hochkontrast 0,3 mm)

1.3 Kritische Strukturen:
- Abbildung des gesamten Gefäßverlaufes,
- Konturen der Gefäße, Weite der Gefäße, Aufzweigungsverhalten, Kurzschlüsse, Kollateralen.

2. Aufnahmetechnische Leitlinien

2.1 Aufnahmetechnik:
- Aufnahmetisch, Tischtransport, Stativtransport, BV-TV-Einrichtung mit C/U-Bogen, Blattfilmwechsler, 100-mm-Kamera, Digitale BV-Radiographie oder DSA > 512² mit BV-Eingangsdurchmesser > 25 cm,
- Aufnahmespannung: 70–80 kV,
- Brennflecknennwert: < 1,2,
- Fokus-Film-Abstand: > 70 cm,
- Film-Folien-System: Empfindlichkeitsklasse > 400,

- Expositionszeit: < 150 ms (DSA > 300 ms),
- Streustrahlenraster: r8–2,
- Zahl der Bilder: 2 B/s, gefäßregion-bezogene Frequenzvariation,
- Szenendauer: In Abhängigkeit von der Fragestellung so kurz wie möglich,
- Dosis/Dosisleistung pro Bild:
  - Blattfilm: < 2,5 pGy,
  - BV-Bild: < 2 pGy,
  - Kino: < 0,4 pGyIB,
  - DSA: Puls mode < 10 µGy
  - Fluoroscopic mode: < 4 µGy/s
    Bei BV-Technik immer bezogen auf Eingangsnenndurchmesser 25 cm.
- Dosisflächenproduktanzeiger sind bei allen Angiographien und PTA erforderlich,
- Strahlenschutz: Bleigummiabdeckung der an das diagnostische Feld angrenzenden Körperteile.

2.2   Bemerkungen:
- Wahl geeigneter Katheter angepasst an Fragestellung und Gefäßgebiet mit Möglichkeit zur selektiven Darstellung,
- ausreichende Kontrastmittelmenge und KM-Konzentration sowie geeigneter KM-Flow,
- bei DSA Verwendung von Dichteausgleich, halbtransparenten Blenden und Filtern.

Arteriographie der supraaortalen Äste und Hirngefäße

1.   Ärztliche Qualitätsforderungen

1.1   Bildmerkmale:
1.11   Aortenbogen:
- Aortenbogen in LAO aufgedreht und übersichtlich dargestellt,
- überlagerungsfreie Abbildung von Tr. brachiocephalicus, A. carotis communis, A. subclavia, A. vertebralis Übersichtliche Darstellung der Carotisbifurkation beiderseits in mindestens zwei Projektionen und A. carotis interna mit ihren Ästen,
- Darstellung der A. vertebralis beiderseits mit der A. basilaris.
1.12   Intrakranielle Gefäße:
- Abbildung der intrakraniellen Arterien, ihres Verlaufs und ihrer Verzweigungen in mindestens 2 Projektionen,
- selektive Darstellung diagnostisch relevanter Gefäße und Gefäßprovinzen in Abhängigkeit

von Fragestellung (Voruntersuchungen: Dopplersono, CT, MRT)
1.2   Wichtige Bilddetails:1–2 mm (Hochkontrast 0,3 mm)
1.3   Kritische Strukturen
- Abbildung des gesamten Gefäßverlaufs, Gefäßkonturen, Erweiterungen, Einengungen und Verschlüsse,
- zeitliche Änderungen der Kontrastmittelpassage,
- Kollateralgefäße und ihre Haemodynamik,
- pathologische Gefäße.

2.   Aufnahmetechnische Leitlinien

2.1   Aufnahmetechnik:
- Aufnahmetisch, Rotation von Röntgenröhre und BV (C4U-Bogen) Aufnahmen in zwei Ebenen,
- Blattfilmwechsler, digitale BV-Radiographie oder DSA > 512²,
- BV-Durchmesser: mindestens 17 cm,
- Aufnahmespannung: 65–80 kV,
- Brennflecknennwert: < 1,2,
- Fokus-Film-Abstand: > 70 cm,
- Film-Folien-System: (Empfindlichkeitsklasse) > 400,
- Streustrahlenraster: r8,
- Zahl der Bilder: 2 B/s mit Frequenzvariationen,
- Dosis/Dosisleistung pro Bild:
  - Blattfilm: < 2,5 µGy,
  - BV-Bild: < 2 µGy
  - DSA: Puls mode: < 10 µGy
  - Fluoroscopic mode: < 4 µGy/s
  - Dosisflächenproduktanzeiger

Arterien des Beckens und der unteren Extremitäten

1.   Ärztliche Qualitätsforderungen

1.1   Bildmerkmale:
- Darstellung der Bauchaorta (mit Nierenarterien), der Arterien des Beckens und der Beine bis zum Sprunggelenk,
- überlagerungsfreie Darstellung der Iliaca-Gabel, evtl. 300 Schrägprojektion,
- Abbildung der Femoralisverzweigung, evtl. Schrägprojektion
- kontrastreiche Darstellung der Hauptarterien mit ihren Ästen einschließlich vorhandener Kollateralen,

● visuell scharfe Darstellung der Gefäßkonturen mit Erweiterungen und Stenosen,
● bei spezieller insbesondere präoperativer Fragestellung Darstellung der Arterien der Füße.

1.2 Wichtige Bilddetails: 1–2 mm (im Hochkontrast 0,3 mm)

1.3 Kritische Strukturen:
● Abbildung des gesamten Gefäßverlaufes,
● übersichtliche Darstellung der Gefäßverzweigungen, Gefäßkonturen und Erweiterungen sowie Kollateralen.

2. Aufnahmetechnische Leitlinien

2.1 Aufnahmetechnik:
● Aufnahmetisch mit Tischtransport, Stativtransport, Röhrenkippung und BV-TV 1 C-Bogen-Transport,
● Blattfilmwechsler, Digitale BV-Radiographie oder DAS > 512² BV-Durchmesser > 28 cm
● Aufnahmespannung: 70–90 kV,
● Brennflecknennwert: < 1,0,
● Fokus-Film-Abstand: 70–100 cm,
● Film-Folien-System: (Empfindlichkeitsklasse) > 400 (Dickenausgleich),
● Streustrahlenraster: r8,
● Bildfolge, abhängig von Kontrastmittelfluss, 1 B/s,
● Dosis/Dosisleistung pro Bild:
  – Blattfilm: < 2,5 µGy,
  – BV-Bild: < 2,0 µGy
  – DSA Pulse mode: < 10 µGy
  – Fluoroscopic mode: < 4 µGy/s
  – Dosisflächenproduktanzeiger
● Strahlenschutz: Männer: Hodenkapsel, Einblenden, Abdecken.

Arteriographie der Bauchaorta und ihrer Äste

1. Ärztliche Qualitätsforderungen

1.1 Bildmerkmale:
● Darstellung der Aorta von BWK10 bis unterhalb der Aortenbifurkation,
● möglichst überlagerungsfreie Darstellung der Abgänge des Truncus coeliacus, der A. mesenterica sup. und der A. renales einschließlich der erforderlichen Schrägprojektionen,
● visuell scharfe Abbildung der viszeralen und renalen Arterien und ihrer Verzweigungen bis in den Parenchymbereich. Abbildung des venö-

sen Rückflusses bis in die V. cava inferior bzw. der visceralen Venen und V. portae,
● Erfassung der Kollateralgefäße, Kurzschlüsse,
● Stromumkehr und pathologischen Gefäße,
● selektive Darstellung der diagnostisch wichtigen Äste der visceralen und renalen Arterien sowie der übrigen Äste der Bauchaorta und Abbildung der visceralen Venen und der V. portae.

1.2 Wichtige Bilddetails: 1–2 mm (Hochkontrast 0,3 mm)

1.3 Kritische Strukturen:
● Abbildung des gesamten Gefäßverlaufes der diagnostisch interessierenden Gefäße,
● Gefäßwandveränderungen, Stenosen, Erweiterungen, Aneurysmen,
● pathologische Gefäße, Kollateralen sowie Äderungen der Stromrichtung,
● Beurteilung des Gesamtorgans je nach Fragestellung (Leber, Pankreas, Niere u. a.).

2. Aufnahmetechnische Leitlinien

2.1 Aufnahmetechnik:
● Aufnahmetisch (Tischtransport), 8V-TV evtl. an C/U-Bogen,
● Blattfilmwechsler, Digitale B V-Radiographie, DSA > 5J2², BV-Durchmesser: > 25 cm,
● Aufnahmespannung: 70–85 kV,
● Brennflecknennwert: < 1,2,
● Fokus-Film-Abstand: 80–100 cm,
● Film-Folien-System: (Empfindlichkeitsklasse) > 400,
● Streustrahlenraster: r8–12,
● Zahl der Bilder: 2 B/s mit Frequenzvariation,
● Dosis/Dosisleistung pro Bild:
  – *Blattfilm: < 2,5 µGy,
  – *BV-Bild: < 2 µGy
  – *DSA Pulse mode: < 10 µGy
  – *Fluoroscopic mode: < 4 µGy/s
  – Dosisflächenproduktanzeiger
● Strahlenschutz: Männer Hodenkapsel. Frauen: Bleigummiabdeckung, allgemein Bleigummiabdeckung der an das diagnostische Feld angrenzenden Körperbereiche.

Aszendierende Bein-Becken-Phlebographie

1. Ärztliche Qualitätsforderungen

1.1 Bildmerkmale:

- Möglichst überlagerungsfreie Darstellung der Leitvenen des Unterschenkels, der V. poplitea, V. femoralis superficialis in zwei Projektionen,
- Abbildung der Venen vom Knöchel bis zur V. cava inferior,
- Übersichtliche Darstellung des Beckenvenenabflusses,
- Verhalten der Klappen der Leitvenen, der Vv. perforantes und der Krossen der Saphena-Stammvenen im Valsalva-Pressversuch,
- Darstellung der Mündungsklappen der V. saphena magna,
- Darstellung der Perforansinsuffizienzen, epifascialen Venen und ihrer variköse Erweiterung,
- Restfüllung der Leitvenen, Muskelvenen und epifascialen Venen und Varizen,
- Differenzierung von Flussartefakten und Thrombosezeichen,
- Erfassung thrombotischer Veränderungen und des postthrombotischen Syndroms,
- Indikationsabhängig können bestimmte Venenregionen gezielt dargestellt werden.

1.2 Wichtige Bilddetails: 2–3 mm

1.3 Kritische Strukturen:

- Abbildung der tiefen Venen und ihres Zu- und Abflusses sowie der Vv. perforantes,
- Venenwand, Venenweite, Perforansinsuffizienzen,
- Mündungsklappen der V. saphena magna, veränderte Blutflussrichtung.

2. Aufnahmetechnische Leitlinien

2.1 Aufnahmetechnik:

- Kipptischlagerung: in 30–50°,
- BV-Durchleuchtung mit Zielaufnahmen oder Kassettentechnik mit Formatunterteilung, Indirekttechnik, digitale BV-Radiographie,
- überlappende Bilddokumentation,
- Aufnahmespannung: 70–80 kV,
- Fokus-Film-Abstand bei Übertischanordnung 1,0–1,5 m, bei Untertischanordnung 0,75 m (kleiner Brennfleck 0,6),
- Film-Folien-System: (Empfindlichkeitsklasse) > 400,
- Kompression oberhalb des Knöchels mit Stauschlauch und kontinuierliche Kontrastmittelinjektion in eine Fußvene,
- Darstellung der tiefen Unterschenkelvenen in Innenrotation oder verschiedene Projektionen, der V. poplitea seitlich, der Venen des Oberschenkels in Außenrotation oder sagittal,
- Kontrolle der Abflussverhältnisse und Abflussrichtung der oberflächlichen Venen (Flussartefakte),
- gezielte Darstellung von Perforansinsuffizienzen,
- Kontrolle der Klappenfunktion des V. Saphena-magna-Systems im Valsalva-Pressversuch,
- gezielte ergänzende Varikographie nach Fragestellung,
- Strahlenschutz: Männer: Hodenkapsel. Frauen: Ovarienschutz oder Beckenabdeckung.

Periodensystem der Elemente

Hauptgruppen — **Nebengruppen** — **Hauptgruppen** — **Edelgase**

Legende:
- Ordnungszahl
- Elementsymbol
- Elementname
- relative Atommasse

Beispiel: 16 — **S** — Schwefel — 32,06

Peri-ode	1 / IA	2 / IIA	3 / IIIB	4 / IVB	5 / VB	6 / VIB	7 / VIIB	8	9	10 / VIIIB	11 / IB	12 / IIB	13 / IIIA	14 / IVA	15 / VA	16 / VIA	17 / VIIA	18 / 0
1	1 H Wasserstoff 1,008																	2 He Helium 4,003
2	3 Li Lithium 6,94c	4 Be Beryllium 9,01											5 B Bor 10,81	6 C Kohlenstoff 12,01	7 N Stickstoff 14,007	8 O Sauerstoff 15,999	9 F Fluor 18,998	10 Ne Neon 20,18
3	11 Na Natrium 22,99	12 Mg Magnesium 24,31											13 Al Aluminium 26,98	14 Si Silicium 28,09	15 P Phosphor 30,97	16 S Schwefel 32,06	17 Cl Chlor 35,45	18 Ar Argon 39,95
4	19 K Kalium 39,10	20 Ca Calcium 40,08	21 Sc Scandium 44,96	22 Ti Titan 47,88	23 V Vanadium 50,94	24 Cr Chrom 51,996	25 Mn Mangan 54,94	26 Fe Eisen 55,85	27 Co Cobalt 58,93	28 Ni Nickel 58,69	29 Cu Kupfer 63,55	30 Zn Zink 65,39	31 Ga Gallium 69,72	32 Ge Germanium 72,61	33 As Arsen 74,92	34 Se Selen 78,96	35 Br Brom 79,90	36 Kr Krypton 83,80
5	37 Rb Rubidium 85,47	38 Sr Strontium 87,62	39 Y Yttrium 88,91	40 Zr Zirconium 91,22	41 Nb Niobium 92,91	42 Mo Molybdän 95,94	43 Tc Technetium 98,91b	44 Ru Ruthenium 101,07	45 Rh Rhodium 102,91	46 Pd Palladium 106,42	47 Ag Silber 107,87	48 Cd Cadmium 112,41	49 In Indium 114,82	50 Sn Zinn 118,71	51 Sb Antimon 121,76	52 Te Tellur 127,60	53 I Iod 126,90	54 Xe Xenon 131,29
6	55 Cs Cäsium 132,91	56 Ba Barium 137,33	57 La Lanthan 138,91	72 Hf Hafnium 178,49	73 Ta Tantal 180,95	74 W Wolfram 183,84	75 Re Rhenium 186,21	76 Os Osmium 190,23	77 Ir Iridium 192,22	78 Pt Platin 195,08	79 Au Gold 196,97	80 Hg Quecksilber 200,59	81 Tl Thallium 204,38	82 Pb Blei 207,2	83 Bi Bismut 208,98	84 Po Polonium 209,98a	85 At Astat 209,99a	86 Rn Radon 222,02a
7	87 Fr Francium 223,02a	88 Ra Radium 226,03b	89 Ac Actinium 227,03b	104 Rf Rutherfordium (261)a	105 Db Dubnium (262)a	106 Sg Seaborgium (266)a	107 Bh Bohrium (267)a	108 Hs Hassium (269)a	109 Mt Meitnerium (266)a	110 Uun Ununnilium (269)a	111 Uuu Unununium (272)a							

57–71 Lanthanoide

Lanthanoide													
58 Ce Cer 140,12	59 Pr Praseodym 140,91	60 Nd Neodym 144,24	61 Pm Promethium 146,92a	62 Sm Samarium 150,36	63 Eu Europium 151,96	64 Gd Gadolinium 157,25	65 Tb Terbium 158,93	66 Dy Dysprosium 162,50	67 Ho Holmium 164,93	68 Er Erbium 167,26	69 Tm Thulium 168,93	70 Yb Ytterbium 173,04	71 Lu Lutetium 174,97

90–103 Actinoide

Actinoide													
90 Th Thorium 232,04	91 Pa Protactinium 231,04b	92 U Uran 238,03	93 Np Neptunium 237,05b	94 Pu Plutonium 239,05b	95 Am Americium 241,06a	96 Cm Curium 244,06a	97 Bk Berkelium 249,08a	98 Cf Californium 252,08a	99 Es Einsteinium 252,08a	100 Fm Fermium 257,10a	101 Md Mendelevium 258,10a	102 No Nobelium 259,10a	103 Lr Lawrencium 262,11a

Nichtmetalle → | Metalle →

a Rel. Atommasse eines gut bekannten Isotops

b Rel. Atommasse des am besten zugänglichen, langlebigen Isotops

c Für handelsübliches Lithium schwankt die rel. Atommasse zwischen 6,94 und 6,99

☢ kein stabiles Isotop bekannt

Die sehr kurzlebigen Elemente 112, 114, 116 und 118 sind in der Tabelle noch nicht berücksichtigt

Diagnostische Referenzwerte

(Stand Oktober 2004)

Diagnostische Referenzwerte für Röntgenaufnahmen bei Erwachsenen

Aufnahme	Dosis-Flächen-Produkt [cGy · cm²]	Einfallsdosis [mGy]	Personen-Oberflächendosis [mSv]
Schädel ap/pa	110	3,7	5,0
Schädel lateral	100	2,3	3,0
Thorax pa	20	0,21	0,3
Thorax lateral	100	1,1	1,5
BWS ap	220	5,2	7,0
BWS lateral	320	9,0	12
LWS ap	320	7,4	10
LWS lateral	800	22	30
Becken ap	500	7,0	10
Abdomen	550	7,0	10
Mammographie	–	–	10

Diagnostische Referenzwerte für Durchleuchtungsuntersuchungen bei Erwachsenen

Untersuchung	Dosis-Flächen-Produkt [cGy · cm²]	Durchleuchtungszeit [min]
Dünndarm	70	–
Kolon-Kontrasteinlauf	70	–
Phlebographie (Becken–Bein)	9	–
Arteriographie (Becken–Bein)	85	–
Koronarangiographie	60	–
Perkutane transluminare Angiographie	100	18
Perkutane transluminare Kardio-Angiographie	120	20

Diagnostische Referenzwerte für CT-Untersuchungen bei Erwachsenen (CTDI und DLP s. S. 91)

Untersuchung	CTDI-Wert [mGy]	Dosis-Länge-Produkt (DLP) [mGy · cm]
Hirnschädel	60	1050
Gesichtsschädel/Nasennebenhöhlen*	35	360
Thorax	22	650
Abdomen	24	1500
Becken	28	750
Oberbauch	25	770
LWS**	47	280

* Abklärung bei Sinusitis; zur Frakturdiagnostik können die Werte höher sein
** im Rahmen der Bandscheibendiagnostik

Diagnostische Referenzwerte für pädiatrische Röntgenuntersuchungen

Untersuchung	Alter	Dosis-Flächen-Produkt [cGy · cm²]
Thorax ap/pa	Frühgeborene (ca. 1000 g)	0,3
	Neugeborene (ca. 3000 g)	0,8
	10 ± 2 Monate	2
	5 ± 2 Jahre	3
	10 ± 2 Jahre	4
Thorax lateral	5 ± 2 Jahre	7
	10 ± 2 Jahre	8
Abdomen ap/pa	10 ± 2 Monate	25
	5 ± 2 Jahre	50
	10 ± 2 Jahre	60
Becken ap	5 ± 2 Jahre	25
	10 ± 2 Jahre	30
Schädel ap	10 ± 2 Monate	30
	5 ± 2 Jahre	40
Schädel lateral	10 ± 2 Monate	30
	5 ± 2 Jahre	30
Miktions-Zysto-Urographie*	Neugeborene (ca. 3000 g)	60
	10 ± 2 Monate	90
	5 ± 2 Jahre	120
	10 ± 2 Jahre	240

* bei Verwendung gepulster Strahlung sind deutlich geringere Werte erreichbar

Sachverzeichnis